ABORTO Y EUTANASIA.
DILEMAS SOBRE EL DERECHO A LA VIDA

ABORTO Y EUTANASIA.
DILEMAS SOBRE EL DERECHO A LA VIDA

JORGE SOLEY CLIMENT, ONDINA VÉLEZ FRAGA
Y PAZ MARÍN CÁNOVAS
(COORDINADORES)

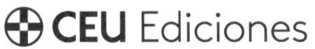 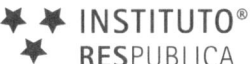

COLECCIÓN FAMILIA Y VIDA

Directora:
Carmen Fernández de la Cigoña Cantero

Consejo Editorial:
María Calvo Charro
Francisco José Contreras Peláez
Ignacio Sánchez Cámara

Secretaria:
Carmen Sánchez Maíllo

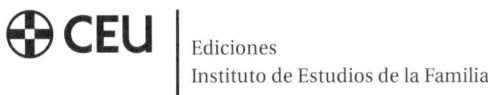

Ediciones
Instituto de Estudios de la Familia

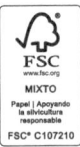
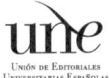
Esta editorial es miembro de UNE, lo que garantiza la difusión y co-mercialización de sus publicaciones a nivel nacional e internacional.

Aborto y eutanasia. Dilemas sobre el derecho a la vida

© de los textos, sus autores, 2025
© de la coordinación, Jorge Soley Climent, Ondina Vélez Fraga y Paz Marín Cánovas
© Instituto Res Publica
© de la edición, Fundación Universitaria San Pablo CEU, 2025

CEU *Ediciones*
Julián Romea 18, 28003 Madrid
Teléfono: 91 514 05 73
Correo electrónico: ceuediciones@ceu.es
www.ceuediciones.es

ISBN: 979-13-87860-20-2
Depósito legal: M-23966-2025

Maquetación y diseño de cubierta: Andrea Nieto Alonso (CEU *Ediciones*)

Impresión: Estugraf, S.L.
Impreso en España

ÍNDICE

PRESENTACIÓN

El momento actual está marcado por una crisis de la realidad, en el que las lícitas divergencias de opinión y de visiones de la vida se han acentuado tanto que terminan por convertirse en versiones antagónicas e irreconciliables de lo real, de lo que tiene sentido y de lo que no lo tiene. Las desavenencias entre unos y otros son mucho más que meras discrepancias políticas entre distintos partidos, son diferencias sobre qué es real y cuáles son las fuentes de la realidad que determinan las distintas posturas políticas, que ofrecen propuestas de organización social incompatibles.

En las cuestiones relativas a la defensa de la vida, esta situación se agrava considerablemente, siendo el objeto de disensión la propia vida humana. Para quienes defienden la vida desde la concepción hasta la muerte natural, se hace más urgente que nunca la promoción de una antropología que respete la dignidad de todas las personas y procure conocer la verdad sobre el ser humano. La urgencia de esta lucha viene marcada por la cancelación y el silenciamiento que las ideologías progresistas han extendido en la sociedad, deslegitimando el derecho del no nacido y el valor de la vida humana en todas sus circunstancias.

En este contexto, surge el deseo de traer a España una iniciativa que se llevó a cabo en Chile gracias al empeño del Instituto Res Publica y la Fundación Chile Siempre, en el marco de su proyecto «Siempre por la Vida». Los lazos establecidos desde el Centro de Estudios, Formación y Análisis Social (CEFAS) de la

Fundación Universitaria San Pablo CEU con estas dos instituciones amigas condujeron a la edición en España de esta obra que el lector tiene entre sus manos, *Aborto y eutanasia. Dilemas sobre el derecho a la vida*, enmarcado en la colección «Familia y Vida» del Instituto CEU de Estudios de la Familia, que desde el primer momento acogió con enorme entusiasmo esta noble iniciativa.

El objetivo del libro es ofrecer a la sociedad una compilación de las preguntas y respuestas más relevantes acerca del ser humano y su naturaleza, abordadas desde diversas perspectivas –médica, jurídica y filosófica–. Su propósito principal es defender la dignidad de todos los seres humanos, mostrando solidez y claridad en los conceptos y en las cuestiones más importantes. Por ello, tanto la versión chilena como la española procuran dar respuesta a las preguntas más habituales que surgen en torno al aborto y la eutanasia. La versión española mantiene las intervenciones de algunos de los autores chilenos, pero añade también la participación de nuevos colaboradores de primer nivel, dedicados a la filosofía, la educación, la medicina y el derecho en España, los cuales han procurado ofrecer una visión clara y concisa de las preguntas más controvertidas y relevantes sobre este tema.

Con esta iniciativa queremos ofrecer una visión nítida sobre el drama social y político que supone la legitimación del aborto y la eutanasia en las sociedades contemporáneas, así como alertar sobre la atrocidad moral que se deriva de las políticas falsamente progresistas que se desarrollan en muchos países de Occidente. Esperamos que sea de gran ayuda para la defensa de la causa más justa de todas: la vida.

CEU CEFAS

DERECHO A LA VIDA

1. ¿QUIÉN ES PERSONA?

MARÍA ALEJANDRA CARRASCO
DOCTORA EN FILOSOFÍA

Como nadie discute que todas las personas tienen dignidad y derechos, debemos definir qué significa ser persona para determinar quiénes lo son.

La definición más conocida es la de Boecio: «Sustancia individual de naturaleza racional». Más allá de tecnicismos, lo esencial es que para ser persona se requiere ser un subsistente de naturaleza racional, es decir, existir actualmente y pertenecer a una especie de seres racionales[1].

Tener «naturaleza racional» o pertenecer a una clase de individuos a la que le corresponde la racionalidad permite determinar quién es persona, pues es lo que posibilita la autoconciencia y la autodeterminación o, en otras palabras, ser un «yo». La persona se autoposee[2], es –según expresión de Robert Spaemann– un «ser que posee su ser»[3]: es dueña de sí misma.

---

1 Boecio, *Liber de persona et duabus naturis*: ML, LXIV, 1343. Textualmente señala: *Persona est rationalis naturae individua substantia.*

2 La autoposesión implica, en primer lugar, ser una intimidad libre; esto es, tener la capacidad de diseñar en mi intimidad mi propio proyecto de vida, poder elegir libremente los fines e ideales a los que quiero tender. En segundo lugar, la autoposesión también implica ser causa de sí mismo en el nivel de la praxis; esto es, ser dueño de las propias acciones. Naturalmente si yo soy dueña de mis acciones, debo también responder por ellas.

3 Robert Spaemann, *Personas: Acerca de la distinción entre algo y alguien* (Pamplona: Eunsa, 2000).

Un ejemplo lo aclarará. Otros seres vivos tienen una determinada naturaleza y esa naturaleza los domina, en el sentido de que todas las operaciones que realizan y el momento en que las realizan son las que su naturaleza dicta. El perro tiende a comer carne y no puede decidir ser vegano ni hacer dieta. El perro, cada perro individual, está completamente identificado con su naturaleza canina, y por ello todos los perros actúan de un modo similar. En cierto sentido los perros «son» su naturaleza. Con los seres racionales es distinto. Los seres humanos, por ejemplo, también sentimos hambre, también nos gusta la carne y también tendemos a ella cuando tenemos apetito. Pero a diferencia del perro, antes de actuar nosotros podemos evaluar esa tendencia, y decidir satisfacerla, no satisfacerla y cómo satisfacerla. Mi naturaleza (la tendencia del hambre, en este caso) no me domina completamente, yo soy un «yo» que puede dar un paso atrás y dirigir su naturaleza hacia donde decida. Eso es la autoposesión, posibilitada por la facultad racional y el motivo por el que los individuos de naturaleza racional son personas.

Por otro lado, es importante recalcar que todos los subsistentes (o ejemplares o individuos) que pertenezcan a una especie racional son personas. La especie humana, por ejemplo, es racional, por lo que podemos concluir con certeza que todos los seres humanos son personas. Si se descubriera vida en Marte, y se comprobara que esos marcianos que quizás parecían amebas son racionales, entonces esos marcianos serían personas, con dignidad y derechos. Si los gorilas fueran efectivamente racionales, como algunos científicos y etólogos arguyen, entonces serían, cada uno de ellos, tan persona como quien está escribiendo y quien está leyendo este texto. Ser o no persona no está reservado a una única especie ni busca discriminar arbitrariamente entre ellas. «Persona» es un término que describe una realidad: un ser que, por su naturaleza racional, se autoposee.

2. ¿ES EL CONCEPTO DE PERSONA BIOLÓGICO, JURÍDICO, FILOSÓFICO O RELIGIOSO?

MARÍA ALEJANDRA CARRASCO
DOCTORA EN FILOSOFÍA

Si definimos persona como «sustancia individual de naturaleza racional» o como «un ser que tiene su ser», estamos claramente hablando en un lenguaje más filosófico. Pero que el lenguaje sea abstracto no implica que la realidad que designa también lo sea. En este caso, de hecho, se da exactamente lo contrario: «persona» indica, muestra, un subsistente, un individuo concreto que, si es humano, está compuesto de carne y hueso, tiene nombre propio, padre, madre y pueblo.

En efecto, la persona humana se realiza y se manifiesta en un organismo biológico. Como las personas humanas pertenecemos a la especie humana, somos todas seres humanos. Entonces, todos los seres humanos somos personas, aunque no todas las personas sean necesariamente humanas (pues pueden existir otros seres de naturaleza racional en el universo).

Ahora bien, cuando se define al «ser humano» por su genoma, mentamos un concepto biológico; nos referimos a una realidad empíricamente verificable. Pero «persona» no alude al genotipo sino a la «naturaleza racional» de los individuos que pertenecen a ciertas especies. Esa «naturaleza racional», a diferencia de las realidades orgánicas, no es directamente observable y sólo se conoce a través de sus manifestaciones. Sin embargo, como sabemos que la «naturaleza» la comparten todos los miembros de una especie, cuando se comprueba que en alguno de los ejemplares se manifiesta la racionalidad, se debe concluir que todos los ejemplares de la especie poseen la misma naturaleza racional. Si no estuviera en su naturaleza, ningún individuo de esa especie podría expresar dicha racionalidad.

En consecuencia, si bien el concepto de persona no es biológico, para los seres humanos la biología es esencial por dos razones: en primer lugar, nuestro ser personal se realiza y manifiesta en un organismo biológico; y, en segundo lugar, reconocemos a una persona humana cuando reconocemos a un ser humano (miembro de la especie humana).

El concepto de persona no es religioso. Proviene, de hecho, del teatro griego, en que se nombraba así a la máscara que utilizaban los actores para caracterizar a algún personaje y a través de la que pasaba el sonido. Posteriormente, ya en nuestra era, la noción fue tomada por la teología para esclarecer y explicar el dogma de la Santísima Trinidad («tres personas y un único Dios»). Sin embargo, el concepto rápidamente transitó del ámbito académico hacia el uso habitual en la cultura, y se convirtió en un término que desde hace muchos siglos utilizamos en la vida diaria para designar a los individuos humanos.

Finalmente, «persona» tampoco es un concepto de origen jurídico. Existe, sin duda, la noción jurídica de persona, pero esta es una acepción derivada y análoga (por ejemplo, algunas personas podrían asociarse para un fin concreto y responder ante la ley como una única entidad, constituyendo una «persona jurídica»). También es muy importante el aspecto jurídico para la noción de persona en cuanto al reconocimiento formal que se le da en la legislación de cada país. Sin embargo, a pesar de que los ordenamientos jurídicos puedan variar en el tiempo, entre los países y según quién ostente el poder, la realidad de la persona (el «subsistente de naturaleza racional») sigue siendo la misma. Lo que la ley hace es reconocer (o no reconocer, si es una mala ley) una realidad que ya existe: a diferencia de la noción jurídica de persona, la «persona» propiamente no es un constructo legal, social ni cultural[4].

---

4   El Código Civil chileno, en sus artículos 74 y 75, señala que la ley debe proteger la vida del que está por nacer. Con esto se está reconociendo que antes de nacer ya existe «alguien» digno de protección.

En suma, el concepto de persona designa una realidad, una sustancia o sujeto que existe con independencia de su reconocimiento por los demás, con características biológicas particulares –si es una persona humana– y cuya existencia y valor no dependen de la interpretación jurídica, religiosa o filosófica que se haga. Toda persona «es lo que es», al margen de lo que las demás personas crean de ella.

3. ¿QUÉ CONCEPTOS FILOSÓFICOS NOS PERMITEN COMPRENDER QUE LA VIDA HUMANA COMIENZA CON LA CONCEPCIÓN Y TERMINA CON LA MUERTE NATURAL?

JORGE NEIRA
MÉDICO GINECÓLOGO Y MAGÍSTER EN BIOÉTICA

Siguiendo la escuela de Aristóteles, el filósofo, partiendo de verdades sencillas, reflexiona hasta remontarse a verdades más profundas sobre la realidad completa.

Todas las cosas del mundo son y son algo. Este «ser algo» se denomina sustancia, la cual está determinada por una serie de accidentes. Con la palabra «sustancia», entonces, se designa una cosa que tiene una cierta subsistencia en sí misma, una base de estabilidad que le da el ser. Ahora, los accidentes son todas las propiedades que no existen en sí, sino en otro, determinándolo, y se puede hacer toda una clasificación de ellos: cantidad, calidad, extensión, acción, etc. En los seres vivos, los accidentes permiten que exista un antes y un después, es decir, permiten el cambio, ya que el puro cambio en cuanto tal (sin un sustrato) es impensable.

Las cosas entonces son, son algo, pero también cambian, distinción absolutamente elemental para al conocimiento del mundo natural. El cambio compromete a la realidad sustancio-accidental en ambos constituyentes, es decir, hay cambios a nivel accidental y cambios a nivel sustancial. El cambio accidental es aquel en que una misma cosa modifica su apariencia, cantidad, calidad, relación con el espacio, con el tiempo, etc. Respecto a la sustancia, que es aquello que permanece estable, podemos afirmar que ella también experimenta cambios, los cuales se denominan cambios sustanciales y son absolutamente radicales. Los cambios sustanciales tienen dos polos: la generación y la corrupción. Generación es la venida al ser, la llegada a la existencia, el nacimiento de un viviente, y la corrupción sería la desaparición del ser, la muerte del viviente. Ambos cambios ocurren al interior de procesos y son absolutamente instantáneos, tanto en lo que se refiere a la venida al ser (o concepción), como a la retirada del ser, que en el caso de los vivientes es la muerte. Esto se ejemplifica con la sentencia popular de que nadie puede estar medio muerto o medio vivo: o se está muerto o se está vivo.

En conclusión, los únicos cambios sustanciales en la vida de un ser humano son la concepción y la muerte. Entre esos dos extremos, más allá de los innumerables cambios accidentales que experimente, la identidad de la persona se mantiene constante en el tiempo y es valiosa y digna durante todo el arco de su existencia.

4. ¿QUÉ ES LA VIDA Y POR QUÉ TIENE UN ESPECIAL VALOR LA VIDA HUMANA?

IGNACIO SÁNCHEZ
MÉDICO PEDIATRA - RECTOR DE LA UC

Es interesante abordar algunas definiciones acerca de la vida para ofrecer una mirada amplia e interdisciplinaria. Para Aristóteles, la vida es un conjunto de etapas que reflejan una permanente actividad, mientras Tomás de Aquino destaca el movimiento que la caracteriza: «Son vivientes aquellos seres que se mueven a sí mismos». Para Ortega y Gasset, «la vida es una serie de colisiones con el futuro; no es una suma de lo que hemos sido, sino de lo que anhelamos ser». En la biología, el término «vida» se refiere a lo que distingue en sus funciones a los organismos, al reino animal y vegetal. La bioquímica la define como el estado que alcanza la materia por estructuras moleculares específicas, con capacidad para desarrollarse, mantenerse en un ambiente, reconocer, responder a estímulos y reproducirse, permitiendo la continuidad de la especie.

La vida humana existe desde la fecundación, cuando se desencadena una serie de procesos biológicos continuos; es decir, un verdadero *big bang* biológico que no se detendrá hasta la muerte natural de cada ser. Por otra parte, en las artes visuales y la música, la vida brota y se presenta para resaltar la belleza. Es decir, donde hay emoción hay arte, donde hay arte hay vida, y donde hay vida hay esperanza. Y nuestra recordada Violeta Parra es lúcida en su cantar que agradece la vida: «Gracias a la vida que me ha dado tanto; me dio dos luceros, que cuando los abro, perfecto distingo lo negro del blanco».

La dignidad y la vida humana suponen el reconocimiento de su igualdad en respeto y derechos. La primera reflexión que podemos hacer a este respecto es que la dignidad humana es una propiedad intrínseca de toda persona, independiente de sus capacidades y etapas de su vida, lo que nos exige reconocer su igualdad y libertad en toda circunstancia. Así, los más frágiles y vulnerables requieren una mayor protección y apoyo. En una sociedad que quiere avanzar hacia el desarrollo integral, el valor de la vida debe constituir el eje de la dignidad de la persona. La vida humana es gratuidad, es un acto de generosidad, un proyecto y una responsabilidad. La defensa y protección de la vida humana es un objetivo que los pueblos y las culturas han concebido y realizado de modos diferentes. Por esto, la defensa de la vida es algo que va más allá de las creencias de cada uno.

En ese sentido, es valiosa la reflexión de Albert Schweitzer sobre el asunto, quien nos dice: «El bien es mantener la vida, propiciarla y desarrollarla. El mal es destruir la vida, inhibirla o negarla». Para los que tenemos la gracia de la fe y creemos en un Dios, en un mundo que trasciende y se proyecta, la vida adquiere otro significado. Es la protección de la dignidad de la persona, que comienza en la gestación, lo que nos mueve en su defensa: «La vida ha de considerarse como algo sagrado, ya que desde su mismo origen exige la acción creadora de Dios»[5].

5. ¿QUÉ DISTINGUE A LA VIDA HUMANA DE OTRAS VIDAS?
FRANCISCA REYES-ARELLANO
ABOGADA Y MAGÍSTER EN BIOÉTICA

Hoy en día, muchas discusiones bioéticas orbitan en torno al concepto de vida. Así, en este libro encontramos dos claros ejemplos de dilemas éticos que se presentan tanto al comienzo como al final de la vida: el aborto y la eutanasia. Ahora bien, es importante profundizar nuestro conocimiento antropológico de este concepto. En otras palabras, reconocer el alcance de qué significa estar vivo.

En este sentido, podemos afirmar que «la vida causa el funcionamiento del organismo como un todo, y no sólo de alguna de sus partes»[6]. En otras palabras, podemos también reconocer a la vida por sus operaciones características[7], aquellas expresiones propias de los seres vivientes. No obstante, si pensamos por un momento en la realidad que nos rodea, nos percataremos de que no existe un único grado de vida y, todavía más, de que esta se manifiesta en las más múltiples formas y acciones.

---

5 Pablo VI, *Humanae Vitae*, 13, Sitio Oficial de Ciudad del Vaticano https://www.vatican.va/content/paul-vi/es/encyclicals/documents/hf_p-vi_enc_25071968_humanae-vitae.html

6 Cristóbal Orrego, *Filosofía: conceptos fundamentales* (Santiago: Ediciones UC, 2016), 260.

7 Roger Vernaux, *Filosofía del hombre* (Barcelona: Herder, 1988), 18.

Habitualmente se han reconocido y agrupado tres grados de vida: la vida vegetativa, la vida sensitiva y la vida intelectiva. Cada uno de estos grados opera como una suerte de escalón diferenciado cuyo nivel de interioridad es cada vez mayor y en el cual es posible distinguir operaciones cada vez más complejas.

De esta manera, la vida vegetativa se caracteriza por subordinarse al bien de la especie, concentrando las funciones de nutrición, crecimiento y reproducción. Por otro lado, la vida sensitiva avanza hacia un nivel de interioridad mucho más profundo, incorporando las operaciones de conocimiento y apetito sensible o, por decirlo de otra manera, la capacidad de relacionarse con el mundo a través de los sentidos (conocimiento sensible) y de inclinarse o rehuir aquello que es conocido (apetito sensible). Esto lo permite la locomoción, función que otorga mayor autonomía a las especies biológicas que se encuentran dentro de este grado vital.

Finalmente, la vida intelectiva, que es la vida humana en su expresión más plena, añade a todas las funciones anteriores la facultad de conocer intelectualmente, es decir, conocer de manera abstracta, y junto con ello, de inclinarnos hacia aquello que hemos conocido (apetito intelectual). Por tanto, el ser humano puede proyectar su interioridad, aún más allá de lo simplemente captado por los sentidos.

Lo anterior tiene muchas implicaciones en las varias dimensiones de la vida humana. Por ejemplo, en cuanto a la reproducción, cabe señalar que en este grado de vida se presenta una diferencia fundamental respecto de los anteriores. De hecho, sólo se llama procreación cuando hablamos de la especie humana, pues se trata de una actividad con capacidad de ser mediada por la inteligencia y voluntad, no supeditada exclusivamente a la supervivencia de la especie, en la cual se presenta un profundo nivel de vinculación emocional.

6. ¿ES PERSONA TODO INDIVIDUO DE LA ESPECIE HUMANA?

MARÍA ALEJANDRA CARRASCO
DOCTORA EN FILOSOFÍA

Todo individuo que pertenezca a una especie de naturaleza racional es persona porque la facultad racional posibilita que sea dueño de sí, que se autoposea. La respuesta a la pregunta «¿quién es persona?» demostró que esta noción no está restringida a una única especie en el sentido de que sólo los miembros de esa especie (por ejemplo, los humanos) son personas, y los de otras especies no. El carácter de persona se vincula a la naturaleza racional de los individuos, la que podría perfectamente pertenecer a una especie extraterrestre u otra. Sin embargo, por ahora, de lo que sí estamos seguros es que la especie humana es de naturaleza racional. Por eso concluimos con certeza que todos los seres humanos son personas.

Pero no todos los humanos son racionales... Algunos todavía no lo son, otros ya no lo son, y otros nunca lo serán. Y si la racionalidad es la que nos permite autoposeernos, autodeterminarnos, ser un «yo», ¿por qué a esos individuos sin razón habría que llamarlos «personas» y concederles dignidad y derechos? La respuesta es que ser «persona» no es una cualidad que se adquiera y que se pueda perder, sino lo que uno intrínsecamente «es»[8].

Para explicarlo mejor, comencemos por la dignidad, ese valor absoluto que en toda persona reconocemos y que obliga a los demás a respetarla como un fin. Ese valor, ¿se otorga al individuo por lo que hace? ¿Por lo que tiene? ¿Por sus relaciones? ¿Por su nacionalidad, cultura, estado de salud? No. Ese valor, que, desde que se abolió la esclavitud, se reconoce en toda legislación y

---

8   Alfonso Gómez-Lobo, *Los bienes humanos. Ética de la ley natural* (Santiago: Mediterráneo, 2006).

costumbres, se le otorga por ser «tal individuo». La palabra «subsistente» se refiere precisamente a eso: el subsistente es el individuo al que generalmente identificamos con un nombre propio: Camila, Pedro[9]. La dignidad es propia del subsistente. Camila es digna porque es Camila, no porque sea inteligente, joven o linda. Y, como Camila es la misma Camila desde que empezó a existir y seguirá siéndolo hasta su muerte, mantendrá su dignidad toda su vida. Perderá su juventud, quizás su inteligencia, quizás su belleza, pero no su dignidad, pues seguirá siendo Camila, una persona.

Si me llega un vídeo en el que aparezco durmiendo, naturalmente digo «ahí yo estoy durmiendo». Es claro que mi racionalidad no está actualizada mientras duermo (es decir, no está siendo ejercida en ese momento; no es ese un instante de autoconciencia). No me autoposeo, no me autodetermino actualmente, no sabía que me estaban filmando, pero sí me autoidentifico: esa soy «yo». Si veo un vídeo de la ecografía de mi madre, o el que tomaron mientras yo nacía, también digo: soy «yo». Soy el mismo subsistente desde que empecé mi carrera biológica. He ido actualizando y perdiendo capacidades (como todos los seres que se desarrollan a lo largo del tiempo), pero sigo siendo «yo», el mismo ser con la misma naturaleza, el mismo nombre propio: soy una persona cuando mi facultad racional está actualizada y también cuando no lo está. Y como siempre soy una persona, siempre tengo dignidad. Similarmente, todos los que son persona, con independencia de la fase de la vida o de su estado actual, permanecen siempre siendo personas y mantienen siempre su dignidad[10].

---

9 Santo Tomás hablaba de «un nombre propio general». Es decir, todos aquellos seres de naturaleza racional a los que les podemos dar un nombre propio (en filosofía se diría «todos los subsistentes de naturaleza racional») se llaman «persona».

10 María Alejandra Carrasco, *Problemas contemporáneos de antropología y bioética* (Santiago: IES, 2011). Así, cuando fui embrión yo ya era persona; ahora que soy una adulta sana y en vigilia soy persona; cuando duermo soy persona, y a los 95 años con demencia senil, también seguiré siendo persona.

7. ¿ES LA VIDA HUMANA UN BIEN DISPONIBLE?

MARÍA ALEJANDRA CARRASCO
DOCTORA EN FILOSOFÍA

Desde una perspectiva intuitiva y de la vida cotidiana, sólo se puede disponer legítimamente de algo si se tiene el poder y la autoridad para hacerlo, lo que implica, en algún sentido, encontrarse en una situación de superioridad respecto de ese algo, es decir, tener dominio o ser dueño de ello. Pues bien, si asumimos la igualdad de todos los seres humanos, ninguno tendría la autoridad para disponer legítimamente de la vida de otro. Así, una primera conclusión es que la vida de otro ser humano no es nunca un bien disponible para un tercero[11].

Pero mi propia vida ¿es, para mí, disponible? Un bien disponible es aquel del que yo me puedo enajenar (de mi casa, de mis derechos de autor, de mis privilegios nobiliarios). De la vida, en cambio, uno no se puede «separar», pues sin vida se deja de ser. Dicho de otro modo: la vida no es una cualidad más que se tiene y se deja de tener, sino que somos «vivientes». Pedro, por ejemplo, puede estar enfermo; pero si deja de estar enfermo, sigue siendo Pedro. Pedro puede ser chileno; pero, analíticamente al menos, puede separarse de su nacionalidad, dejar de ser chileno, y seguirá siendo Pedro. Pero Pedro, en cuanto ser vivo, si deja de estar vivo, deja de ser Pedro: empieza a ser un cadáver en descomposición. Conceptualmente, entonces, es contradictorio pensar que la vida sea un bien disponible; aunque sí se entiende por qué hay personas que así lo creen[12]. Nos

---

11 En otras palabras, no podemos ser dueños ni disponer de Juan, como sí de nuestro lápiz.

12 En general, personas que se definen como liberales y enfatizan el valor de la autonomía defienden la idea de que somos autónomos para disponer de la propia vida. Estas personas, por desgracia, no comprenden bien la noción de autonomía, que cuando se exacerba se convierte en exactamente su contrario. Piensan, primero, que «autonomía» es hacer lo que cada uno quiera. Eso es un error, pero incluso si fuera así, como en el mundo real prácticamente todas las acciones requieren de la cooperación de otros, hacer mi voluntad implicaría obligar a los demás a hacer mi voluntad, quiéranlo ellos o no lo quieran.

damos cuenta de que la vida es un «bien» porque nos importa: por eso cuidamos de ella, de la nuestra y de la de los demás. Asimismo, este cuidado ha sido consagrado como derecho humano fundamental, y todas las legislaciones modernas, al menos en los países libres, la protegen ante amenazas de terceros.

El Estado protege la vida porque la vida es un bien. Sin embargo, hay casos particulares en que la vida no parece tan buena. Hay personas con circunstancias dramáticas que pueden sufrir mucho, sin posibilidad de mejora, y que no quieren seguir viviendo. Ellos dicen que la vida es un derecho y no un deber, y claman por terminar con ella. Es verdad que no es un deber, ya que si lo fuera habría que sancionar a todos los que murieran. En eso tienen razón.

Pero ¿qué significa el derecho a la vida? Significa que la sociedad, representada en el Estado, estima que la vida de cada ser humano es un bien y por ello se compromete a protegerla de terceros. Es el derecho a que no me maten. ¿Y yo puedo matarme si quiero? Si esa pregunta se refiere a «la capacidad de hacerlo», hay muchas maneras de suicidarse y de hecho la gente lo hace. Pero la sociedad y el Estado protegen la vida porque estiman que es un bien[13] y, consecuentemente, no van a facilitar o promover el suicidio de las personas. Al contrario, si de verdad valoran la vida, invertirán los recursos necesarios para mitigar ese sufrimiento que empuja a determinadas personas a querer morir.

En suma, podemos concluir (1) la vida es un bien; (2) por eso existe el derecho a la vida (derecho a que «no me maten»); (3) no existe el deber de vivir; (4) el bien de la vida es fácticamente disponible (la gente se puede suicidar); (5) pero jurídica y moralmente indisponible (el Estado se contradice si promueve o facilita el suicidio).

---

13 Esta es exactamente la razón por la que tanto nuestra legislación como la de la mayoría de los países del mundo castigan el «auxilio al suicidio». Paradójicamente esta es también la razón por la que ya no se castiga el «intento de suicidio», pues, si se hiciera, se estaría incentivando que los potenciales suicidas se aseguraran del éxito de su acción.

Entonces, como no se le puede exigir al Estado que haga exactamente lo contrario de lo que justifica su existencia, el Estado jamás tendrá el deber de proporcionar los medios para que las personas acaben con su vida.

8. ¿EXISTE UN DERECHO A LA VIDA?

CARMEN FLORIT FERNÁNDEZ
PROFESORA DE DERECHO CIVIL EN LA UNIVERSIDAD CEU SAN PABLO

Sólo cuando se está vivo es cuando se «es», cuando se existe; de modo que, sólo teniendo derecho a existir, tiene sentido todo lo que existir supone, siendo de otro modo imposible. El derecho a la vida es un derecho fundamental, enunciado por tratados internacionales y constituciones, pero no son las que lo crean, sino que preexiste a cualquier reconocimiento legal y pertenece a todos los individuos por el mero hecho de existir. Es el primer derecho de todo individuo y está intrínsecamente unido a su naturaleza humana. Es el más importante de todos e innato porque lo posee cada ser humano por el hecho de serlo, preexistiendo a cualquier ley. Es un derecho inherente a todos los humanos, independientemente de su sexo, religión, nacionalidad, raza, edad, discapacidad o cualquier otra condición. Sin la existencia de este derecho no tiene sentido el reconocimiento de ningún otro. Sin él no se pueden poseer todos los demás. Es un derecho indisponible porque no puedo renunciar a él, transmitirlo o venderlo. Tales actos no tienen validez legal y por ello no se puede imponer el cumplimiento de un compromiso adquirido en este sentido. Es un derecho inembargable, inalienable e inderogable porque nadie puede ser despojado de él; es imprescriptible, por lo que no puede ver terminada su efectividad por el transcurso del tiempo o por un uso inadecuado y, además, es indivisible. Es un derecho universal, pues es oponible en cualquier parte del mundo y frente a cualquiera.

El derecho a la vida de todos los individuos tiene exactamente el mismo valor, con independencia de su procedencia, raza, religión, sexo, edad, discapacidad, etc. Por ello, cualquier acto que atente contra la vida de un individuo es intrínsecamente malo. Otra cosa será que, aun constituyendo un acto malo y por tanto juzgable y castigable, pueda ser humanamente comprensible. Así, por ejemplo, cuando alguien me ataca para acabar con mi vida y yo lo mato para defenderme, cometeré un delito –pues la vida de dicho individuo no vale menos que la mía–, pero, si existió legítima defensa, no recibiré castigo. Esto ocurre no porque mi vida valga más que la de aquel que me atacó sino porque, a pesar de haber cometido un acto malo, la ley no puede exigirme una conducta heroica: dado que mi vida tiene el mismo valor que la suya, no puede imponerme el sacrificio de mi propia vida, a la que tengo un derecho del mismo valor que el de aquel con el que acabé para defenderme.

Siendo el derecho a la vida preexistente a cualquier ley, son muchas las normas que lo reconocen. Así, el artículo 15 de la Constitución española es el que lo enuncia en nuestro ordenamiento:

> Todos tienen derecho a la vida y a la integridad física y moral, sin que, en ningún caso, puedan ser sometidos a tortura ni a penas o tratos inhumanos o degradantes. Queda abolida la pena de muerte, salvo lo que puedan disponer las leyes penales militares para tiempos de guerra.

La Constitución enuncia este derecho como perteneciente a «todos». Aclarar el significado del término es esencial, porque para su inclusión existió un intenso debate parlamentario entre los partidarios de incluir «todos» y los que querían que, en vez de esto, se enunciara el derecho a la vida como perteneciente a «todas las personas», para poder permitir la legalización del aborto, pues, si bien el niño no nacido es un ser humano, no es una persona según nuestro ordenamiento jurídico –los artículos 29 y 30 del Código Civil establecen como requisito para ser persona haber nacido– y ser persona es requisito para poseer derechos. El legislador definitivamente introdujo «todos» para hacer titular del derecho a la vida también al ser humano que todavía no ha nacido. En cualquier caso, como hemos dicho, no es este reconocimiento legal el que le otorga el derecho, sino el hecho de ser humano y existir, esto es, estar vivo.

Diversos tratados internacionales también enuncian el derecho a la vida. Es de singular importancia la Declaración Universal de los Derechos Humanos, aprobada en 1948, tras la barbarie nazi, por la Asamblea General de las Naciones Unidas, que declara en su artículo 3:

> Todo individuo tiene derecho a la vida, a la libertad y a la seguridad de su persona.

Por último, el derecho a la vida excluye la posibilidad del reconocimiento de otros derechos que algunos defienden, como los pretendidos derechos al aborto o a morir. En el primer caso, como el derecho a la vida es el de mayor valor y predicable de todos los seres humanos, no puede imponerse frente a él otro derecho de menor valor, como la libertad. En el segundo caso, porque el derecho a la vida, como hemos dicho, es irrenunciable, dado que está intrínseca e inseparablemente unido a la propia naturaleza humana.

9. ¿CUÁL ES LA DIFERENCIA ENTRE «ACTO HUMANO» Y «ACTO DEL HOMBRE»?

FRANCISCA REYES-ARELLANO
ABOGADA Y MAGÍSTER EN BIOÉTICA

En nuestras vidas, podemos identificar, de manera más o menos clara, dos tipos de situaciones que a buen seguro todos hemos vivido. Se trata de algunas acciones que elegimos realizar, y otras que simplemente nos ocurren. Por ejemplo, podemos notar la diferencia entre decidir salir con nuestros amigos y que nuestro pelo crezca. En este segundo tipo de acciones se encuentran principalmente aquellas que constituyen expresiones biológicas en las cuales, por definición, no puede intervenir nuestra voluntad.

En cambio, lo propiamente humano es realizar acciones voluntarias, es decir, acciones que estén gobernadas por nuestra razón, libertad y voluntad. A este tipo de actos se les ha denominado habitualmente como «actos humanos», mientras que las expresiones biológicas, que no están mediadas por la voluntad, se conocen como «actos del hombre». «Ambas actividades son muy importantes, pero unas –los actos humanos– son exclusivamente nuestras, mientras que las otras las tenemos en común con el resto de los animales»[14].

Los actos humanos se caracterizan porque en ellos existe un conocimiento formal del fin[15]: el sujeto agente (quien actúa) conoce aquello para lo cual realiza la acción; no se trata de algo espontáneo.

Desde la perspectiva moral, sólo podemos ser responsables de los actos humanos, pues en ellos nos proponemos un fin y, a la vez, elegimos los medios más adecuados para alcanzarlo. Así, por ejemplo, si tenemos hambre, podemos elegir libremente entre diferentes alternativas de comida dependiendo de nuestras condiciones de salud, dieta, entre otras; o si deseamos pasar un curso con buenas notas, podemos elegir entre estudiar arduamente para las evaluaciones o copiar a nuestros compañeros. En cualquiera de estos casos, estos actos quedarán sujetos a juicios morales que considerarán su bondad o maldad (en términos éticos).

Ahora bien, esto no quiere decir que los actos del hombre carezcan de finalidad, sino que sencillamente poseen finalidades que no han sido propuestas por nosotros. De esta manera, aunque nuestro corazón lata por alguna finalidad biológica, o nuestro cuerpo secrete adrenalina, nosotros no tenemos influencia directa ni posibilidad de ejercer nuestra libertad sobre aquellos

---

14   Joaquín García-Huidobro, *El anillo de Giges* (Santiago, Instituto Res Publica, 2016), 55.

15   Si el lector desea profundizar en las características de la acción voluntaria, puede consultar: Ángel Rodríguez Luño y Arturo Bellocq, *Ética general* (Pamplona: EUNSA, 2014).

sucesos, lo que determina que estos no queden estrictamente sujetos bajo nuestra responsabilidad. Los animales irracionales son seres sensibles y, por lo tanto, para ellos «felicidad» sólo puede ser «placer sensible»; no pueden aspirar a otro tipo de felicidad.

10. ¿QUÉ DIFERENCIA UN ACTO BUENO DE UNO MALO?

FELIPE WIDOW
DOCTOR EN FILOSOFÍA Y DERECHO

Cuando una persona decide un curso de acción, suele plantearse preguntas como las siguientes: ¿estoy obrando bien?, ¿es justo lo que hago?, ¿no estaré siendo egoísta?, ¿esta es una decisión racional o pasional? La mera formulación de una pregunta revela que la medida de la rectitud moral no es meramente subjetiva: si de mí depende lo que es bueno o malo, ¿para qué perder el tiempo en esta reflexión? Además, no se trata de preguntas meramente individuales, sino colectivas, sociales, comunes. Por ello, si alguien propone una justificación pretendidamente racional de un fraude, o de un acto de pedofilia, o de una borrachera profunda y continua, no le diremos, simplemente, «esa es tu propia verdad moral, pero no la mía», sino «esa acción es mala y no debes hacerla, cualquiera sea tu convicción moral». Pero estas respuestas suponen una premisa fundamental e inevitable (aunque hoy desprestigiada): ha de haber una regla moral objetiva. Sólo tal regla nos permite discernir entre un acto bueno y un acto malo, propio o ajeno.

Por supuesto, es imposible abordar aquí, en toda su extensión y complejidad, la cuestión de la regla moral esencial y común a todos los hombres (lo que se ha llamado ley moral natural), pero sí es posible señalar cuál es el principio fundamental de esa regla (criterio básico para discernir un acto bueno de uno malo): son buenos aquellos actos que se ordenan al bien humano integral, bien que es esencialmente espiritual (es decir, que supone la realización de lo más elevado y perfecto que hay en la persona) y común (siempre se da en comunicación con el bien de los demás). Pero este bien, fin último de la vida humana, no puede quedarse en el plano de una mera intención remota y vaga, sino que debe verificarse en cada intención concreta que nos mueve y, sobre todo, en toda elección, según sus circunstancias. La rectitud moral, consecuentemente, se revela exigente: para que un acto sea bueno se requieren estas tres condiciones: que lo que se busque mediante él sea coherente con el bien humano integral –mío y de los demás– (i.e., una buena intención); que la acción elegida se dirija, por sí misma, a la realización de un bien particular proporcionado a aquel bien integral (i.e., un buen objeto moral o una buena finalidad de la acción); que las circunstancias, por último, no impongan ningún obstáculo o impedimento a la perfecta ordenación de la acción elegida a ese bien humano completo, espiritual y común.

Y es malo un acto, en cambio, si falla cualquiera de estas tres condiciones. Así, por ejemplo, aunque tenga la recta intención de auxiliar económicamente al necesitado, no puedo hacerlo con el dinero que en justicia debo a mis empleados. O, al revés, tampoco actúo bien si doy limosna con el solo fin de pavonearme ante un tercero. Y aun si la intención es recta –auxiliar al necesitado–, y elijo una acción proporcionada –dar limosna con mi dinero–, podría ser que una circunstancia –por ej., que la limosna causará una terrible humillación al necesitado– perturbase la bondad del acto.

11. ¿TODO ACTO MALO ES INJUSTO Y TODA INJUSTICIA ES CRIMINAL?

FELIPE WIDOW
DOCTOR EN FILOSOFÍA Y DERECHO

En otra respuesta se explica por qué el aborto y la eutanasia son actos siempre malos, en sentido moral. Pero esto no es lo mismo que decir que son actos injustos o criminales, ni que deberían estar prohibidos por la legislación positiva. Una sociedad que persiguiera jurídicamente cualquier defecto moral sería un infierno. ¿Cuál es, entonces, la medida que nos permite reconocer un acto malo como injusto? ¿Y cuándo decimos que un acto injusto es un crimen?

Lo distintivo de la justicia es que tiene por objeto realizar directamente el bien debido a otro: un acto es primaria y propiamente justo cuando da a otro su derecho, aquello que reconocemos como un bien de la persona que está frente a nosotros y que debe ser realizado por nuestra conducta. Esta última consideración, de un bien debido a otro, es fundamental: no estamos obligados jurídicamente (por justicia) a hacer a los demás todo el bien posible, sino sólo aquel bien que, porque tenemos una deuda (en sentido amplio) con el destinatario de nuestra acción, es exigible en justicia (y, en general, exigido por la ley). Esto es muy claro en ciertos ejemplos elementales: si contrato un servicio, es exigible jurídicamente que pague el precio proporcional acordado por ellos; y, aunque mi vecino me resulte antipático, es exigible jurídicamente que respete su vida e integridad física y psicológica.

Pero el fundamento último de la exigibilidad de la justicia es la condición de persona de aquel con que me relaciono. Lo que en último término está en juego es el reconocimiento de su dignidad y mérito: cuando no pago el salario debido a un empleado, implícitamente lo reduzco a la condición de esclavo; cuando me apropio de lo ajeno, implícitamente niego la libertad que el otro tiene para disponer de sus bienes. Un acto malo tiene la calidad de injusto; en consecuencia, cuando niega a otro un bien debido y, de este modo, atenta implícita o explícitamente contra la dignidad por la cual ese otro se constituye en sujeto de derecho. La gravedad de una injusticia, de hecho, se mide por el grado en que desprecia o destruye la dignidad personal. Por ello son más graves los delitos contra la vida y la libertad que aquellos que atentan, por ejemplo, contra la propiedad. De aquí que, aunque el robo de obras de arte perpetrado por los nazis sea injusto, a nadie se le ocurriría comparar su malicia con la de Auschwitz: la magnitud y profundidad de la deshumanización allí obrada es una feroz negación de la dignidad personal de las víctimas.

Crimen, en su sentido más universal, es una palabra que reservamos para designar aquellas conductas que más gravemente atentan contra la justicia, y más profundamente destruyen las bases del orden social. El aborto y la eutanasia –porque en ellos está en juego el bien que debemos a otro– se constituyen en injusticias que deben ser evitadas por el orden jurídico humano. Pero no son cualesquiera injusticias, sino que se inscriben entre aquellas conductas que de un modo expreso y directo deshumanizan a las personas contra las que se cometen, negando gravemente su misma condición de sujeto de derecho. Son crímenes cuya legitimación destruye profundamente el orden social, porque borra de plano el más elemental principio de su constitución: el igual reconocimiento de la dignidad de todos sus miembros.

12. ¿QUÉ ES EL PRINCIPIO DEL DOBLE EFECTO?

ALEJANDRO MIRANDA
DOCTOR EN DERECHO

El principio del doble efecto es un principio de razonamiento práctico que sirve para determinar si es o no lícito realizar una acción de doble efecto, es decir, una acción que produce, a la vez, efectos buenos y malos. La existencia de este tipo de acciones nos resulta evidente por la experiencia. Así, es frecuente que de una acción dirigida a conseguir uno o más bienes se sigan, además, uno o más efectos malos.

El fenómeno de las acciones de doble efecto se verifica en todos los ámbitos de la vida y en distintos niveles de importancia. Un campo en el que se puede apreciar claramente es el de la medicina: los medicamentos y los procedimientos médicos suelen producir efectos secundarios adversos que el médico no busca, pero sí prevé con mayor o menor seguridad. En algunos casos el efecto malo es de tan poca entidad que la ejecución de la acción no origina problema alguno. En otros casos el efecto malo tiene mayor magnitud, de manera que puede ser necesario, a lo menos, deliberar sobre la conveniencia o inconveniencia de realizar la acción. En un tercer tipo de casos el efecto malo reviste una importancia suficiente como para que surja de modo claro la cuestión acerca de la licitud o ilicitud de realizar la acción. Puede servir como ejemplo el caso de una mujer embarazada que padece una enfermedad cuyo tratamiento implica como efecto probable, o incluso seguro, la muerte del que está por nacer.

El principio del doble efecto exige, entonces, responder esta pregunta: ¿qué condiciones deben cumplirse para que se justifique realizar una acción de doble efecto? Su formulación es la siguiente:

Es lícito realizar un acto del cual se siguen dos efectos, uno bueno y uno malo, siempre que se cumplan simultáneamente los siguientes requisitos:

1. que el acto sea en sí mismo lícito;
2. que sólo el efecto bueno sea fin del acto;
3. que el efecto malo no se elija como medio para conseguir el bueno;
4. que el acto sea necesario para alcanzar el efecto bueno;
5. y que el efecto bueno sea proporcionalmente importante en relación con el malo.

El primer requisito exige que el acto no sea ya ilícito por otras consideraciones éticas independientes del efecto malo que se está analizando. El segundo exige que el efecto malo no sea buscado por el agente ni como fin principal del acto ni tampoco como fin secundario o suplementario. El tercer requisito es una concreción del principio «el fin no justifica los medios», pues exige que la voluntad no se dirija al efecto malo ni siquiera si se lo busca como medio para conseguir un buen fin. El cuarto exige que no exista una manera menos perjudicial –y razonablemente eficaz– de alcanzar el efecto bueno (pues, si existe esa vía, se debe optar por ella). El quinto requisito dispone que, cuanto mayor sea el mal que la acción va a provocar, tanto mayor debe ser el bien que esa acción permite alcanzar. Este juicio de proporcionalidad debe tomar en cuenta (a) la importancia de los efectos buenos y malos considerados en sí mismos (p. ej., que el bien de las personas es superior al bien de los seres no personales), (b) la importancia de esos efectos en relación con el agente (p. ej., que en igualdad de otras condiciones un padre está más obligado a evitar un mal para su hijo que para un extraño) y (c) la probabilidad de la ocurrencia de los diversos efectos[16].

---

16 Un estudio completo de este principio, que incluye su justificación filosófica, puede verse en Alejandro Miranda, *El principio del doble efecto* (Hildesheim: Olms, 2014).

ABORTO

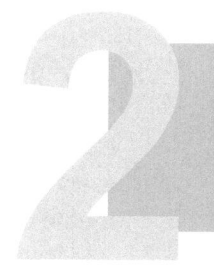

13. ¿CUÁNDO COMIENZA LA VIDA HUMANA?

NICOLÁS JOUVE DE LA BARREDA
CATEDRÁTICO EMÉRITO DE GENÉTICA DE LA UNIVERSIDAD DE ALCALÁ

Los debates sobre los métodos anticonceptivos y abortivos, la fecundación *in vitro* y la instrumentalización de los embriones humanos han dado lugar a afirmaciones infundadas sobre el inicio de la vida de cada ser humano y su valor y significado en sus etapas más tempranas y vulnerables.

«¿Cuándo empieza la vida?» es una pregunta fundamental para resolver cualquier duda ética y para fundamentar las leyes que deben proteger la vida humana. Una pregunta que debe basarse en conocimientos científicos y no en conjeturas o valoraciones de carácter utilitarista. Su conocimiento es la base del estatuto biológico del embrión, sobre el que debe cimentarse a su vez la valoración ontológica y la fundamentación jurídica –y sólo en este orden– para el establecimiento de las leyes de protección de los seres humanos desde el inicio de su ciclo vital.

Para la biología se trata de una pregunta relativamente simple. En el ser humano no hay partenogénesis, sino singamia, es decir, la unión de dos gametos de sexo contrario. Por tanto, la vida existe desde la «concepción», palabra equivalente a «fecundación»[17], y que es el proceso por el que se constituye una nueva realidad biológica en

---

17 G. Herranz. *De los orígenes de la contracepción a la* Humanae vitae*: algunos episodios silenciados. Cambiar las palabras para cambiar las mentes.* 2018; http://www.fundacionlejeune.es/wp-content/uploads/Lejume_Articulo_Cap_VI_A4.pdf

los seres con reproducción sexual. Mediante la fecundación se unen las dos células gaméticas, una materna –el óvulo– y otra paterna –el espermatozoide–, lo que da lugar a la formación del cigoto, que, de este modo, se convierte en la primera realidad corporal, un descendiente de la misma especie. En su caso, un nuevo ser humano.

Desde la perspectiva biológica, con los datos aportados por los biólogos celulares, embriólogos y genetistas, no hay duda de que el inicio de la vida lo marca la fusión de los gametos, por ser cuando queda constituida una identidad genética propia y diferente a la de los progenitores. Al constituirse el cigoto se produce el *big bang* de la vida. Terminada la fecundación, el embrión es ya un individuo humano que ha comenzado su ciclo vital y en el que se cumplen todas las condiciones necesarias y suficientes para alcanzar de forma autónoma todo el potencial para el que está genéticamente equipado. Constituido el cigoto se origina un ente con un genoma propio y singular, suma de los 21.000 genes contenidos en los 3.175 millones de pares de bases nucleotídicas del ADN de los 23 cromosomas aportados en cada gameto por cada parental. La nueva combinación de genes y cromosomas del cigoto constituyen la información genética propia a partir de la que se va a edificar el nuevo ser humano. Como peculiaridad, el óvulo materno añade el citoplasma celular inicial, cuyas mitocondrias aportan una pequeña cantidad de ADN con una información de unos 37 genes. Esta información mitocondrial es exclusivamente materna, ya que los espermatozoides no aportan citoplasma.

El médico y genetista francés Jérôme Lejeune (1926-1994), descubridor de la trisomía 21 –causa del síndrome de Down–, decía que: «La genética moderna se resume en un credo elemental: "en el principio hay un mensaje, este mensaje está en la vida y este mensaje es la vida" (…). Sabemos con certeza que toda la información que definirá a un individuo (…) está escrita en la primera célula». Es decir, el cigoto.

Desde la fecundación, el concebido no nacido ha de pasar sin solución de continuidad por la etapa embrionaria (las primeras siete semanas) y fetal (desde la octava semana hasta el parto), y todas las transformaciones que se producen durante estas etapas están programadas genéticamente en el genoma individual, hilo conductor del desarrollo que permanece en todas las células a lo largo de la vida.

Sin embargo, cuando se produce la anidación en el útero materno, la gastrulación, la formación de la estría primitiva, o cuando empieza la histogénesis, o la organogénesis, etc., por importantes que sean los cambios que se producen durante el desarrollo embrionario-fetal, ningún momento posterior tiene la trascendencia de la fecundación. En todo caso, se trata de pasos hacia una nueva fase del desarrollo del mismo ser que tuvo su inicio cuando se constituyó la célula totipotente inicial, el cigoto. Todas las transformaciones morfogenéticas a lo largo del desarrollo están determinadas por el genoma individual mediante un programa de actividades genéticas que, reguladas en espacio y tiempo, producen una progresiva diferenciación celular, marcada por la posición de las células en el embrión[18].

El embrión que se desarrolla como un todo con sus partes diferenciadas es siempre el mismo organismo y, si es humano, es indiscutiblemente un ser humano que crece de forma regular obedeciendo al programa genético constituido tras la fecundación[19].

El no nacido, aunque físicamente imperceptible, es una realidad biológica desde la fecundación, por la que han de pasar todos los seres humanos antes de nacer. La Declaración Universal de los Derechos Humanos de 1948, el Convenio de Oviedo del Consejo de Europa sobre investigación en Medicina de 1997, la Declaración de los Derechos Humanos y el Genoma Humano de la UNESCO de 1997, entre otros documentos, reconocen la dignidad de las personas y el deber de protegerla siempre, desde su inicio tras la fecundación hasta la muerte.

---

18 Jouve N. *El mensaje de la vida. Credo de un genetista.* Madrid; Edic. Encuentro; 2023.

19 Wolpert L. *The Triumph of the Embryo.* (Oxford, UK & New York; Oxford University Press; 1991.

14. ¿ES EL CIGOTO UNA CÉLULA COMO CUALQUIER OTRA?

PATRICIO VENTURA-JUNCÁ
MÉDICO PEDIATRA NEONATÓLOGO

MANUEL SANTOS
MÉDICO GENETISTA Y DOCTOR EN CIENCIAS BIOLÓGICAS

El cigoto no es una célula como cualquier otra. Corresponde al primer estado de desarrollo de un nuevo ser humano. Es una célula que resulta de la fusión de un espermatozoide y un óvulo, que tiene su propia información genética (genoma) contenida en sus 46 cromosomas, diferente al genoma que aporta el padre a través del espermatozoide (23 cromosomas) y la madre a través del óvulo (23 cromosomas). Es un nuevo organismo que contiene intrínsecamente todas las condiciones para seguir un desarrollo progresivo y continuo, como destacan embriólogos, biólogos moleculares y genetistas. Esta condición única del cigoto se denomina totipotencialidad, que significa que tiene la capacidad de desarrollar la totalidad del organismo. Esto demuestra que el cigoto tiene todo lo necesario para considerarlo un nuevo ser humano.

El cigoto corresponde a un organismo que se caracteriza por la capacidad de automantenerse (autopoiético), con un programa definido y continuo. Por esta razón el nuevo ser humano es persona desde que comienza su vida. No hay ningún evento en el desarrollo biológico que pueda justificar un nuevo comienzo; sólo hay una explicitación progresiva de las capacidades que tiene el cigoto desde el comienzo de la vida. Si hoy nos reconocemos como personas, entonces lo somos desde el inicio de nuestra vida.

Esto ya lo señalaba en el siglo XIX Ernst Haeckel. La biología molecular y del desarrollo hoy actualizan esta información científica. A este respecto mencionamos lo que dice uno de los libros más destacados de biología molecular editado por H. Lodish y H. Berk: «Todo ser humano comienza como un cigoto, el cual alberga todas las instrucciones necesarias para construir un cuerpo humano conteniendo alrededor de 100 trillones (1014) de células, una hazaña asombrosa»[20]. En esta misma línea, el libro sobre biología del desarrollo editado por Scott Gilbert se refiere a este tema en su séptimo capítulo, titulado «La fecundación: el comienzo de un nuevo organismo», en que expresa: «La fecundación es el proceso en que dos células sexuales (gametos) se fusionan para crear un nuevo individuo con potencial genético derivado de ambos progenitores»[21].

Un organismo de la especie humana es por definición un ser humano, ya que existe, y existe como miembro de la especie humana. El concepto de organismo humano es propio del lenguaje de la biología; por otra parte, el concepto de ser humano se refiere a lo mismo, pero en el lenguaje de la filosofía.

Algunos biólogos y bioeticistas distinguen entre el inicio de un nuevo organismo humano y cuando este comienza a ser persona, para argumentar la licitud del aborto y de la investigación con embriones[22]. Se trata de una pregunta filosófica y biológica. La biología demuestra que, desde este punto de vista, no sucede nada nuevo durante el desarrollo que signifique un cambio radical, equiparable al que acontece en la fusión del óvulo y el espermatozoide, cuando comienza un nuevo organismo humano, que es lo mismo que decir un nuevo ser humano. Este debate ha sido abordado por diversos filósofos y bioeticistas. Entre ellos destaca la argumentación del célebre filósofo y bioeticista chileno Alfonso Gómez-Lobo[23], quien refuta con sólidos hechos y razonamientos las debilidades de estas posiciones[24].

---

20 Harvey Lodish, *Molecular Cell Biology* (New York: W H Freeman & Co, 2016), 7.

21 Scott Gilbert, *Developmental Biology* (7th Edition Massachusetts: Sinauer Associates. 2003), 185.

22 Mary Anne Warren, «On the Moral and Legal Status of Abortion», Monist; Vol. 57 (1973): 43-61.

23 Alfonso Gómez-Lobo, «Inviolability at Any Age», J. Law Med Ethics, Vol. 17 (2007), 311-320.

24 Alfonso Gómez-Lobo, «Continuando el diálogo sobre la vida: Embriones e individualidad», *Revista Mensaje*, 55(551): (2006): 45-47.

15. ¿CUÁL ES LA DIFERENCIA ENTRE ÓVULO, ESPERMATOZOIDE Y CIGOTO?

PATRICIO VENTURA-JUNCÁ
MÉDICO PEDIATRA NEONATÓLOGO

MANUEL SANTOS
MÉDICO GENETISTA Y DOCTOR EN CIENCIAS BIOLÓGICAS

En la historia de la biología durante siglos no se conoció qué eran los gametos y cómo se producía la fecundación. Sólo era evidente que el nacimiento de un nuevo individuo surgía de una relación sexual, pero quedaban muchas preguntas que filósofos y biólogos no podían contestar con evidencias empíricas. ¿Cuál era la aportación de la mujer y del hombre? ¿Por qué los hijos se parecían a los padres? ¿Existe una semilla masculina y otra femenina? Si es así, ¿cómo se unen? ¿Cómo se explica que nazcan varones y mujeres?

La invención del microscopio por Zacharias Jansen, a fines del siglo XVI, permitió el descubrimiento de los gametos y la observación de la fecundación en anfibios y mamíferos. El espermatozoide fue descubierto en 1677 por Anton van Leeuwenhoek y el óvulo por el embriólogo Ernst Von Baer en 1827. Las primeras observaciones sobre la fecundación fueron descritas en el siglo XIX por varios investigadores: la formación de una nueva célula que resulta de la fusión de los gametos femenino y masculinas que hoy conocemos como cigoto[25].

Los gametos son las células reproductivas de los organismos sexuados. El óvulo (que más precisamente se denomina ovocito) es la célula que genera la mujer en la formación de sus gametos (gametogénesis). El espermatozoide es el gameto masculino que se genera en los varones.

---

25 Para profundizar este tema se sugiere consultar el excelente libro: Joseph Needham, *A History Of Embryology* (Cambridge: Cambridge University Press, 2015).

La gametogénesis en la mujer comienza en su desarrollo fetal y se detiene ahí. Se reanuda en la pubertad, cuando comienza el ciclo menstrual de la mujer. En el décimo cuarto día de este ciclo la mujer ovula. El ovocito, si no es fecundado, se elimina con la menstruación. Sólo en caso de que ocurra la fecundación, el ovocito sigue su maduración meiótica con sus 23 cromosomas. La unión con el espermatozoide, con sus 23 cromosomas, resulta en la formación del cigoto, un nuevo individuo de la especie humana con 46 cromosomas.

El espermatozoide, a diferencia de lo que ocurre con el ovocito en la mujer, se forma en la gametogénesis masculina a partir de la pubertad, y se produce una célula que también tiene 23 cromosomas. Tanto en la gametogénesis masculina como femenina, hay un proceso en que las células precursoras de los gametos se dividen de una forma especial, denominada meiosis, en que una célula se divide de tal manera que queda con sólo 23 cromosomas. Estas células, los gametos, se denominan células haploides, en contraste con el resto de las células del organismo, que contienen 46 cromosomas (dos pares de 23 cromosomas) y se denominan diploides.

El cigoto corresponde al producto de la fecundación de un ovocito por parte de un espermatozoide. El cigoto contiene un genoma de 46 cromosomas (23 del padre y 23 de la madre) que es distinto al del óvulo y al del espermatozoide. Es una célula diploide. Por tanto, óvulo, espermio y cigoto son claramente diferentes[26]. Estamos frente a un nuevo organismo, un nuevo miembro de la familia humana.

---

26 Patricio Ventura-Juncá *et al.*,«El comienzo de la vida de un nuevo ser humano desde la perspectiva científica biológica y sus implicaciones bioéticas», en *El embrión humano*, ed. Manuel Ramos, Agustín Herrera y Manuel Santos (Ciudad de México: Tirant lo Blanche, 2019), 200.

16. ¿CUÁLES SON LAS CARACTERÍSTICAS DEL DESARROLLO EMBRIONARIO QUE MANIFIESTAN LA EXISTENCIA DE UN SER HUMANO DESDE LA CONCEPCIÓN?

JORGE NEIRA
MÉDICO GINECÓLOGO Y MAGÍSTER EN BIOÉTICA

El venir a la existencia es producto de la unión de dos células muy especializadas del viviente humano como son sus gametos. En algún momento posterior aparece una originalidad que no estaba en las células que le dieron origen y que a partir de ese instante experimentará un continuo de modificaciones –accidentales–, donde será la misma sustancia –sujeto, en caso de un viviente– desplegando los accidentes que caracterizan la trayectoria de desarrollo, y donde el próximo cambio radical será la muerte.

Esta es la cuestión, ningún cambio accidental tiene la jerarquía para reclamar una modificación de la sustancia; por tanto, una vez que es concebido el ser humano, su condición de ser original, irrepetible e insustituible se mantiene inalterada en sus diferentes etapas, a través de todas las modificaciones accidentales y sólo se pierde con la muerte. Este continuo de desarrollo, sólo por razones pedagógicas, recibe distintas denominaciones en cada una de sus etapas, para facilitar su análisis –cigoto, mórula, blástula, embrión, feto, recién nacido, infante, adolescente, adulto, persona mayor–, pero conserva inalterada la misma dignidad en todas las fases del curso de vida.

Los seres sexuados son realidades complejas, no se generan en su apogeo, sino que se desarrollan gradualmente: existe un incremento, una plenitud donde se expresan las operaciones que le son propias para finalmente menguar, lo que puede representarse en un arco cuyos extremos están apoyados en la generación y la corrupción. Debemos analizar los extremos porque son los espacios donde se pueden vulnerar los derechos del viviente por el simple hecho de que no está en condiciones de hacerlos respetar, pero el hecho irrevocable es que para llegar a la plenitud se tuvo que respetar todo el proceso de crecimiento desde la generación. La pluma de nuestro premio Nobel de Literatura de 1963 lo plasma magistralmente: «No olvides que la causa de tu presente es tu pasado, así como la causa de tu futuro será tu presente»[27].

Durante todo el desarrollo embrionario hay un control único, coordinado, gradual y continuo que revela la permanencia de una identidad del sujeto.

En conclusión, el ser humano lo es desde la fecundación y lo deja de ser con la muerte. En los extremos del arco del desarrollo, cuando es más indefenso, o si se enferma, amerita el mayor cuidado.

17. ¿HAY UN ÚNICO SER HUMANO DURANTE TODO EL DESARROLLO EMBRIONARIO, DESDE LA CONCEPCIÓN HASTA EL NACIMIENTO?

JORGE ACOSTA
MÉDICO GINECÓLOGO EN EL HOSPITAL GENERAL DE CATALUNYA

Nuestra vida empieza mucho antes de nacer, a partir de la concepción, es decir, desde el momento en que se unen los gametos masculino y femenino para formar el cigoto o primera célula. Allí comienza nuestra existencia y con ella el desarrollo biológico inicial de todo ser humano, conocido como desarrollo embrionario.

Resulta interesante comparar este desarrollo con el que observamos en la vida extrauterina. Luego del nacimiento, podemos identificar fácilmente que cada persona vive un desarrollo único, continuo, con distintas etapas que son dependientes unas de otras para el avance del proceso de crecimiento y madurez. Con el paso

---

27 Pablo Neruda, «No culpes a nadie», en Página Cultural Asturiana: https://www.xuliocs.com/Esquisa/pabloneruda.html

del tiempo, constatamos que el recién nacido se transformará sucesivamente en lactante, niño, adolescente, adulto y adulto mayor.

Ninguno de nosotros es idéntico, física ni mentalmente, en cada momento de nuestra existencia: al nacer éramos muy distintos de lo que somos ahora, leyendo este libro, y de seguro también lo seremos en cada década venidera. No hemos sido –ni seremos– exactamente iguales, pero siempre seguiremos siendo la misma persona a lo largo de toda nuestra vida.

De esa misma manera, aunque no lo podamos observar directamente al ojo desnudo (mas sí gracias a los avances de la ciencia), el desarrollo embrionario tiene características que, sin lugar a duda, nos muestran que desde el momento mismo de la concepción hay un sujeto único que «dirige» todo el proceso. Esto quiere decir que hay un único ser humano, idéntico a través de todo el desarrollo, desde la concepción hasta el nacimiento, y también después de aquel, que sigue siendo la misma persona hasta el día de su muerte.

Las características del desarrollo embrionario a que nos referimos son:

1. Coordinación: es decir, todo el desarrollo tiene un control único, dirigido desde la información contenida en el genoma (también único, distinto del padre y de la madre), y que se expresa según los estímulos que llegan constantemente desde el ambiente extracelular. La información genética de todos nosotros, que se origina en el cigoto, se encuentra completa e invariablemente presente en cada célula de nuestro organismo, en todas las etapas de nuestro desarrollo, antes y después de nacer. Este control único supone un sujeto único.

2. Continuidad: así como describimos las etapas de crecimiento de la vida extrauterina (inherentemente continuas entre recién nacido y adulto mayor), también existen distintas etapas, sucesivas, que describen los momentos del desarrollo embrionario: cigoto, mórula, blastocisto, gástrula, embrión, feto. Cada etapa termina cuando empieza la

siguiente, es más, cada situación particular del desarrollo embrionario (por ejemplo, cuando aparecen los primeros esbozos de los miembros y de los órganos) es parte de una cadena ininterrumpida de hechos que es consecutiva en el tiempo. Esto supone que el sujeto que está al inicio (cigoto), a través de los distintos procesos (desarrollo intra y extrauterino), y al final de cada proceso, es siempre el mismo individuo, aunque se modifique superficialmente su apariencia.

3. Gradualidad: las etapas descritas no sólo se suceden, sino que avanzan en complejidad: requieren de la inmediatamente anterior para ocurrir y luego sirven de sustrato para la siguiente. Cada una aportando una parte adicional, todas ordenadas en la misma dirección. La forma definitiva del niño por nacer se alcanza gradualmente, siempre a partir de un número mayor o menor de formas más simples[28].

18. ¿EL QUE ESTÁ POR NACER ES SÓLO UN MONTÓN DE CÉLULAS?

PATRICIO VENTURA-JUNCÁ
MÉDICO PEDIATRA NEONATÓLOGO

MANUEL SANTOS
MÉDICO GENETISTA Y DOCTOR EN CIENCIAS BIOLÓGICAS

Todos los organismos vivos están compuestos por una unidad anatómica fundamental: la célula. Los seres humanos estamos formados por trillones de células, que forman los diferentes órganos.

---

28 Para estas tres características del desarrollo embrionario, véase: Angelo Serra, «Dalle nuove frontiere della biologia e della medicina nuovi interrogativi alla filosofia, al diritto e alla teología», en *Nuova genetica ed embriopoiesi umana, Vita e Pensiero* (Milano: Università Cattolica del Sacro Cuore, 1990).

Cada célula tiene un núcleo y un citoplasma en el que se encuentran diversas estructuras denominadas organelos. Uno de ellos, la mitocondria, es el encargado de generar la energía para todos los procesos que realiza la célula. El material genético contenido en el Ácido Desoxirribonucleico (ADN) se encuentra localizado en el núcleo celular (en los cromosomas) y en las mitocondrias. El contenido de todo el ADN –incluyendo todos los genes– se denomina genoma.

¿Cómo diferenciar una célula viva aislada, o que se mantiene en el laboratorio como un cultivo de células, de un organismo vivo? Un organismo es un ser vivo integrado, con las condiciones para irse desarrollando progresivamente hasta su estado adulto o definitivo y que tiene la capacidad de interactuar con el entorno, nutrirse y reproducirse en un organismo semejante. Así, por ejemplo, un espermatozoide es una célula viva, pero carente de las características de un organismo que hemos mencionado. El organismo humano está compuesto de células, tejidos y órganos que funcionan integradamente en vías de la supervivencia y desarrollo. Uno puede extraer una célula de un tejido y cultivarla en el laboratorio: aquí tendríamos un grupo de células, pero no un organismo.

Respondiendo a la pregunta, debemos señalar que esta cuestión se refiere fundamentalmente a la etapa del desarrollo embrionario que va desde la fecundación hasta la implantación (siete días aproximadamente, después de la fecundación). Es una pregunta importante. ¿Cómo responderla? ¿A qué disciplina le corresponde abordarla e investigarla? ¿Es la filosofía o la teología? No. Este es un tema científico. Es la biología, disciplina donde se estudia el inicio del desarrollo de los seres vivos, a la que le corresponde responder esta pregunta. ¿Es un tema nuevo? No. En 1876, Ernst Haeckel, un gran médico y biólogo evolucionista, materialista, escribió a este respecto:

La fecundación por concepción sexual consiste, esencialmente, en la coalescencia y la fusión de dos células diferentes. Si bien debemos considerar al espermatozoide como una célula tan real como el óvulo, y el proceso de la concepción como la fusión de ambos, debemos considerar a la célula resultante como un organismo nuevo e independiente. La mezcla de ambas células es el germen del niño o el nuevo organismo concebido[29].

Sin embargo, hay que señalar que algunos biólogos y especialistas en fertilización *in vitro*[30] pensaban que el embrión –en esta etapa– era sólo un grupo de células sin ninguna orientación, la que sólo ocurriría en la implantación del embrión en el endometrio, proceso que ocurre aproximadamente siete días después de la fecundación. Estas posiciones no concuerdan con el conocimiento científico actual, ni con el consenso entre biólogos de muy diferente posición filosófica, en cuanto al respeto que merece la vida en sus primeros días. Basta con revisar algunos artículos y libros de biología.

Refrenda esto último un artículo de H. Pearson titulado «Tu destino desde el primer día»[31], donde se comentan los descubrimientos de Magdalena Zernicka-Goetz. La investigadora demostró que, desde las primeras horas después de la concepción, las células tienen ya una orientación hacia el camino que seguirán en el desarrollo. Unas tienden a la formación del trofoblasto, que es como el envoltorio para proteger y nutrir al embrión (citotrofoblasto y sincitiotrofoblasto), y otras van a formar las células embrionarias (masa celular interna o embrioblasto). En la masa celular interna se encuentran las células madre (estaminales o nodrizas), que son células pluripotenciales (no totipotenciales), indiferenciadas, de las que se desarrollarán los diferentes tejidos

---

29 Ernst Haeckel, *The evolution of man* (Londres: Watts & Co, 1912), https://www.gutenberg.org/files/8700/8700-h/8700-h.htm#chap01 (Consultado el 20-08-2022), 76-77.

30 La fertilización o fecundación ocurre naturalmente en el oviducto (trompa de falopio) de la madre. Cuando esta se realiza de forma artificial en un laboratorio se le denomina fertilización *in vitro*: se constituye un embrión fuera del cuerpo de la madre y se trata luego de implantarlo en el útero de una mujer (no necesariamente la madre). Originalmente es una técnica que se ofreció a parejas infértiles.

31 Disponible en Helen Pearson, «Your destiny, from day one», *Nature*, Vol. 418, Nº 4 (2002), 14-15.

del organismo en forma gradual y predecible. Sobre este importante hallazgo, Pearson comenta: «Hace cinco años, esta declaración habría sido una herejía. Se pensaba que los embriones de mamíferos eran sólo una bola informe de células y que sólo en la implantación en la pared del útero, las células comenzarían a tener una cierta orientación y un determinado destino»[32].

19. ¿QUÉ OCURRE EN LOS PRIMEROS QUINCE DÍAS DE VIDA?

NATALIA LÓPEZ MORATALLA.
CATEDRÁTICA EMÉRITA DE BIOQUÍMICA Y BIOLOGÍA MOLECULAR DE LA UNIVERSIDAD DE NAVARRA

La fecundación del óvulo y el espermio de los progenitores es el proceso dinámico y temporal que termina con la constitución de un cigoto humano: un cuerpo humano.

El cigoto es mucho más que la simple fusión del material paterno y materno. En la zona en la que el espermatozoide alcanza al óvulo se produce una liberación de iones calcio que difunden como una onda hacia la zona opuesta y traza así el eje dorso-ventral del cuerpo; el eje perpendicular cabeza-cola queda establecido en ese momento, a falta de determinar qué polo será rostral y cuál caudal. Esto sucede en la segunda semana y de esta forma se fija también el eje derecha-izquierda.

El cigoto es, por tanto, un cuerpo con los ejes corporales incoados y con las características propias del tiempo cero de vida. Se desarrollará como individuo e irá adquiriendo los caracteres que le corresponden en cada momento de la vida: embrión, feto, niño, joven, adulto…

Desde ese primer día se desarrolla un diálogo molecular entre el embrión y la madre; lo inicia el embrión mediante la liberación de moléculas (interleuquinas) que son recibidas por los

---

32 Ibid.

receptores específicos de las trompas uterinas. Como repuesta, las trompas producen varias sustancias: los llamados factores de crecimiento permiten el desarrollo embrionario; los conocidos como factores de supervivencia inyectan la vitalidad que el embrión necesita porque, durante los cinco primeros días, no dispone de más energía que la guardada en el óvulo. Las moléculas de superficie de las trompas, complementarias de las de su dorso, le permiten rotar a lo largo del recorrido y le indican el lugar donde debe detenerse para anidar, a partir del día cinco. Es el primer viaje de la vida.

Una de las dos células que componen el embrión bicelular tiene mayor concentración de iones calcio, molécula que regula la información genética y la velocidad de multiplicación celular. Por ello, se divide antes y genera el embrión tricelular. Las células ricas en iones calcio son capaces de producir todos los tipos celulares en la medida en que forman parte del embrión. Al contrario, las procedentes de la célula pobre en calcio comienzan a producir tejidos extraembrionarios que recubren el embrión.

En el día tres el embrión consta de ocho células: cuatro que son pluripotenciales y cuatro que han comenzado su maduración. El día cuatro empieza a formarse en el embrión una cavidad que desplaza hacia un extremo las células pluripotenciales: la masa celular interna. El día cinco el embrión, ahora llamado blastocisto, se ha desarrollado gracias al diálogo molecular durante su recorrido por las trompas de Falopio maternas en dirección al útero. Las células poseen una historia espacial y temporal como entidades diferentes de un único organismo y se «saben» formando parte de un viviente concreto con un tiempo definido de desarrollo. A partir de ahora aumenta la intensidad de la comunicación materno-filial por el contacto directo entre tejidos.

En los días seis y siete el blastocisto se introduce en el epitelio uterino, donde inicia la anidación, produciéndose un contacto físico directo entre tejidos.

Durante los días siete al nueve el embrión penetra en el endometrio uterino y libera sangre de vasos capilares de la madre para recibir la energía necesaria mientras no disponga de sangre propia.

Mientras anida a lo largo de la segunda semana, el embrión se estructura en dos capas de células. Desde el inicio el embrión ha ido estableciendo un diálogo molecular que genera el fascinante proceso de tolerancia inmunológica de la madre hacia él, que hace de la gestación una simbiosis única de dos vidas.

Obviamente el embrión no es una parte del cuerpo de la madre, pero tampoco un injerto extraño. Una red de sustancias, que liberan armónicamente entre ambos, silencian todas las células maternas que generarían el natural rechazo a la parte paterna, extraña a ella. La tolerancia inmunológica hace que la madre perciba al embrión como algo no propio, pero sin las señales de peligro que activarían sus defensas frente al hijo.

El embrión es un individuo autónomo. La gestación aporta, a manera de nicho natural, las señales necesarias para activar las etapas de su desarrollo. El día 15 se inicia la evolución del embrión de dos a embrión de tres capas. Los grupos de células que darán el hígado, los pulmones, etc. estarán entonces en su sitio y sólo le faltará madurar y crecer.

20. ¿QUÉ NOS APORTAN LAS ECOGRAFÍAS 3D?

JUAN ACOSTA
MÉDICO GINECÓLOGO EN EL HOSPITAL GENERAL DE CATALUNYA

La tecnología tridimensional aplicada a las ecografías, cuyo nombre técnico es ecografía volumétrica, comenzó a desarrollarse en los últimos años 90 del siglo xx y se hizo popular en los inicios del siglo actual con el nombre de «Eco3D» y posteriormente «Eco4D» para aludir a la imagen tridimensional en movimiento.

Estas ecografías se diferencias de la ecografía bidimensional en que la sonda exploradora realiza un barrido de todo un volumen llamado zona de interés (ROI). Los datos obtenidos son transmitidos al *software* del ecógrafo, quien realiza una reconstrucción en muy corto tiempo del volumen explorado y obtiene así imágenes muy fidedignas del bebé o de algunas de sus partes (cara, extremidades, órganos genitales...). Los programas que incorporan estos ecógrafos permiten, además, editar y ofrecer diferentes perspectivas del mismo volumen, lo cual enriquece la verosimilitud de la captura inicial.

La ley del aborto vigente en España es una ley de plazos. Esta ley permite abortar libremente en las primeras 12 semanas de gestación y hasta las 21 semanas si existe alguna malformación en la criatura. Al fijar estos plazos, el legislador viene a admitir *de facto* que antes de las 20 semanas el feto no es persona humana sino un conjunto de células y tejidos que se han ido formando en el útero de la madre y de los que esta puede deshacerse si así lo considera en ejercicio de su derecho a decidir sobre su propio cuerpo.

Naturalmente, existen todo tipo de argumentos de índole biológica, genética, filosófica y ética que oponer a esta idea de la formación de la persona a plazos que ha inspirado nuestra ley. Sin embargo, basta la simple contemplación de una ecografía, en momentos tan tempranos como las 6-7 semanas de ausencia de la menstruación, para constatar que existe una vida independiente en el seno materno que desarrolla, día a día, sus primitivos órganos sin que se pueda establecer un punto de corte en su desarrollo.

La irrupción de la ecografía 3D ha servido para evidenciar aún más la tozuda realidad. Un embrión de 8-9 semanas no es un amasijo de células sino un pequeñísimo bebé en el que ya casi se pueden diferenciar todos sus componentes. A las 10-11 semanas las imágenes son todavía más precisas y vemos al bebé moviéndose, tocando con sus manos y pataleando con sus extremidades inferiores la pared uterina.

Es pertinente observar las reacciones de los padres cuando asisten a estas primeras ecografías y descubren lo desarrollado que se encuentra ya el cuerpo de su hijo. La frase habitual suele ser: «No me imaginaba que ya estaba tan formado» o «es increíble que ya esté latiendo el corazón».

Recientemente se han desarrollado modelos de impresión en 3D de los volúmenes obtenidos en la ecografía. Se han realizado estudios que demuestran que, cuando los padres reciben estos modelos, aumenta su apego al bebé y disminuye su ansiedad, sobre todo en caso de embarazos de riesgo, malas experiencias previas o dificultades en asumir el embarazo

También se ha estudiado la mejor aceptación por parte de los padres de una malformación recién diagnosticada en su hijo cuando observan la reproducción tridimensional, por ejemplo, en casos de labio leporino o anomalías en las extremidades.

En resumen, la ecografía 3D hace visible desde etapas muy tempranas que el desarrollo de la persona humana es un proceso continuo en el que no se pueden marcar plazos ni saltos que permitan diferenciar entre tejidos propiedad de la madre y una vida humana particular que crece dentro de su cuerpo. Las pacientes muchas veces tienen una idea confusa, promovida por la mentalidad abortista, según la cual no existe persona hasta que no ha pasado la primera mitad del embarazo y por tanto es lícito deshacerse de ella antes de que esto ocurra. Es importante que los padres vean por sí mismos lo que la tecnología nos permite ver en estos momentos para que sean más conscientes de la realidad y puedan tomar una decisión responsable y realmente informada.

BIBILIOGRAFÍA

Bonilla Musoles y cols. *Ecografía tridimensional en obstetricia en el nuevo milenio. Texto y atlas.* Aloka. Madrid, septiembre de 2000.

Coté, J.J., Côté-Arsenault, D., Handelzalts, J.E., et al. «Effects of 3D-Printed Models and 3D Printed Pictures on Maternal- and Paternal-Fetal Attachment, Anxiety, and Depression». *J Obstet Gynecol Neonatal Nurs.* 2023;52(3):223-234. doi:10.1016/j.jogn.2023.02.002

Coté, J.J., Coté, B.P., Badura-Brack, A.S. «3D printed models in pregnancy and its utility in improving psychological constructs: a case series». 3D Print Med. 2022;8(1):16. Published 2022 Jun 9. doi:10.1186/s41205-022-00144-w

21. ¿EL FETO Y EL EMBRIÓN SIENTEN DOLOR?

FRANCISCO REINOSO BARBERO
DOCTOR EN MEDICINA Y PROFESOR DE LA UNIVERSIDAD DE INTERNET (UNIR)

Entender cómo y cuándo el feto podría percibir dolor no sólo es una cuestión académica, sino también un tema ético y práctico que impacta directamente en la ginecología, la medicina fetal y neonatal.

La Asociación Internacional para el Estudio del Dolor (IASP, por sus siglas en inglés) define el dolor como una «experiencia sensorial y emocional desagradable asociada o similar a la asociada con daño tisular real o potencial». Esta definición, que resulta funcional para los adultos, se enfrenta a ciertos desafíos cuando se aplica al feto. Los fetos no tienen la capacidad de verbalizar o describir sus emociones, lo que hace imposible determinar con exactitud si sienten dolor de la misma manera que los adultos o los niños mayores. Sin embargo, esto no significa que debamos descartar automáticamente la posibilidad de que experimenten algún tipo de dolor.

Aunque no podemos escuchar al feto decir «me duele», su cuerpo responde de otro modo. Estudios han demostrado que, ante estímulos dolorosos, los fetos presentan respuestas fisiológicas, conductuales y hormonales similares a las asociadas con el dolor en otras etapas de la vida. Esto incluye movimientos defensivos, cambios en la frecuencia cardíaca, variaciones en el flujo sanguíneo cerebral y la liberación de hormonas del estrés como el cortisol y la adrenalina.

El sistema encargado de detectar y transmitir las señales de dolor comienza a formarse muy temprano en la gestación. Los receptores nociceptivos, especializados en captar estímulos dolorosos, aparecen en la piel del embrión alrededor de las 6 semanas de gestación. A partir de la semana 12, estas señales pueden transmitirse al cerebro, gracias a conexiones neuronales que se desarrollan entre los receptores y la médula espinal. Aunque estas vías aún no están completamente maduras, su funcionamiento sugiere que los fetos pueden percibir estímulos nocivos incluso antes de que se formen las conexiones entre el tálamo y la corteza, estructuras tradicionalmente asociadas con la experiencia consciente del dolor en los adultos.

Un punto controvertido en este debate es la importancia de la corteza cerebral en la percepción del dolor. Durante mucho tiempo, se creyó que el dolor no podía experimentarse sin las conexiones entre el tálamo y la corteza, que se completan alrededor de las 24-28 semanas de gestación. Sin embargo, estudios más recientes sugieren que las estructuras subcorticales, como el tálamo, pueden procesar estímulos dolorosos de manera significativa incluso antes de este periodo. De hecho, se ha observado que algunos neonatos prematuros y personas con daño cerebral severo, que carecen de función cortical, muestran respuestas claras al dolor.

Los avances en cirugía fetal han permitido realizar intervenciones intrauterinas para tratar condiciones como la hernia diafragmática o el mielomeningocele, con excelentes resultados al nacimiento. Estos procedimientos han proporcionado información valiosa sobre las respuestas del feto al dolor. Por ejemplo, durante procedimientos como transfusiones intrauterinas o biopsias, se han registrado aumentos significativos en las hormonas del estrés, junto con movimientos corporales defensivos y alteraciones cardiovasculares. Al administrar anestesia al feto, estas respuestas desaparecen, lo que refuerza la idea de que no son simples reflejos, sino reacciones específicas a estímulos dolorosos.

Además, estudios en neonatos prematuros muestran que la exposición repetida al dolor puede conllevar efectos negativos a largo plazo en el desarrollo neurológico y en la sensibilidad al dolor. Esto subraya la importancia de minimizar el sufrimiento fetal no sólo por razones éticas, sino también para proteger el bienestar a futuro del bebé.

Uno de los retos más grandes en este campo es garantizar una anestesia adecuada durante los procedimientos fetales. Aunque la anestesia materna ha sido ampliamente utilizada, su capacidad para bloquear el dolor en el feto es limitada debido a la transferencia placentaria insuficiente de muchos fármacos. Por esta razón, se recomienda cada vez más la administración directa de anestesia al feto. Fármacos como el fentanilo han demostrado ser efectivos para reducir las respuestas de estrés y movimiento fetal durante las intervenciones quirúrgicas.

Este enfoque, aunque técnicamente más complejo y costoso, ofrece beneficios claros al minimizar las respuestas al dolor sin comprometer la salud de la madre o el bebé. Además, plantea un estándar más ético para el manejo del dolor en contextos prenatales.

Un aspecto crucial de este debate es la necesidad de revisar nuestra comprensión del dolor. La definición actual, centrada en la experiencia sensorial y emocional consciente, excluye a aquellos que no pueden expresar su dolor verbalmente, como los fetos, los neonatos y las personas con discapacidades cognitivas severas. Ampliar esta definición permitiría un enfoque más inclusivo y compasivo, reconociendo el dolor como una experiencia multidimensional que no siempre requiere consciencia plena para ser significativa.

La percepción del dolor fetal es un tema fascinante que combina aspectos científicos, éticos y clínicos. Aunque aún no se comprende completamente cómo experimentan el dolor los fetos, la evidencia disponible indica que tienen la capacidad de responder a estímulos dolorosos desde etapas tempranas del desarrollo que se corresponden con la mitad de la gestación. Esto justifica la implementación de medidas para prevenir el sufrimiento fetal, como la administración de anestesia directa durante los procedimientos invasivos.

Revisar nuestras definiciones y prácticas en torno al dolor no sólo mejorará la atención médica, sino que también garantizará un trato más humano y ético para los pacientes más vulnerables, desde los primeros momentos de la vida. En última instancia, este enfoque combina ciencia, empatía y ética, pilares fundamentales para el avance de la medicina moderna.

22. ¿EXISTE COMUNICACIÓN ENTRE EL NIÑO POR NACER Y SU MADRE?

PATRICIO VENTURA-JUNCÁ
MÉDICO PEDIATRA NEONATÓLOGO

MANUEL SANTOS
MÉDICO GENETISTA Y DOCTOR EN CIENCIAS BIOLÓGICAS

La comunicación del niño que está por nacer con su madre es permanente desde la fecundación hasta el nacimiento. Tiene diversas formas según la etapa de desarrollo del nuevo organismo humano. La fecundación ocurre en la mujer en las trompas de Falopio, desde donde el cigoto emigra hasta el útero, para comenzar la implantación y seguir su desarrollo. Esta etapa se demora alrededor de siete días, en que comienza la implantación en el útero. ¿Hay comunicación del ser humano en esta etapa con su madre? Durante mucho tiempo, se conocía poco de este período en que el embrión todavía no está unido a su madre en el endometrio del útero. Este desconocimiento llevó a pensar que hasta aquí sólo se tenía un cúmulo de células sin ninguna orientación característica ni actividad especial. Hoy sabemos que desde la fecundación existe un complejo intercambio de señales entre el embrión recién concebido y su madre. Estas señales son diversos tipos de sustancias como factores moleculares, citocinas y factores de crecimiento que tienen importancia para favorecer la implantación y el crecimiento del embrión. Se puede decir que los factores enviados por la madre modulan el desarrollo del embrión, y los enviados por el embrión preparan el endometrio materno para la implantación y actúan sobre el sistema inmunológico de la madre para evitar el rechazo, ya que el embrión es un organismo distinto, con diferente genoma que el de la madre. De no ser así, el sistema inmune de la madre reconocería como extrañas las células del hijo y las atacaría como lo hace habitualmente con los trasplantes, sustancias y microorganismos exógenos (bacterias, virus). Con razón se puede decir que este es el primer diálogo madre-hijo, como se ha mencionado en artículos científicos[33 y 34].

Después de la implantación, la relación con la madre se da a través del trofoblasto, que es la membrana de células que rodea al embrión (masa celular interna o embrioblasto) en sus primeras etapas de desarrollo. El trofoblasto es responsable de la nutrición del embrión y es indispensable para lograr la implantación en el útero. Sus células aportan la parte fetal de la placenta, que comienza a formarse con la implantación en la segunda semana de gestación, completándose alrededor del tercer o cuarto mes. La placenta es el principal órgano responsable de la comunicación entre la madre y el hijo. A través de esta, la madre le proporciona la nutrición y oxigenación al embrión o feto, impide que le

---

33 Andreas Herrler *et al.*, «Embryo-maternal signaling: how the embryo starts talking to its mother to accomplish implantation», *Reprod Biomed* online 6 (2003), 244-256.

34 Kazuhiko Imakawa *et al.*, «Pre-implantation conceptus and maternal uterine communications: molecular events leading to successful implantation», *J Reprod Dev*, 50(2) (2004): 55-69.

lleguen sustancias nocivas y funciona como órgano excretor de los residuos del feto. Es un órgano propio del embarazo formado por la madre y el hijo.

Cada vez sabemos más sobre la comunicación de la madre con el hijo. Un aspecto relativamente nuevo, y de trascendencia en medicina, es el conocimiento que tenemos sobre la influencia que tienen los estilos de vida sanos de la embarazada, en especial de su nutrición. Hoy se sabe, además, que es importante la estabilidad psicológica de la madre. El estrés durante el embarazo puede exponer al niño, y futuro adulto, a dificultades de adaptación y alteraciones psicológicas[35]. Estos hechos demuestran el carácter relacional que tiene el ser humano en todas las etapas de su vida. El entorno desde un comienzo influye en el desarrollo y la condición de salud a lo largo de la vida[36]. Esto tiene sus fundamentos en lo que hemos descrito como epigenética. Hoy se ha acuñado la expresión «los orígenes en el desarrollo de la salud y la enfermedad», que demuestra la importancia de este enfoque, en el cual hay un dinámico desarrollo en investigación y nuevos conocimientos. Es toda una nueva orientación de la biología y de la medicina, con un gran énfasis en la importancia del entorno y las relaciones en el desarrollo a lo largo de la vida, en especial en las etapas tempranas. Todos estamos relacionados con todo y con todos. Hay una forma de solidaridad y de interrelaciones universales que van desde el ámbito molecular hasta el entorno afectivo, social, físico y cultural. Es el concepto de ecología integral, que nos interpela a tomar conciencia de nuestra responsabilidad con respecto a la calidad de nuestras relaciones[37].

---

35 Rocío Cáceres *et al.*, «Efectos neurobiológicos del estrés prenatal sobre el nuevo ser», *Revista chilena neuro-psiquiatría*, 55(2) (2017): 103-113.

36 Raúl Ventura-Juncá y María Luisa Herrera, «Epigenetic alterations related to early-life stressful events», *Acta Neuropsychiatr*, Oct;24(5) (2012): 255-65.

37 Patricio Ventura-Juncá, (ed.) *Ecología integral y bioética*, (Santiago: Ediciones Universidad Finis Terrae, 2017).

En conclusión, la comunicación de la madre con el niño que está por nacer es continua e integral. Abarca desde aspectos moleculares, nutricionales y hasta los niveles de afectividad, todo –en gran parte– condicionado por el entorno[38].

23. ¿CUÁL ES LA DIFERENCIA ENTRE CIGOTO, EMBRIÓN, FETO Y RECIÉN NACIDO?

PATRICIO VENTURA-JUNCÁ
MÉDICO PEDIATRA NEONATÓLOGO

MANUEL SANTOS
MÉDICO GENETISTA Y DOCTOR EN CIENCIAS BIOLÓGICAS

Esta pregunta es importante para aclarar las confusiones que se dan a menudo, cuando no se tienen conceptos básicos del desarrollo prenatal.

El cigoto es la célula que resulta de la fusión del óvulo con el espermatozoide. Se trata de un nuevo organismo que tiene la información necesaria para desarrollarse hasta un ser humano adulto. En este proceso continuo y previsible, se denomina embrión al ser humano en las etapas tempranas de desarrollo, desde la fecundación hasta la octava semana de gestación. De ahí en adelante, se denomina feto, hasta el momento del nacimiento en que pasa a llamarse recién nacido o neonato. Los primeros 28 días de vida se denominan período neonatal. De acuerdo con

---

38 Para profundizar en los contenidos puede consultarse: Patricio Ventura-Juncá y Manuel Santos, «The beginning of life of a new human being from the scientific biological perspective and its bioethical implications», *Biological Research*, 44 (2011): 201-207; Maureen Condic, «Life: defining the beginning by the end», *First Things*, 133 (2003): 50-54; Maureen Condic, «When Does Human Life Begin? The Scientific Evidence and Terminology Revisited», *The University Of St. Thomas Journal Of Law & Public Policy*, 8(1) (2013): 44-81.

esto se puede distinguir un período embrionario, fetal y neonatal, etapas que se refieren a un mismo ser humano.

Las células del cigoto se van dividiendo y diferenciando progresivamente en los diferentes tejidos del organismo. ¿Cómo ocurre esto? Este es uno de los grandes avances de la biología moderna. Todas las células del organismo tienen el mismo genoma, esto quiere decir que las células de la piel, del pulmón, del páncreas y de todos los tejidos tienen los mismos genes. ¿Cómo se explica que sean tan diferentes en su aspecto y en sus funciones? Esto se comprende porque el desarrollo y diferenciación progresiva del cigoto está operado por un sistema que controla qué genes se expresan (se manifiestan) en las distintas células de los diversos tejidos. Esto es lo que se denomina epigenética: la estructura de los genes no cambia, pero la epigenética controla que un gen se exprese o esté silenciado. Es así, por ejemplo, que en el páncreas los genes que tienen la capacidad de producir insulina se expresan, pero aquellos que en la piel producen queratina están silenciados, y los que en el cerebro producen neurotransmisores también están silenciados. El que todas las células del organismo tengan los mismos genes que tenían desde el comienzo, en el cigoto, demuestra la continuidad que hay en el desarrollo y el admirable control que tiene la epigenética para que se vaya desarrollando la diferenciación celular a lo largo del desarrollo desde el cigoto, pasando por el embrión, el feto, el niño y el adulto. Esta es una comprobación, a nivel de la biología molecular, de la descripción de Haeckel sobre el proceso de la fecundación y la continuidad del desarrollo. Esto provee la fundamentación biológica de que somos los mismos desde el comienzo, con la capacidad o, como dice Lodish, con las instrucciones para que se desenvuelva todo el organismo y sus funciones. En lenguaje filosófico reconocemos que desde el inicio somos seres humanos en acto y poseemos capacidades y facultades que se encuentran en potencia, como son la racionalidad, la capacidad de decidir y otras. Estas se van desarrollando progresivamente a lo largo de los primeros años de vida. El reconocimientode los seres humanos como personas y por ende con una dignidad intrínseca y única, como lo expresa la Declaración Universal de Derechos Humanos de la ONU (1948), implica que somos personas desde el comienzo de nuestra existencia hasta el final de nuestra vida.

En resumen, las palabras «cigoto», «embrión» y «feto» son conceptos diferentes, si bien todos hacen referencia al futuro niño que está por nacer en su etapa prenatal. La diferencia, como hemos explicado, es que se refieren a las distintas etapas del desarrollo que ocurre desde la fecundación hasta el nacimiento[39].

24. ¿ESTÁ MAL HABLAR DE NIÑO NO NACIDO?

JORGE BECKER
MÉDICO GINECÓLOGO MATERNO FETAL

Claramente no está mal. No hay problema en referirse al ser humano *in útero* como «niño no nacido», «el que está por nacer», hijo y otras denominaciones más coloquiales como guagua o bebé. Eso no quita que, además, podemos hablar del ser humano –durante su vida intrauterina– utilizando términos científicos, como, por ejemplo, cigoto, mórula, blastocisto, embrión o feto. Estas denominaciones buscan entender la embriología humana en sus diferentes etapas, pero siempre se refieren a un individuo de nuestra especie que se formó obviamente por la fecundación de gametos humanos y que va avanzando en su vida hasta nacer. Luego se ocupan otros términos, como son recién nacido, lac-

---

39 Para profundizar en los contenidos puede consultarse: Keith Moore T. V. N. Persaud Mark Torchia, *The Developing Human: Clinically Oriented Embryology*, Fourth Ed. (Philadelphia: W. B. Saunders, 1988), 13-35. Manuel Santos y Patricio Ventura-Juncá, «Conceptos básicos de Genoma y Epigenoma humano» en *Ecología integral y bioética*, ed. Patricio Ventura-Juncá (Santiago: Ediciones Universidad Finis Terrae, 2017), 55. Ricardo Moreno, «Aspectos moleculares y fisiológicos de la fecundación en mamíferos» en *Ecología Integral y Bioética*, ed. Patricio Ventura-Juncá (Santiago: Ediciones Universidad Finis Terrae, 2017), 75.

tante, infante, adolescente, adulto y adulto mayor, hasta fallecer de causas naturales, terminando así el continuo de la vida iniciado en la fecundación. Así ocurre naturalmente el proceso, si no es interrumpido por enfermedades, accidentes, actos violentos o, a veces desgraciadamente, por suicidio.

Los términos que ocupemos obviamente se referirán al contexto en que se usen. No es lo mismo tratar el tema en una clase de medicina que en un almuerzo familiar o durante una consulta médica al hablar con una embarazada.

25. ¿QUÉ ES UN ABORTO?

SEBASTIÁN ILLANES
MÉDICO GINECÓLOGO MATERNO FETAL

El aborto puede ser definido como la interrupción del desarrollo embrionario o fetal durante el embarazo, causando la muerte del que está por nacer. Este concepto se puede especificar aún más, en función de las circunstancias clínicas, la edad gestacional a la que ocurra o la intencionalidad que exista en su ejecución.

En cuanto a las circunstancias clínicas que lo rodeen, el aborto puede clasificarse en «espontáneo» y «provocado». El aborto espontáneo es la pérdida de un embrión o feto que se produce de manera natural. Este término sólo se puede aplicar cuando ocurre antes de las 20 semanas de gestación, ya que posteriormente pasará a ser un parto prematuro. Este tipo de aborto (espontáneo) puede ser a su vez «retenido», cuando se diagnostica un embrión o feto muerto *in útero* mediante ecografía; «incompleto», cuando la expulsión de restos gestacionales ha sido parcial; o «completo», cuando ha sido total. En contraposición a los abortos espontáneos están los abortos provocados o inducidos (o procurados), también llamados «directos», donde existe una intervención voluntaria cuyo propósito es causar directamente la muerte biológica del embrión o feto, para la posterior eliminación de los restos fetales. El aborto inducido, a su vez, puede tener algunas especificaciones, dependiendo de si es con asistencia médica y también de las circunstancias sociales o legales que lo rodean. El aborto provocado o inducido busca eliminar directamente al embrión o feto. Las causas por las que se realiza pueden ser de diferente naturaleza, tales como abortos eugenésicos (por malformaciones fetales), por motivos psicológicos, sociales, etcétera. En los primeros, la acción del aborto no mejora la enfermedad, sino que elimina al enfermo. En los otros, se termina con la vida de un ser humano inocente y no con los problemas psicológicos o sociales.

Una situación distinta ocurre en el «aborto indirecto», que se da en circunstancias clínicas específicas, donde se pone fin al embarazo por estar en peligro la vida de la madre. Producto de este acto, como efecto no deseado y sólo tolerado, muere el embrión o feto. Esto sucede habitualmente en mujeres que se encuentran en peligro de muerte por tener una enfermedad que es agravada por el embarazo o por tener un embarazo patológico propiamente tal. En ambas situaciones, los protocolos de manejo clínico contemplan la posibilidad de poner fin al embarazo como una alternativa para salvar la vida de la madre. En todos estos casos, el fallecimiento del niño por nacer se produce de manera indirecta y no buscada, como consecuencia de la aplicación de un tratamiento curativo sobre la madre.

26. ¿CÓMO SE HACE UN ABORTO?
SEBASTIÁN ILLANES
MÉDICO GINECÓLOGO MATERNO FETAL

La manera de realizar un aborto dependerá de la edad gestacional que tenga el embrión o feto al momento de decidirse la interrupción. Si este embarazo es menor de 12 semanas, se pueden administrar drogas como el Misoprostol, un análogo de las prostaglandinas, que genera contracciones uterinas y modificaciones cervicales que inducen el aborto. También se pueden usar drogas que compitan con las hormonas propias y necesarias del embarazo, como la mifepristona que ocupa los receptores de la progesterona[40], impidiendo que esta actúe. La mifepristona en combinación con el Misoprostol tiene una altísima eficacia en procurar un aborto directo. A esta edad gestacional también se pueden utilizar métodos de aspiración por vacío o métodos de dilatación mecánica del cuello uterino con posterior legrado[41], aunque estos últimos pueden asociarse a tasas más altas de complicaciones.

Si el embarazo es mayor de 12 y hasta las 22 semanas, también se usa Misoprostol (sólo o en combinación con mifepristona). Sin embargo, es necesario considerar otras variables, ya que por el tamaño del feto se pueden producir algunas complicaciones.

Cuando el embarazo tiene más de 22 semanas y ya existe viabilidad fetal, se maneja como una inducción del parto o cesárea según sean las circunstancias obstétricas de la paciente. En este caso, y dado que el feto después de la inducción del parto puede nacer vivo, en algunos países se realiza una inyección intracardíaca de cloruro de potasio antes de inducir el parto, de tal manera de producir un paro cardíaco y muerte fetal antes de la interrupción del embarazo.

---

40 La progesterona es una hormona producida por el ovario en la segunda fase del ciclo menstrual y su principal efecto es provocar cambios en el endometrio para que se pueda implantar el embrión. Preparados artificiales de estas hormonas forman la base de la anticoncepción hormonal, que, administrados exógenamente, alteran el funcionamiento del ciclo ovárico y menstrual para evitar un embarazo.

41 El legrado es el procedimiento médico-quirúrgico que consiste en un vaciamiento mecánico del útero con una cucharilla. Coloquialmente es conocido como «raspado».

27. ¿A PARTIR DE QUÉ MOMENTO UN FETO ES VIABLE?

ESPERANZA ESCRIBANO
MÉDICO ESPECIALISTA EN NEONATOLOGÍA EN EL HOSPITAL UNIVERSITARIO LA PAZ

La Organización Mundial de la Salud (OMS) define el parto prematuro como el nacimiento antes de las 37 semanas de gestación. En España la tasa de prematuridad alcanza el 7% de los nacimientos, un 10% tienen una edad gestacional inferior a 32 semanas o un peso menor de 1500 gramos.

En los últimos años hay un aumento en la supervivencia de los prematuros más extremos, los que nacen por debajo de la semana 28 de gestación, gracias a los avances tecnológicos de las últimas décadas y al esfuerzo de los expertos en el cuidado neonatal. Derivado de ello, los límites de viabilidad fetal se han reducido gradualmente a lo largo de los últimos 30 años, desde las 28 semanas de gestación hasta las 22 semanas en la actualidad, como se muestra en la definición de la Clasificación Internacional de Enfermedades (CIE-enero 2022) en su undécima revisión, que describe el periodo neonatal a partir de las 22 semanas completas de gestación.

No obstante, a pesar de este aumento de supervivencia, persiste en los prematuros extremos una elevada mortalidad, del 30-50%, con un mayor riesgo de complicaciones a medio y largo plazo (secuelas neurológicas, oftalmológicas, respiratorias...).

La viabilidad fetal es un tema de gran importancia en la práctica clínica neonatal para profesionales y familias. El establecimiento de un límite de la viabilidad es complejo y controvertido: actualmente, no existe evidencia sobre a partir de qué edad gestacional se debe realizar un manejo activo; sólo existen guías que las sociedades científicas de cada país publican y, actualmente, se promueve un enfoque más proactivo en el grupo de 22-23 semanas de edad gestacional en algunos países. Esto ha llevado a un aumento de la supervivencia temprana para nacimientos periviables.

El concepto «periviabilidad neonatal» o «zona gris» se refiere al periodo comprendido entre la 22 y 25 semanas de gestación de un feto. *Solís Sánchez G., *Anales de Pediatría*, 2014-17. En 2008 Evans definía que, por debajo del límite inferior de la zona gris, las 22 semanas, el recién nacido es demasiado inmaduro para tener cualquier oportunidad razonable de supervivencia sin déficits graves y por encima del límite superior, las 25 semanas; sin embargo, el niño es suficientemente maduro para tener oportunidades razonables de resultados buenos a medio y largo plazo.

No obstante, es importante considerar que, además de la edad gestacional, hay otros factores implicados que pueden determinar el manejo de un pretérmino en «zona gris», entre los que están el peso, la gemelaridad, el estado de salud fetal, el tipo de parto, la necesidad de reanimación avanzada, la administración o no de corticoesteroides prenatales y de sulfato de magnesio previo al parto, teniendo un papel muy importante la calidad de la atención médica disponible.

En la actualidad hay dos corrientes de manejo de recién nacidos en el límite de la viabilidad. Por un lado, están los países que abogan por una aproximación activa en los pacientes de 22 semanas, entre los que se encuentran Japón, Suecia, Reino Unido, EE.UU. y Australia; en esta actitud activa no se dejan de considerar los factores de riesgo adicionales y la opinión de los padres. En la otra corriente, están países como Canadá, Países Bajos, y Francia, que en esta edad gestacional ofrecen cuidados paliativos. Casi todos coinciden en una conducta activa a partir de las 23 semanas teniendo en cuenta los deseos de la familia. La organización del sistema sanitario de un país con centros altamente especializados es un factor influyente en la supervivencia y la mortalidad de los prematuros en límites de viabilidad.

El Comité Internacional de Vinculación para la Reanimación (ILCOR) y el Consejo Europeo de Resucitación (ERC) no se posicionan acerca de la actuación en el límite de la viabilidad. ERC hace referencia a que cada centro debe tener sus propias guías para el asesoramiento prenatal ante la situación de riesgo de un parto de un prematuro en el límite de la viabilidad.

La Sociedad Española de Neonatología (SeNeo) actualmente determina que el límite de la viabilidad debe basarse en una decisión y un plan de actuación conjunto de los equipos de Obstetricia y Neonatología, con formación específica en estos casos, teniendo en cuenta los propios resultados en esta población y la opinión de la familia.

El Consenso Americano de Obstetrica y Ginecología y la Sociedad de Medicina Materno-Fetal proporciona una guía sobre el tratamiento obstétrico neonatal para estos y recién nacidos en zona periviable. A las 20-21 semanas de gestación no se recomienda la administración de corticoesteroides prenatal, el parto por cesárea por indicación fetal ni la evaluación neonatal para la reanimación. A las 22 semanas, se recomienda que se considere la evaluación neonatal para la reanimación, pero no recomiendan los corticoestoroides prenatales ni el parto por cesárea. A las 23 semanas, se recomienda que los médicos consideren todas las medidas generales de tratamiento activo neonatal y obstétrico, pero no dan una recomendación firme para ninguna de ellas. A las 24 semanas, se debe considerar la cesárea por indicación fetal y se recomiendan todas las demás medidas de tratamiento activo neonatal y obstétrico. A las 25 semanas de gestación se recomienda el parto por cesárea por indicación fetal y otras mediadas neonatales y obstétricas activas.

La toma de decisiones en la sala de partos para recién nacidos periviables sigue siendo un desafío y el hecho de la actualización de las recomendaciones en la reanimación de esta población permite brindar una atención equitativa, sin dejar de lado la incertidumbre sobre el pronóstico y la importancia de implicar a los padres y respetar sus valores. La SeNeo recomienda una actitud activa a partir de las 24 semanas. En la semana 23, se recomienda un consenso con la familia que, informada de la morbimortalidad y en condiciones perinatales favorables, propiciaría un manejo activo. En los partos de la semana 22 se recomienda una actitud activa en el caso de edad gestacional más cercana a la semana 23, condiciones perinatales favorables y una disposición proactiva de la familia. Las guías enfatizan la importancia del traslado materno a un centro de tercer nivel y la administración de corticoides para la maduración pulmonar fetal en cualquier amenaza de parto prematuro que se produzca a partir de la semana 22. Con ello se garantiza una adecuada valoración y un asesoramiento prenatal por equipos perinatales multidisciplinares expertos que lleva consigo una toma de decisiones más contrastada, además de un plan terapéutico en base a la decisión tomada.

Es de gran ayuda disponer de datos estadísticos nacionales fiables del seguimiento de esta población, así como del propio centro de tercer nivel donde tenga lugar el parto, tanto para poder establecer conclusiones sobre la morbimortalidad en este grupo como para poder ofrecer información sobre el pronóstico de la forma más precisa posible a las familias. Al hablar de pronóstico es difícil perfilar la definición de discapacidad grave o predecir las posibles secuelas a largo plazo.

Una vez establecido un manejo activo en estos recién nacidos, es importante facilitar la transición a la vida postnatal con el soporte respiratorio activo necesario y un manejo individualizado, con medidas proporcionadas y adaptadas a la situación concreta. Si en los primeros días, a pesar de este manejo activo, la evolución es desfavorable y se suceden complicaciones graves, la supervivencia es poco probable y se debe valorar la retirada de soporte activo para dar paso a cuidados paliativos. La integración de la familia en los cuidados de su recién nacido «frágil» desde el inicio es una práctica cada vez más extendida en las unidades de Cuidados Neonatales y hace posible, además de una mejoría de los resultados de esta población, una toma de decisiones compartida. La hospitalización en esta población es muy prolongada y plantea en el día a día muchas situaciones desafiantes. Los profesionales sanitarios deben guiarse por los principios éticos de no sobrepasar el límite por exceso o defecto de medidas terapéuticas; la comprensión y la comunicación honesta deben prevalecer.

BIBLIOGRAFÍA

Seri I, Evans J. *Limits of viability: definition of the gray zone.* J Perinatol. 2008 May;28 Suppl 1:S4-8. doi: 10.1038/jp.2008.42. PMID: 18446176.

Daisy CC, Fonseca C, Schuh A, Millikan S, Boyd C, Thomas L, Brennan KG, LoRe D, Famuyide M, Myers P, Ostilla LA, Feltman DM, Andrews B. «The Landscape of Resource Utilization After Resuscitation of 22-, 23-, and 24-Weeks' Gestation Infants». *J Pediatr.* 2024 Jul;270:114033. doi: 10.1016/j.jpeds.2024.114033. Epub 2024 Mar 28. PMID: 38552951.

Smith LK, van Blankenstein E, Fox G, Seaton SE, Martínez-Jiménez M, Petrou S, Battersby C; MBRRACE-UK Perinatal Surveillance Group. «Effect of national guidance on survival for babies born at 22 weeks' gestation in England and Wales: population based cohort study». *BMJ Med.* 2023 Nov 7;2(1):e000579. doi: 10.1136/bmjmed-2023-000579. PMID: 38027415; PMCID: PMC10649719.

Lee CD, Nelin L, Foglia EE. «Neonatal Resuscitation in 22-Week Pregnancies». *N Engl J Med.* 2022 Jan 27;386(4):391-393. doi: 10.1056/NEJMclde2114954. PMID: 35081286.

Rysavy MA, Mehler K, Oberthür A, Ågren J, Kusuda S, McNamara PJ, Giesinger RE, Kribs A, Normann E, Carlson SJ, Klein JM, Backes CH, Bell EF. «An Immature Science: Intensive Care for Infants Born at ≤23 Weeks of Gestation». *J Pediatr.* 2021 Jun;233:16-25.e1. doi: 10.1016/j.jpeds.2021.03.006. Epub 2021 Mar 7. PMID: 33691163; PMCID: PMC8154715.

Pescador, M. I., Zeballos, S. E., Ramos, C., & Sánchez-Luna, M. (2021). «Límite de viabilidad: ¿dónde estamos y hacia dónde vamos?». *Revista Médica Clínica Las Condes, 32*(6), 656-663.

Escrig Fernández, R., Izquierdo Renau, M., Ruiz Campillo, C. W., Gómez Robles, C., Zeballos Sarrato, G., & Avila-Alvarez, A. (2022). *Guía española de estabilización y reanimación neonatal 2021: análisis, adaptación y consenso sobre las recomendaciones internacionales.*

28. ¿CUÁLES SON LAS PRINCIPALES CAUSAS POR LAS QUE UNA MUJER QUIERE ABORTAR?

JUAN MESEGUER
DOCTOR EN SOCIOLOGÍA Y PROFESOR DE LA UNIVERSIDAD FRANCISCO DE VITORIA

La pregunta sobre las razones del aborto es importante para ambos lados del debate. Desde la postura *provida* se argumenta que reforzar el apoyo y los cuidados a las madres embarazadas reduciría sustancialmente el número de abortos, sobre todo entre las mujeres pobres o de bajos ingresos. Desde la postura *proelección* se subraya que los problemas económicos no agotan –ni de lejos– los motivos para abortar y que, en todo caso, estamos ante un derecho incondicional de las mujeres derivado de su libertad de decidir.

A favor de la segunda postura está el Instituto Guttmacher, que lleva tiempo atento a esta cuestión. Según el estudio «Reasons Why Women Have Induced Abortions: Evidence from 27 Countries», publicado en 1998 por la revista *International Family Planning Perspectives* (editada por la propia organización), «la razón más común que aducen las mujeres para abortar es posponer o interrumpir la maternidad. La segunda razón más frecuente –preocupaciones socioeconómicas– incluye la interrupción de la educación o el empleo; la falta de apoyo del padre; el deseo de favorecer la escolarización de los hijos existentes; y la pobreza, el desempleo o la incapacidad de permitirse tener más hijos. Además, los problemas de relación con el marido o compañero, y la percepción de la mujer de que es demasiado joven constituyen otras categorías importantes de razones»[42].

Casi 20 años después, en 2017, un estudio en el que habían participado investigadoras del Instituto Guttmacher, «Reasons Why Women Have Induced Abortions: A Synthesis of Findings from 14 Countries», identificaba las mismas razones principales y concluía que, en la mayoría de los países estudiados, «los motivos citados con más frecuencia fueron las preocupaciones socioeconómicas o el deseo de limitar la procreación»[43].

No obstante, hay diferencias muy marcadas por países. Por ejemplo, el estudio de 2017 destaca que, en Bélgica, las razones citadas con más frecuencia fueron las relacionadas con la pareja (23%) y las preocupaciones socioeconómicas (23%), mientras que en Kirguistán se alude con frecuencia al riesgo para la salud materna (44%). Además, en algunos países, también pesan ciertas características sociodemográficas de las mujeres, como la edad, el estado civil, el nivel educativo o el hecho de residir en una zona urbana o rural.

La complejidad aumenta si tenemos en cuenta que, detrás de cada aborto, puede haber en realidad varias razones. El estudio de 2017 contiene un dato elocuente: en Estados Unidos, según estadísticas de 2004, «el 89% de las mujeres [que abortaron] declararon tener más de un motivo para abortar; algo más de la mitad declaró tener, al menos, cuatro. Los motivos más citados fueron la falta de preparación económica (56%), la relación con la pareja (55%) y la interferencia con futuras oportunidades (54%)». También desde el lado *provida* se ha insistido en la complejidad de las razones del aborto. El estudio «How Americans Understand Abortion»

---

42 Akinrinola Bankole, Susheela Singh y Taylor Haas, «Reasons Why Women Have Induced Abortions: Evidence from 27 Countries», *International Family Planning Perspectives*, 24(3), (septiembre 1998): 117-127.

43 Sophia Chae, Sheila Desai, Marjorie Crowell y Gilda Sedgh, «Reasons Why Women Have Induced Abortions: A Synthesis of Findings from 14 Countries», *Contraception*, 96(4), (octubre 2017): 233-241.

mostraba que el aborto es un tema en el que la mayoría tiende a moverse con menos convicción de lo que sugiere la nitidez de las posturas enfrentadas en la opinión pública. Más que discursos lógicos incontestables, hay zonas grises, dudas, ambivalencia, contradicciones, silencios, cambios de opinión… Con todo, las autoras del estudio constataban que, pese a las diferentes actitudes, en general los estadounidenses no hablan del aborto como un bien deseable. «En cambio –escriben–, escuchamos acerca del deseo de prevenir, reducir y eliminar las posibles circunstancias difíciles o inesperadas que conducen al aborto». De ahí que una de sus recomendaciones fuera prestar más atención en la conversación pública «al objetivo común de reducir» esas circunstancias[44].

Otro argumento a favor de la cautela a la hora de extraer conclusiones sobre las razones del aborto es la falta de datos oficiales. Pensemos, por ejemplo, en las estadísticas de España, donde la ley de plazos de 2010 permitió el aborto libre dentro de las 14 primeras semanas del embarazo, sin necesidad de alegar causa alguna. Cuando el Ministerio de Sanidad informa sobre los motivos de la interrupción del embarazo, todo lo más que podemos saber es que la mayoría son «a petición de la mujer» (el 93,9% en 2023), frente a los que están motivados por «grave riesgo para la vida o la salud de la embarazada» (3,2%); por «riesgo de graves anomalías en el feto» (2,6%); y por «anomalías fetales incompatibles con la vida o enfermedad extremadamente grave e incurable» (0,26%)[45].

Con este tipo de datos, es difícil sacar conclusiones demasiado contundentes. Lo que sí parece claro es que tan simplista –o sesgado– sería empeñarse en presentar la mayoría de los abortos como el resultado de una rotunda libertad de decidir como imputarlos automáticamente a la falta de recursos económicos.

---

44 Tricia C. Bruce *et al.*, «How Americans Understand Abortion: A Comprehensive Interview Study of Abortion Attitudes in the U.S», McGrath Institute for Church Life. Universidad de Notre Dame, 2020.

45 https://www.sanidad.gob.es/areas/promocionPrevencion/embarazo/datosEstadisticos.htm

29. ¿QUÉ ROL CUMPLEN LA RELIGIÓN, LA FILOSOFÍA O LA ÉTICA EN EL TEMA DEL ABORTO?

GONZALO LETELIER
DOCTOR EN DERECHO

El aborto es, en primer lugar, un problema ético que, a causa de su gravedad y relevancia pública, exige una regulación jurídica que lo sancione. La ética, a su vez, es una parte de la filosofía, aquella que los clásicos llamaban filosofía práctica.

El problema moral del aborto consiste, en primer término, en determinar de qué tipo de acto se trata, para juzgar, en consecuencia, sobre su licitud en absoluto y sobre su eventual permisibilidad en alguna circunstancia.

Para juzgar un acto en concreto, el razonamiento ético o filosófico requiere de una previa comprensión de la naturaleza de la conducta que se discute y de sus efectos. Estas premisas no son propias del conocimiento filosófico, sino que corresponden a otras ciencias más particulares. En este caso, es necesario determinar desde la biología qué es exactamente aquello sobre lo cual se actúa en un aborto y, desde la medicina, de qué manera se produce concretamente el efecto que lo constituye como tal; es decir, qué es, en sentido estrictamente biológico, el embrión o feto humano y de qué manera se produce su muerte en aquellos procedimientos que denominamos aborto. Este tipo de conocimiento no es suficiente para resolver el problema moral, pero aporta las premisas de hecho para elaborar este juicio.

Los problemas fundamentales, de los cuales depende la respuesta que se dé al problema del aborto –qué es ser persona; qué es (y qué no es) un homicidio; cuál es la diferencia moral entre matar directamente e indirectamente; en qué consiste un acto intrínsecamente malo y por qué nunca puede justificarse–, son cuestiones rigurosamente filosóficas. Es decir, el aborto es un problema filosófico, ético y jurídico (en ese orden); sólo secundariamente es un problema médico, de la conciencia subjetiva de cada uno, o de otra clase.

La función que se reconozca a la religión en este problema depende del modo en que se entienda la relación entre fe y razón. Es necesario, sin embargo, hacer una precisión previa: quienes parten del prejuicio de que no existe más realidad que la materia y, en consecuencia, relegan toda fe al ámbito de unas convicciones personales públicamente irrelevantes no sólo excluirán de entrada del debate público cualquier referencia remotamente religiosa sino que, casi siempre, considerarán además como «religioso» cualquier tipo de argumento que presuponga la noción de persona y su titularidad natural de derechos. Estas nociones, sin embargo, no son religiosas, sino filosóficas, y si aparecen en el discurso religioso es solamente porque la fe presupone la razón.

En los hechos, las convicciones religiosas se refieren inmediatamente a lo más relevante de la vida de la persona (su destino eterno y, en consecuencia, cómo debe vivir), por lo que es absurdo pretender que no tengan algún tipo de manifestación en el ámbito público. Sin embargo, también es verdad que sus principios brotan de una cierta revelación que sólo puede ser aceptada por fe y, por lo tanto, no son demostrables. En consecuencia, el argumento religioso no permite concluir sino a quien suscribe y acepta ese dato de fe. La pregunta, entonces, es qué función pueden tener la fe y la religión en un debate que vincula a todos, incluidos aquellos que no aceptan esa fe o religión.

Una de las principales funciones de la fe en este tipo de debates es aquello que Benedicto XVI denominó la «purificación de la razón». El argumento religioso permite, aun a aquellos que no tienen fe, recordar los límites de la razón humana, que está llamada a reconocer –y no a determinar– lo bueno y lo malo, e iluminar, desde sus propias conclusiones pero de modo estrictamente racional, los errores o imprecisiones en los que cae una razón abandonada a sí misma.

Quien tiene fe sabe, por ejemplo, que el hombre posee una cierta dignidad que le es connatural desde el primer instante de su existencia y que nunca es lícito quitarle la vida a alguien; desde esta certeza, será capaz de identificar, de modo rigurosamente racional, el error estrictamente filosófico de cualquier argumento que concluya lo contrario, llegando antes, y sin mezcla de error, a ciertas verdades que la sola razón natural descubre con gran esfuerzo y de modo impreciso[46].

30. ¿QUÉ ES UN EMBARAZO VULNERABLE?

ANTONIA MUÑOZ
MÉDICO GINECÓLOGA

El concepto de embarazo vulnerable se utiliza para describir que una mujer embarazada está siendo afectada por una serie de circunstancias físicas, psicológicas o sociales que no le permiten sobrellevar su embarazo con normalidad. Aumentan, de ese modo, las posibilidades de que opte por lo que algunos llaman «interrupción voluntaria de su embarazo». Por esta razón, debemos detectar qué mujeres están viviendo un embarazo vulnerable y brindarles un acompañamiento multidisciplinario especial durante su gestación.

Se han identificado distintas situaciones de vulnerabilidad que hacen que las madres embarazadas deseen la interrupción de su embarazo:

1. Causas físicas: enfermedad materna, enfermedad fetal grave, malformaciones congénitas fetales o alguna enfermedad propia del embarazo.

---

46 Así, por ejemplo, sólo en 1948 y después de la traumática experiencia de las Guerras Mundiales, la Declaración Universal de los Derechos Humanos de la Asamblea General de las Naciones Unidas reconoce una serie de principios relativos a la dignidad de la persona humana, la familia y la vida social que el cristianismo venía proclamando desde su fundación.

2. Causas psicológicas: patologías mentales (trastornos del ánimo, trastornos de ansiedad), abuso de sustancias, coerción de la familia o de la pareja, y miedo a la reacción de la familia o de la pareja.
3. Causas sociales: falta de apoyo (por ejemplo, madres solteras, embarazos adolescentes), problemas relativos a recursos económicos, embarazos secundarios de abuso sexual, violencia intrafamiliar, alteración de proyectos de vida, entre otras.

El acompañamiento multidisciplinario a mujeres con embarazo vulnerable les permite sobrellevarlo de mejor manera, disminuyendo el riesgo de aborto, aumentando su bienestar biopsicosocial y permitiendo el nacimiento de su hijo.

31. ¿ES LO MISMO UN EMBARAZO NO DESEADO QUE UNO NO PLANIFICADO?

JORGE ACOSTA
MÉDICO

Ciertamente no es lo mismo. Si bien es habitual que el concepto «embarazo no deseado» se utilice como sinónimo de «embarazo no planificado», en ellos radica una diferencia fundamental que bien vale la pena distinguir.

En primer lugar, es importante reconocer que el embarazo depende de diversos factores biológicos que escapan a la voluntad directa de la mujer y el hombre. De hecho, en una pareja sin ningún tipo de problema de fertilidad la concepción de un hijo puede demorarse hasta un año. Por lo tanto, aunque un embarazo esté absolutamente planificado (y, por ende, deseado), no es posible establecer previamente que se producirá en un momento exacto, por la mera voluntad de la pareja. Siempre existirá una incertidumbre inherente a este proceso.

Ahora bien, que un embarazo llegue en un momento que no había sido planificado no es lo mismo que considerarlo como no deseado. Una cosa es la oportunidad en que ocurre la gestación y otra el deseo de tener un hijo. Imprevisto no significa indeseado. Esta distinción trascendental queda especialmente clara cuando se analizan en detalle los hechos acaecidos en una situación como esta: se trata de la llegada de un nuevo ser humano, un hijo, que es concebido en un momento inesperado. Los padres podrían haber «deseado» que hubiera sucedido en otra oportunidad, pero aquello no equivale a que no deseen tener a su hijo o que no lo amen.

Lo no deseado es, entonces, la circunstancia en que ocurre el embarazo, pero no su hijo, quien comienza su vida luego de la concepción. Esta diferenciación es importantísima para poder hacerse cargo, más adecuadamente, de la realidad de gestaciones cuya oportunidad no es apropiada. Un ejemplo paradigmático es el embarazo adolescente. El año 2017, se registraron más de 17 mil embarazos en menores de 19 años, lo que representa casi un 8% de los nacimientos. Según los datos de la 8ª Encuesta Nacional de la Juventud (2015), el 14% de la población joven –principalmente mujeres de niveles socioeconómicos bajos– ha experimentado un embarazo adolescente.

La siguiente medición, realizada en 2019, señala que un 17% de jóvenes reportan haber vivido un embarazo no planificado. El mayor porcentaje se concentra en los grupos socioeconómicos bajos (21,6%) en comparación con los grupos medios (15,3%) y altos (7,1%). Según lo que ha identificado la entidad gubernamental, más del 50% de los jóvenes que señalan haber vivido un embarazo no planificado, declaran que este hecho habría ocurrido en la adolescencia. Como muestran los datos, una política pública respetuosa de la dignidad de la persona humana debería estar orientada a prevenir los embarazos en la adolescencia, combatiendo decididamente las causas que lo producen. Deberían promoverse políticas que, centradas en los grupos más vulnerables, mejoren significativamente la educación y fortalezcan el apoyo familiar.

Por el contrario, actuar *ex post* no sólo termina con la vida –ya iniciada– de aquel niño en gestación; también perpetúa las injusticias que provocan altas tasas de embarazos en menores de edad.

32. ¿ES EL ABORTO UNA AYUDA PARA LAS MADRES CON UN EMBARAZO VULNERABLE?

ANTONIA MUÑOZ
MÉDICO GINECÓLOGA

Muchas mujeres que viven un embarazo vulnerable creen que abortar es la solución a sus problemas, pues consideran que las circunstancias que hacen vulnerable su embarazo mejorarán una vez que este haya terminado. Sin embargo, es importante comprender qué significa realizar un aborto y que su realización tiene implicaciones relevantes a considerar.

El aborto provocado consiste en alguna técnica médica o procedimiento quirúrgico para interrumpir de manera directa el embarazo antes de la viabilidad fetal (es decir, antes de que el feto tenga posibilidades de sobrevivir fuera del útero, con un adecuado cuidado neonatal) y provocar en consecuencia la muerte del hijo en gestación. Por lo anterior, abortar es una decisión muy difícil de tomar para cada mujer, que podría tener consecuencias físicas, psicológicas y sociales, y por supuesto, conlleva el término de la vida del niño en gestación. Por otro lado, la ejecución del aborto no asegura mejorar la calidad de vida de las mujeres con embarazos vulnerables.

Por el contrario, el cuidado multidisciplinario de estas mujeres con embarazos vulnerables, junto con un equipo de médicos ginecólogos, especialistas en medicina materno fetal, matronas, psicólogos, neonatólogos, genetistas, asistentes sociales y acompañantes espirituales, logran aumentar el bienestar biopsicosocial de estas pacientes y mejoran así las situaciones de vulnerabilidad inicial. Por otro lado, les permite a muchas mujeres mantener sus embarazos y alumbrar a ese hijo en gestación.

Son muchas las entidades que ofrecen ayuda a mujeres en situación de vulnerabilidad que, cuando se saben apoyadas, descartan recurrir al aborto y seguir adelante con su embarazo. Este fenómeno, verificado a lo largo y ancho del mundo, se ve ratificado, por ejemplo, por un estudio[47] realizado en 3.134 mujeres chilenas embarazadas en situación de vulnerabilidad. Revela que, cuando se las acompaña integralmente, la mayoría de ellas cambian su decisión de abortar. En este mismo estudio, las mujeres con embarazo vulnerable reconocen que la situación de vulnerabilidad no parece estar centrada en el embarazo mismo o en el hijo en gestación, sino en situaciones externas o psicosociales que afectan el embarazo.

33. ¿HAY EVIDENCIA DE QUE UNA MUJER QUE ABORTA SUFRA ALGÚN TIPO DE TRAUMA DESPUÉS DE HACERLO?

FRANCISCA DECEBAL-CUZA Y NICOLÁS RODRÍGUEZ
MÉDICOS PSIQUIATRAS

Respecto de la literatura disponible sobre los efectos psíquicos del aborto en el largo plazo, es menester señalar que no existe evidencia de beneficios en la salud mental. Existen estudios que concluyen que hay daño[48] [49] [50] [51] y estudios que concluyen que

47   Cfr. Elard Koch, «Abortion Prevention Programs in Chile. Conference At the United Nations». Disponible en YouTube: https://www.youtube.com/watch?v=5m9tYs8MY-QM (Consultado el 21-08-2022).

48   David Fergusson *et al.*, «Does Abortion Reduce the Mental Health Risks of Unwanted or Unintended Pregnancy? A Re-Appraisal of the Evidence», *Australian & New Zealand Journal of Psychiatry* 47, no. 9 (2013): 819-27.

49   Priscilla Coleman, «Abortion and Mental Health: Quantitative Synthesis and Analysis of Research Published 1995-2009», *British Journal of Psychiatry* 199, no. 3 (2011): 180-86.

50   Carlo Bellieni *et al.*, «Abortion and Subsequent Mental Health: Review of the Literature», *Psychiatry and Clinical Neurosciences* 67, no. 5 (2013): 301-10.

51   Julia Steinberg *et al.*, «Abortion and Mental Health», *Obstetrics & Gynecology* 123, no. 2 (2014): 263-70.

no lo hay[52] [53] [54]. En el corto plazo, en cambio, se señala que las mujeres que abortan pueden reportar un alivio inicial, probablemente asociado a la percepción del embarazo como problema.

Al querer profundizar en los efectos psicológicos duraderos del aborto en las mujeres, resulta fundamental considerar que existen importantes limitaciones metodológicas inherentes al tema. En primer lugar, la imposibilidad técnica de hacer estudios prospectivos con grupo control, por lo que las conclusiones disponibles suelen limitarse a estudios retrospectivos o estudios observacionales, difíciles de comparar entre ellos debido al uso de herramientas de medición que pueden ser muy disímiles.

Otros aspectos relevantes son la baja tasa de reclutamiento de dichos estudios (las más altas reportadas no llegan al 40% de la población susceptible de ingresar a los protocolos, lo que quiere decir que si diez mujeres realizaron un aborto en un determinado centro, más de seis de ellas se negarán a participar en el estudio que evalúe los efectos psicológicos del procedimiento) y la escasez de seguimientos en el largo plazo que juzguen exhaustivamente la presencia de patología mental.

Aun así, la literatura científica disponible, así como la realidad clínica que vemos, permiten concluir que aquellas pacientes que abortan suelen tener un peor nivel de funcionamiento psicológico en comparación con aquellas que no. Además, existen factores que predicen mayor riesgo de presentar consecuencias psíquicas *post* aborto, como son la psicopatología previa, ante-

52 Vignetta Charles, «Abortion and Long-Term Mental Health Outcomes: A Systematic Review of the Evidence», *Contraception* 78, no. 6 (2008): 436-50.

53 Corinne H. Rocca *et al.*, «Decision Rightness and Emotional Responses to Abortion in the United States: A Longitudinal Study», *Plos one* 10, no. 7 (2015).

54 M. Antonia Biggs, *et al.*, «Five-Year Suicidal Ideation Trajectories among Women Receiving or Being Denied an Abortion», *American Journal of Psychiatry* 175, no. 9 (2018): 845-52.

cedentes de violencia en la relación de pareja o la ausencia de otros hijos. Del mismo modo, en el caso de malformaciones fetales, existen numerosos estudios de buena calidad[55] [56] [57] [58] [59] [60] que indican que el aborto constituye un evento vital emocionalmente traumático que conduce a respuestas severas de estrés postraumático y reacciones intensas de duelo, incluso después de varios años del trauma[61], pudiendo presentar tasas de estrés postraumático cercanas al 50% y de depresión cercanas al 30% a los cuatro meses. Existe también un riesgo mayor de desarrollar

55 CVilt Daugirdait *et al.,* «Posttraumatic Stress and Posttraumatic Stress Disorder after Termination of Pregnancy and Reproductive Loss: A Systematic Review», *Journal of Pregnancy* 2015 (2015): 1-14.

56 V. Davies *et al.,* «Psychological Outcome in Women Undergoing Termination of Pregnancy for Ultrasound-Detected Fetal Anomaly in the First and Second Trimestres: A Pilot Study», *Ultrasound in Obstetrics and Gynecology 25,* no. 4 (2005): 389-92.

57 A. Kersting *et al.,* «Trauma and Grief 2-7 Years after Termination of Pregnancy Because of Fetal Anomalies – a Pilot Study», *Journal of Psychosomatic Obstetrics & Gynecology* 26, no. 1 (2005): 9-14.

58 M. J. Korenromp *et al.,* «Long-Term Psychological Consequences of Pregnancy Termination for Fetal Abnormality: A Cross-Sectional Study», *Prenatal Diagnosis 25,* no. 3 (2005): 253-60.

59 M. J. Korenromp *et al.,* «A Prospective Study on Parental Coping 4 Months after Termination of Pregnancy for Fetal Anomalies», *Prenatal Diagnosis 27,* no. 8 (2007): 709-16.

60 Marguerite Maguire *et al.,* «Grief after Second-Trimester Termination for Fetal Anomaly: A Qualitative Study», *Contraception* 91, no. 3 (2015): 234-39.

61 Anette Kersting *et al.,* «Psychological Impact on Women after Second and Third Trimester Termination of Pregnancy Due to Fetal Anomalies versus Women After Preterm Birth–A 14-Month Follow up Study», *Archives of Women's Mental Health* 12, no. 4 (2009): 193-201.

un trastorno mental después de un aborto cuando este se da en un contexto de vulnerabilidad social[62] [63] [64] [65] [66].

Con frecuencia se habla del «síndrome *post* aborto». Aun cuando desde un punto de vista estrictamente nosológico[67] no existe como entidad (así como tampoco existe un síndrome *post* guerra o un síndrome *post* tortura), esto no significa que no pueda desarrollarse un trastorno psicológico o psiquiátrico debido a la realización de un aborto. Negar esta realidad invisibiliza el sufrimiento de miles de mujeres que padecen durante décadas las consecuencias psíquicas de haberse sometido a un aborto, que tanto psiquiatras como psicólogos vemos en nuestras atenciones clínicas, y cuyas voces rara vez son escuchadas y validadas. Lo anterior tampoco obsta que haya muchas mujeres para las cuales un aborto parece tener nula o mínima repercusión psicológica y que tienen evoluciones de largo plazo satisfactorias.

Por último, nos parece importante destacar que se ha visto que mujeres a las que se le ha negado el aborto reportan en el largo plazo emociones mayormente positivas de que dicho procedimiento no se haya materializado[68].

---

62 Anne Nordal Broen *et al.*, «Reasons for Induced Abortion and Their Relation to Women's Emotional Distress: A Prospective, Two-Year Follow-up Study», *General Hospital Psychiatry* 27, no. 1 (2005): 36-43.

63 Vincent M. Rue *et al.*, «Induced abortion and traumatic stress: a preliminary comparison of American and Russian women», *Med Sci Monit*, 10(10) (2004):SR5-16. Epub.

64 Hanna Söderberg *et al.*, «Emotional Distress Following Induced Abortion», *European Journal of Obstetrics & Gynecology and Reproductive Biology* 79, no. 2 (1998): 173-78.

65 R. Rizzardo *et al.*, «Personality and Psychological Distress in Legal Abortion, Threatened Miscarriage and Normal Pregnancy», *Psychotherapy and Psychosomatics* 56, no. 4 (1991): 227-34.

66 *National Collaborating Centre for Mental Health, Induced abortion and mental health: A systematic review of the mental health outcomes of induced abortion, including their prevalence and associated factors* (London: Academy of Medical Royal Colleges, 2011).

67 La nosología es la parte de la medicina que clasifica y describe las enfermedades.

68 65 Corinne H. Rocca *et al.*, «Emotions over Five Years after Denial of Abortion in the United States: Contextualizing the Effects of Abortion Denial on Women's Health and Lives», *Social Science & Medicine* 269 (2021): 113567.

34. ¿EXISTEN PROGRAMAS DE APOYO A LAS MADRES CON EMBARAZOS VULNERABLES?

AMAYA AZCONA
DIRECTORA GENERAL DE LA FUNDACIÓN REDMADRE

La Fundación Redmadre es una fundación que nace con la doble misión de acompañar, de forma personalizada, a toda mujer que necesite información, asesoramiento y apoyo para superar cualquier conflicto surgido ante un embarazo imprevisto. Nuestro lema es «nunca estarás sola». Y trabajar para defender la maternidad como el bien social que es.

Desde su creación en 2007 hasta el año 2023, han recurrido a REDMADRE 378.807 mujeres embarazadas a través de las cuarenta asociaciones locales extendidas por toda la geografía española. Es una cifra pequeña si tenemos en cuenta el número de abortos que se producen al año en España –¡más de 100.000!–, pero hay un dato que anima a perseverar en esta misión: 8 de cada 10 mujeres que habían pensado abortar, después de recibir información y acompañamiento, decidieron llevar a término su embarazo. Esto quiere decir que si muchas mujeres que no ven otra salida a su situación, recibieran el apoyo que necesitan, no se plantearían abortar.

La fuerza de REDMADRE radica en la voluntad última de la mujer de ser madre, motivo por el cual acude a nosotros en busca de apoyo emocional, material, legal o de cualquier otro tipo.

CÓMO SE TRABAJA EN REDMADRE

La mujer contacta a través de teléfono, correo electrónico y RRSS para solicitar información y ayuda. En REDMADRE respondemos acogiéndola y brindándole un espacio de atención personalizada. Rápidamente se concierta una entrevista de acogida en la que se consideran las circunstancias de la mujer: se realiza un análisis psicosocial para valorar su situación de vulnerabilidad; se recaba información sobre si cuenta con apoyo familiar o recibe presiones de él; se consulta acerca de la posición del padre frente al embarazo; y se valoran diferentes necesidades como el acompañamiento emocional, la ayuda material, el apoyo psicológico, el asesoramiento legal, la mediación familiar o la necesidad de un hogar alternativo.

A cada mujer se le asigna una voluntaria que acompaña emocionalmente a la embarazada para que nunca esté sola. El nivel del acompañamiento lo marca la mujer.

La formación del voluntariado es imprescindible. Le dotamos de herramientas que le capacitan para los procesos de acogida y acompañamiento y, además, le permiten afrontar situaciones de dependencia emocional, maltrato o violencia.

El perfil de los voluntarios es muy diverso, desde profesionales de la medicina, abogacía, trabajo social, psicología, profesorado, hasta amas de casa, estudiantes y jubilados. El trabajo desinteresado del voluntariado hace realidad nuestro lema: «**Nunca estará sola**».

ACOMPAÑAMIENTO ESPECIAL PARA RIESGO DE ABORTO

La mujer con riesgo de aborto (lo tiene aquella que duda o es presionada a no continuar) es acompañada desde el primer momento por personas formadas en la gestión de crisis; el objetivo es evitar que tome decisiones rápidas en momentos de confusión y miedo, acompañándola en el desarrollo de la capacidad de juicio para que pueda identificar posibles acciones y evaluar las consecuencias de las mismas. Es crucial entender que el estrés y el miedo pueden desempeñar un papel importante en la decisión de la madre de abortar.

La mujer debe saber que las consecuencias de un aborto son irreversibles para el hijo, que no nacerá, y para la madre, que sufrirá una herida profundísima en su ser.

Las mujeres que tienen más riesgo de aborto son aquellas que reciben un diagnóstico prenatal de discapacidad; las muy jóvenes, que reciben presiones familiares; las que tienen relaciones inestables; las que viven en relación conflictiva; mujeres en riesgo de exclusión social (sin trabajo, inmigrantes sin papeles, etc.); mujeres con embarazo múltiple; mujeres con adicciones, enfermedades mentales y discapacitadas.

QUÉ OFRECE REDMADRE

Presta asesoramiento legal, médico y psicológico a mujeres de cualquier edad y condición por causa de su embarazo, así como mediación familiar e intercultural con el apoyo de voluntariado profesional. Se entrega, a quienes lo necesitan, enseres y materiales necesarios para el cuidado de los hijos lactantes. REDMADRE ayuda también a la inserción sociolaboral de las mujeres gestantes, con un programa de formación y empleo.

Realiza actividades para que la mujer desarrolle habilidades personales y sociales. Se organizan talleres sobre autoestima, relaciones personales, economía doméstica, lactancia materna y cuidado e higiene del bebé, entre otros. Ofrece información sobre recursos, tanto públicos como privados, que pueda recibir la mujer embarazada y apoyo en las relaciones con otras entidades: servicios sociales, centros de acogida públicos o de otras instituciones. Se trabaja en red para movilizar todos los recursos disponibles. No está en nuestras manos resolver todas las situaciones complejas que rodean a las mujeres que acuden a REDMADRE, pero sabemos que el hijo es un bien para la madre y que el aborto es un mal del que muchas mujeres no pueden desembarazarse en toda su vida.

35. ¿AUMENTAN LOS ABORTOS UNA VEZ QUE SE APRUEBAN LEYES QUE LO PERMITEN?

ANTONIA MUÑOZ
MÉDICO GINECÓLOGA

Es difícil evaluar el comportamiento epidemiológico de los casos de aborto provocado en los países que cambian sus leyes, legalizándolo. Primero hay que recordar que el concepto de aborto se refiere a la pérdida de la gestación antes del período de viabilidad fetal. Existen abortos espontáneos, causados por patologías propias del embarazo, y abortos provocados. El reporte epidemiológico de los abortos espontáneos y provocados se suele mezclar y confundir en los reportes entregados por los hospitales. En países en que el aborto provocado es ilegal, existe un subregistro de los casos. Los datos del aborto clandestino no tienen necesariamente un registro tan preciso por su propia naturaleza. En ese sentido, sólo se registran los casos de abortos que llegan al sistema sanitario. Actualmente se cree que muchas mujeres que abortan lo hacen mediante un medicamento llamado Misoprostol, que genera un sangrado uterino abundante, con la consecuente pérdida del embarazo. No todas las pacientes que deciden abortar consultan al hospital, y las mujeres que consultan por síntomas de aborto son atendidas y asistidas por el médico ginecólogo. Muchas veces los médicos ginecólogos que atienden a pacientes con abortos en el servicio de urgencia no logran identificar que el aborto fue provocado, pues los síntomas y signos son similares a los abortos espontáneos. Aun cuando muchos médicos sospechen que el aborto haya sido provocado, algunos de ellos podrían no registrarlo como tal, con la intención de no provocarle a la paciente problemas legales. Todo esto hace que el registro sea poco fiable y difícil de calcular. Existe, de hecho, una interpretación diferente de los datos epidemiológicos según las posturas a favor o en contra de la legalización del aborto provocado.

Por ejemplo, un informe de la Federación Internacional de Ginecología y Obstetricia (FIGO) redactado por el Dr. Anibal Faúndes, ginecólogo proclive a la legalización del aborto, muestra que «la despenalización del aborto no aumenta la tasa de abortos, como se suele suponer», y agrega: «En algunos países hay un aumento inicial después de la despenalización, pero es imposible determinar si es un aumento real o el resultado de un subregistro cuando el aborto es criminal, y un mayor registro después de que el aborto se legaliza y no hay razón legal para esconderse».

Tanto en países europeos como en Hispanoamérica, los datos de los Ministerios de Salud nacionales advierten que tras la legalización hay un leve aumento de interrupciones voluntarias del embarazo, que luego se estabilizan y disminuyen. En un estudio del año 2005 acometido por el Allan Guttmacher Institute, un reconocido centro proabortista, se explican los casos de Uruguay, Francia, Italia, Estados Unidos, Canadá, Rumania y el de Ciudad de México. Allí se observa lo ocurrido con la tasa de aborto después de su legalización en las últimas décadas y se muestra que en la mayoría de ellos la tasa de aborto se va reduciendo unos pocos años después de la legalización. Hay algunas excepciones, como España y el Reino Unido, donde, al contrario, la tasa ha aumentado.

En suma, la interpretación de los mismos datos epidemiológicos puede llevar a conclusiones que sean contradictorias si no se subclasifica según el tipo de aborto (espontáneo, provocado, por causales o libre), así como por eventuales conflictos de interés que puedan tener sus autores.

36. ¿CÓMO SE MANIPULA EL LENGUAJE PARA JUSTIFICAR EL ABORTO?

JORGE SOLEY
RESPONSABLE DE RELACIONES INTERNACIONALES DE CEU-CEFAS

El lenguaje ha sido siempre escenario de grandes batallas: los términos que utilizamos condicionan nuestra visión de la realidad y, en consecuencia, nuestra forma de actuar. Por eso a nadie le extrañará que haya quien intente manipular el lenguaje para tratar de reconfigurar nuestra percepción de la realidad. Aparece así un tipo de lenguaje del que George Orwell escribió que «está diseñado para hacer que las mentiras suenen veraces y el crimen respetable, y para dar una apariencia de solidez al mero viento».

Se entiende, pues, que a quienes promueven el aborto no les guste que se emplee esa palabra: saben que por mucho que intenten presentarlo como algo banal (o incluso positivo) es muy difícil romper el vínculo entre el término y la realidad que designa. En el fondo, la gente aún sabe que abortar es acabar con la vida de un ser humano inocente.

Aparecen así numerosos eufemismos para evitar el término «aborto», estrategias que, como indica la RAE, buscan que aceptemos «ideas cuya recta y franca expresión sería dura o malsonante». Los eufemismos suenan mejor a nuestros oídos, aunque sigan haciendo referencia a cosas que siguen siendo desagradables o rechazables. En ocasiones son una muestra de educación para evitar palabras groseras o escabrosas, pero cuando se trata del aborto son un modo de manipularnos, alejando nuestra atención de la realidad que se quiere encubrir. Aquí no se trata de hablar con educación, sino de hablar con engaño. Como hacen los buenos prestidigitadores, dirigen nuestra atención hacia aquello en lo que quieren que nos fijemos para que no veamos lo que en realidad ocurre.

Por eso prefieren «interrupción voluntaria del embarazo» a «aborto», a pesar de que, por definición, aquello que se interrumpe se puede después reanudar, algo que no es posible cuando se practica un aborto. Otro ejemplo de cómo nos manipulan con el lenguaje es el término con el que los abortistas se autodesignan: *pro-choice* (pro-elección), que definen como la defensa del derecho a ejercer control sobre el propio cuerpo. Dirigen así nuestra atención hacia la libertad de actuar de la mujer (y oponerse a ella nos convertiría en esclavistas) al tiempo que se niega implícitamente que el cuerpo del niño por nacer es diferente del cuerpo de su madre (ignorando que ningún cuerpo podría tener dos corazones y cuatro pulmones).

El patrón es siempre el mismo: quitarle importancia al hecho de que el aborto es un ataque a la vida de un ser humano mientras fijan nuestra atención en la supuestamente inviolable libertad de decisión de la mujer. De este modo nos vamos progresivamente insensibilizando y acabamos asumiendo lo que en un primer momento veíamos con pesar. Y es que las palabras importan, y mucho. Pero si estos eufemismos desvían la atención de la realidad, deshumanizan al niño no nacido y despliegan todo tipo de trampas, aún se puede dar un paso más en esta ofensiva manipuladora del lenguaje. Ya no se tratará de enmascarar con eufemismos, sino de darle la vuelta al mismo sentido de las palabras. Ya no es sólo camuflar la realidad del aborto, sino hacernos creer lo contrario de lo que realmente sucede. Es lo que ocurre cuando se refieren al aborto con los términos «salud reproductiva» o «derechos reproductivos». Aquí ya no se trata sólo de ocultar, distraernos o redirigir nuestra atención, sino de hacer que las palabras expresen lo contrario de lo que formalmente designan. Por ejemplo, «salud reproductiva» en realidad significa acabar con el fruto de la reproducción. Han llegado a referirse al aborto como «atención sanitaria para mujeres», como si el embarazo fuera una enfermedad, la salud de la madre pudiera mejorar al realizarse un aborto o la salud del niño abortado (de los cuales algo más de la mitad son mujeres) no quedara devastada de raíz con esta práctica.

Otro ejemplo tiene que ver con la práctica de eliminar fetos tras su implantación, normalmente en el marco de las técnicas de reproducción artificial. A estos abortos tempranos, realizados inyectando una solución de cloruro potásico en el feto que se va a eliminar, los llaman «reducción embrionaria», donde convierten «reducir» en sinónimo de «acabar con la vida». También sustituyen la palabra «aborto» por el rebuscado término «interrupción selectiva del desarrollo de uno o varios fetos» o incluso, en un esfuerzo adicional por despersonalizar al no nacido, por «eliminación selectiva de uno o varios sacos gestacionales». Aunque el premio gordo se lo lleva el término, cada vez más común, de «feticidio»: se intenta así hacernos creer que lo que eliminamos no es un ser humano sino un mero feto, un saco de células amorfo cuyos sinónimos, según la RAE, son «adefesio, monstruo, engendro». ¿Quién en su sano juicio podría oponerse a eliminarlo? ¿Qué hacer ante tanta mentira y manipulación? El disidente ruso Alexander Solzhenitsyn ya advertía de que «nos exigen que nos incorporemos a su mundo de falsedades, e incluso que defendamos con entusiasmo sus mentiras. Y sólo temen una cosa: que no lo hagamos». Hagamos nuestro su lema de vivir sin mentiras, neguémonos a entrar en su juego de eufemismos y esforcémonos en cuidar el lenguaje, llamando a las cosas por su nombre para que así reflejen la realidad… por muy dolorosa que sea.

37. ¿DE QUÉ TRATA EL CASO ROE *VS.* WADE?

JULIO ISAMIT
ABOGADO

La historia constitucional estadounidense está marcada por profundas controversias y, muchas veces, contradicciones. El historiador británico Paul Johnson se preguntaba, en las primeras páginas de su tradicional texto *Estados Unidos: la historia*, cómo un país con tanto afán por la justicia podía sobrevivir con el mal de la esclavitud. Haciendo patente así la contradicción entre su Declaración de Independencia –que reconocía como una verdad evidente que todos los hombres son creados iguales[69]– con la realidad de que, en muchos Estados, algunos seres humanos eran considerados como cosas y no como personas.

Similar contradicción se da en la cuestión del aborto, porque el mismo país cuya Declaración de 1776 reconoce como derechos inalienables la vida, la libertad y la búsqueda de la felicidad[70] terminó protegiendo el aborto como un derecho constitucional.

El 22 de enero 1973, en una de las sentencias más importantes de la historia (Roe *vs.* Wade), la Corte Suprema de Estados Unidos abrió las puertas al aborto en el sistema legal a lo largo y ancho del país, con independencia de la mayoría política, social o cultural que existiera en cada estado.

Vale la pena recordar que Roe *vs.* Wade se sustentó en la solicitud de Norma McCorvey, quien, bajo el apodo de Jane Roe, demandó al estado de Texas: alegaba una violación y solicitaba un aborto. En ese entonces, Texas sólo permitía el aborto en caso de riesgo de vida de la madre, no en caso de violación ni mucho menos por la sola voluntad. En 1970 sus abogadas presentaron el caso ante el tribunal local, el que, aun fallando a favor de Jane Roe, se negó a establecer una restricción en contra de las leyes sobre el aborto. Con el proceso aún en curso, Jane Roe dio a luz a su hija, quien fue entregada en adopción.

La decisión judicial local fue sucesivamente apelada hasta llegar años después a la Corte Suprema. Al pronunciarse sobre la objeción de constitucionalidad de la legislación de Texas, la mayoría de sus jueces –por siete votos contra dos– resolvió que

---

69 Declaración de Independencia de Estados Unidos. 1776.

70 Ídem.

dicha limitación vulneraba la Constitución e invadía la intimidad de las mujeres[71].

Así se fundamentó un «derecho constitucional al aborto» en EE.UU.: las mujeres, en virtud de su intimidad, pueden abortar y los estados no pueden limitar esa decisión, salvo circunstancias médicas particulares. Esto fue ratificado, casi treinta años después, en el caso de Planned Parenthood *vs.* Casey[72] en 1992. Esto hasta el 24 de junio de 2022, cuando la Corte Suprema revierte el fallo Roe vs. Wade.

Esto último se produjo porque la decisión judicial no resolvió la división social al respecto, ni clausuró el debate político. En el mundo provida se constató un fuerte despliegue de los más diversos grupos de la sociedad civil: ONGs, editoriales, movimientos universitarios, fundaciones de jóvenes e iglesias, entre otras iniciativas. Todos ellos contribuyeron a mantener el debate abierto –a pesar de la imposición judicial inicial– con la esperanza de forjar una mayoría provida en muchos lugares del país e incluso un despliegue político que permitiera alcanzar una conformación de la Corte Suprema más proclive a las ideas de la dignidad y la libertad humana.

---

71 «Las leyes estatales de aborto penal, como las involucradas aquí, que exceptúan de la criminalidad sólo un procedimiento para salvar la vida en nombre de la madre sin tener en cuenta la etapa de su embarazo y otros intereses involucrados violan la cláusula del debido proceso de la Decimocuarta Enmienda, que protege el derecho a la privacidad contra la acción del Estado, incluido el derecho calificado de una mujer a interrumpir su embarazo» (traducción propia). Para ver la sentencia completa: Justia US Supreme Court, «Roe v. Wade, 410 U.S. 113 (1973)», US Supreme Court, https://supreme.justia.com/cases/federal/us/410/113/

72 «Después de considerar las cuestiones constitucionales fundamentales resueltas por Roe, los principios de integridad institucional y la regla de *stare decisis*, llegamos a esta conclusión: la decisión esencial de Roe v. Wade debe conservarse y reafirmarse una vez más» (traducción propia). Para ver la sentencia completa: Legal Information Institute, «Planned Parenthood of Southeastern Pa. v. Casey (91-744), 505 U.S. 833 (1992)», *Cornell Law School*, https://www.law.cornell.edu/supct/html/91-744.ZO.html

38. ¿CUÁLES SON LAS CONSECUENCIAS DE LA REVOCACIÓN DE ROE *VS.* WADE?

JULIO ISAMIT
ABOGADO

El 24 de junio de 2022 tuvo lugar un nuevo fallo histórico –y no menos controvertido que Roe *vs.* Wade– con el que la tradición constitucional americana marcó otro hito. La Corte Suprema dictó sentencia en el caso Dobbs *vs.* Jackson[73]. Por seis votos a tres, una mayoría de sus jueces revocó el fallo precedente, Roe *vs.* Wade, desarticulando la interpretación sobre la que se cimentó el supuesto derecho constitucional al aborto y devolviendo a cada Estado la atribución de permitir, limitar o restringir dicha práctica.

Dicha resolución establece explícitamente que la Constitución estadounidense no contempla el derecho al aborto y que, en caso de regulación, esta debe ser realizada por las autoridades políticas estatales, es decir, a nivel local y no federal.

El fallo quedó expresado en los siguientes términos: «La Constitución no confiere un derecho al aborto; Roe v. Wade, 410 U.S. 113, y Planned Parenthood of Southeastern Pa. v. Casey, 505 U.S. 833, son anulados; la autoridad para regular el aborto se devuelve al pueblo y a sus representantes elegidos»[74].

Es importante constatar que la Corte Suprema no prohibió el aborto, como algunos han querido entender, sino que sola-

---

73 El caso surge de la impugnación por parte de la clínica abortista Jackson Women´s Health Organization contra la Gestational Age Act del Estado de Mississippi, que restringía el aborto tras las 15 semanas de gestación. Para ver más: Jeffrey Hannan, «Dobbs v. Jackson Women's Health Organization and the likely end of the Roe v. Wade era», *Duke Journal Of Constitutional Law & Public Policy*, v. 17 (2022): 281-302.

74 El texto original dice: «The Constitution does not confer a right to abortion; Roe and Casey are overruled; and the authority to regulate abortion is returned to the people and their elected representatives». Para ver sentencia: Justia US Supreme Court, «Dobbs v. Jackson Women's Health Organization, 597 U.S. 215 (2022)», US Supreme Court, https://supreme.justia.com/cases/federal/us/597/19-1392/

mente devolvió la facultad a los estados para legislar –legítima y democráticamente– una materia de particular interés político, social y cultural. Asimismo, subsiste la posibilidad de que el Congreso de cada estado regule la materia. Sin perjuicio de eso, en ambos casos queda abierta la posibilidad de eventuales cuestionamientos a la constitucionalidad de la normativa aprobada, que nuevamente podrían terminar en la Corte Suprema. El importante cambio de paradigma que ha vivido Estados Unidos no es la meta final de ningún movimiento provida, por más exitosa que haya sido la experiencia americana. La verdadera meta de cualquier iniciativa provida debe ser la integral protección de la vida humana desde la concepción hasta la muerte natural, con el adecuado resguardo que la comunidad política deba otorgarle y la creación de las oportunidades necesarias para que esa persona tenga la mejor vida posible.

El ejemplo de lo ocurrido en Estados Unidos nos recuerda la importancia de no dar ninguna batalla por perdida y de defender la dignidad humana con independencia de cualquier tiempo, lugar o circunstancia. Tanto es así que en las semanas siguientes, 25 estados de la Unión aprobaron normas que limitan –de forma más o menos restringida– el aborto en sus respectivas jurisdicciones.

39. ¿ES MALO ABORTAR INCLUSO CUANDO ESTÁ PERMITIDO POR LA LEY?

GONZALO LETELIER
DOCTOR EN DERECHO

Sí, el aborto directo siempre es malo y no debe realizarse nunca, más allá de lo que diga la ley civil. La ley no es ni el único ni el más importante de los criterios para determinar la moralidad de los actos, de manera que es perfectamente posible que la ley permita actos malos. Si el acto permitido, como en este caso, es tan grave que resulta directamente intolerable, aquella ley que lo permita será simplemente injusta y debe ser rechazada y combatida.

Lo normal es que, como miembros de una comunidad política, tengamos un deber moral de obedecer las leyes que rigen la vida social, pues de esta obediencia dependen directamente el orden y la paz social. Sin embargo, las leyes no mandan todo lo bueno ni prohíben todo lo malo, sino sólo lo estrictamente necesario para la convivencia civil. Por esta razón, el respeto a las leyes vigentes es condición necesaria, pero no suficiente para la consecución del bien común social. Incluso si todas nuestras leyes fueran justas, podríamos afirmar con los clásicos romanos que «no todo aquello que está permitido por la ley es moralmente bueno». Es lo que sucede, por ejemplo, cuando se usan resquicios legales para conseguir beneficios propios a costa de la estricta justicia. Aunque pueda contribuir a hacerlo, la función de la ley no es dirigir la conciencia de los individuos, sino posibilitar y ordenar la vida social y, para esto, se limita a exigir el mínimo que hace posible la convivencia. En concreto, entonces, es posible cumplir escrupulosamente todas las leyes vigentes y, aun así, no ser una persona buena y justa. Cumplir la ley no es sinónimo de actuar moralmente bien.

Pero no sólo es posible actuar mal obedeciendo la ley, sino que, a veces, las mismas leyes sean injustas. La ley puede imponer ciertas conductas que, si bien en principio eran moralmente indiferentes, no pueden hacer bueno lo malo ni malo lo bueno.

La mayor parte de nuestras conductas en el ámbito social se pueden realizar de muchas maneras diversas; la ley las regula, mandando o prohibiendo, porque es necesario acordar alguno de esos modos concretos para evitar conflictos y confusiones. Es lo que sucede, por ejemplo, respecto del conducir por la derecha o por la izquierda o respecto de la regulación de la edificación urbana. En estos casos, la ley hace bueno o malo algo que en principio era indiferente.

Respecto de aquellas cosas que son buenas o malas en sí mismas, en cambio, la ley no determina su licitud, sino que simplemente la reconoce públicamente, de manera que nadie pueda alegar ignorancia y todos puedan saber cuáles son las penas asociadas a su realización. En este contexto, los actos injustos deben ser prohibidos.

Puede suceder, sin embargo, que la persecución penal de algunos actos injustos termine causando más daño a la sociedad que su misma realización. En esos casos, el legislador tolera esas conductas, sin justificarlas o autorizarlas, sino simplemente omitiendo perseguirlas para evitar males mayores. El aborto es malo porque consiste en causar directamente la muerte de un inocente; es decir, porque es un homicidio, un acto intrínsecamente malo, que no es susceptible de justificación alguna en ninguna circunstancia. Lo que corresponde, en consecuencia, es utilizar todos los instrumentos legales para impedirlo y castigarlo (por supuesto, esta persecución penal debe referirse a los victimarios y no a las víctimas; es decir, a quienes realizan los abortos y no a las madres desesperadas que recurren a este porque no creen tener más opción).

40. ¿CÓMO HA EVOLUCIONADO LA REGULACIÓN JURÍDICA DEL ABORTO EN ESPAÑA?

LOURDES MÉNDEZ-MONASTERIO
DOCTORA EN DERECHO Y ABOGADA

A lo largo de nuestra historia, en España, nación heredera de una tradición judeocristiana de influencia grecorromana, siempre se había considerado al *nasciturus* como un bien jurídico digno de protección, y el aborto como delito desde la Edad Media[75].

En el año 1985, aunque se sigue siendo considerado un delito punible, se produce su primera despenalización en tres supuestos.

---

75 Debemos exceptuar un pequeño periodo de tiempo en Cataluña que se legisló a favor del aborto libre durante la guerra civil.

Finalmente, en el año 2010, se transgrede el derecho a la vida, valor primero y básico en el que se asienta nuestro sistema jurídico y fundamento ontológico de los demás derechos, reconociéndose como «derecho» de la madre disponer de la vida de su propio hijo.

La protección del *nasciturus* en nuestro ordenamiento jurídico ha recaído fundamentalmente en la jurisdicción penal. No en vano, la existencia de un reproche penal para las personas que atentan contra una vida y la concepción del aborto como una conducta antijurídica comunica a la sociedad la gravedad de la conducta y el valor del bien protegido. En el primer Código Penal español de 1822, se incluía el «delito de aborto» dentro de los delitos contra las personas, y de manera conjunta con el homicidio. En los códigos posteriores se separaría el homicidio del aborto. En el código penal de 1848, en los sucesivos de 1850, 1870, 1932, 1944, y en el texto refundido de 1973, siempre será considerado delito, aunque se acometerán diversas modificaciones relacionadas con las penas, disminuyéndose considerablemente en la reforma del Código Penal de 1978.

La Constitución Española de 1978 consagra los derechos fundamentales que inspiran nuestro ordenamiento jurídico e invoca, al igual que múltiples legislaciones europeas, «los inviolables e inalienables derechos del hombre como fundamento de toda comunidad humana, de la paz, y de la justicia en el mundo» (en expresión de Benedicto XVI).

El derecho a la vida, como valor y derecho fundamental, se recoge en su artículo 15 con la expresión «todos tienen derecho a la vida». Expresión no pacífica en su día, y objeto de un interesante debate parlamentario. Relacionado con el derecho a la vida se encuentra el valor jurídico de la dignidad de la persona reconocida en el artículo 10, como germen de unos derechos que le son inherentes.

La Ley Orgánica 9/1985 despenalizaría por primera vez en nuestro derecho la práctica del aborto en tres supuestos: que sea necesario para evitar un grave peligro para la vida física o psíquica de la embarazada, que el embarazo sea consecuencia de un hecho constitutivo de delito de violación y que se presuma que el feto nacerá con graves taras física o psíquicas.

La desaparición de los comités de evaluación explica la media de cien mil abortos anuales, en su mayoría perpetrados en fraude de ley, en clínicas privadas, con el consecuente peligro para la salud psíquica de la madre. La responsabilidad del legislador para la normalización de esta conducta es evidente. Al proyecto de ley de dicha reforma, se interpuso un recurso previo para solicitar la declaración de inconstitucionalidad.

Hasta la sentencia 53/1985 del TC, no existía pronunciamiento alguno sobre el estatuto jurídico constitucional del embrión. El Tribunal Constitucional, entre otras muchas consideraciones, estima que i) el derecho a la vida constituye el derecho fundamental esencial y troncal en cuanto es el supuesto ontológico sin el que los restantes derecho no tendrían existencia posible; ii) y que el *nasciturus* es un bien jurídico digno de protección estatal. Ha habido diversos pronunciamientos posteriores que han consolidado su fundamentación jurídica.

En contra de la constitución, del espíritu que inspira nuestro sistema constitucional y de la doctrina del TC, se aprueba en el año 2010 la ley Orgánica 2/2010 de salud sexual y reproductiva, y de la IVE, que concibe el aborto como un derecho de la mujer y antepone así la libre autonomía de esta al derecho a la vida del *nasciturus*.

En la actualidad, la mujer puede disponer de la vida de su propio hijo hasta la semana 14. De esta forma ilegítima, se produce en España la subversión de los valores en los que descansa el Estado de derecho. Una gravísima modificación legislativa que provoca un cambio cultural sin precedentes. El derecho a la vida se sustituye por lo que podríamos llamar un contraderecho. El derecho a dar muerte a un ser humano, su propio hijo.

41. ¿EN QUÉ CONSISTIÓ LA DESPENALIZACIÓN DEL ABORTO EN ESPAÑA EN 1985?

ALICIA LATORRE CAÑIZARES
PRESIDENTE DE LA FEDERACIÓN ESPAÑOLA ASOCIACIONES PROVIDA

El aborto había sido siempre ilegal en España excepto en Cataluña durante la segunda República con el gobierno de Francisco Largo Caballero, que legalizó el aborto libre durante las doce primeras semanas. Después de la muerte de Francisco Franco en 1975, que dejó la sucesión al rey Juan Carlos I, se constituyeron diversos sindicatos y partidos políticos, entre ellos el partido Socialista Obrero Español (PSOE) y el Partido Comunista de España (PCE), a los que se incorporaron personas de las plataformas feministas que se habían formado en los años sesenta y que incluyeron en sus programas, entre otros puntos, el aborto.

La Constitución Española se aprobó en 1978 y fue ratificada en referéndum el 6 de diciembre. El artículo 15 afirma que «todos tienen derecho a la vida y a la integridad física y moral sin que en ningún caso puedan ser sometidos a torturas ni amenazas o tratos inhumanos o degradantes». La primera propuesta decía «todos los seres humanos», lo cual suscitó una intensa polémica social y sólo cuando la expresión fue «seres humanos», los partidos de izquierdas aprobaron el texto. Esta diferencia aparentemente pequeña, con un término más ambiguo, facilitó la entrada del aborto años más tarde.

En 1983, bajo el mandato del tercer presidente constitucional, Felipe González (PSOE) se aprobó el proyecto de ley que modificaba el artículo 417 bis del código penal y despenalizaba tres supuestos del aborto. Tras estudiar el recurso de inconstitucionalidad interpuesto por el partido Alianza Popular (AP), dicho proyecto fue declarado inconstitucional. El gobierno socialista elaboró un nuevo proyecto de ley que fue aprobado en la primavera de 1985 y ratificado por el rey Juan Carlos el 5 de julio.

Así, el artículo 417 bis del Código Penal quedó redactado así:

1. No será punible el aborto practicado por un médico, o bajo su dirección, en centro o establecimiento sanitario, público o privado, acreditado y con consentimiento expreso de la mujer embarazada, cuando concurra alguna de las circunstancias siguientes:

   1.ª Que sea necesario para evitar un grave peligro para la vida o la salud física o psíquica de la embarazada y así conste en un dictamen emitido con anterioridad a la intervención por un médico de la especialidad correspondiente, distinto de aquel por quien o bajo cuya dirección se practique el aborto.

   En caso de urgencia por riesgo vital para la gestante, podrá prescindirse del dictamen y del consentimiento expreso. (Para este supuesto no había límite de semanas de gestación)

   2.ª Que el embarazo sea consecuencia de un hecho constitutivo de delito de violación del artículo 429, siempre que el aborto se practique dentro de las doce primeras semanas de gestación y que el mencionado hecho hubiese sido denunciado.

   3.ª Que se presuma que el feto habrá de nacer con graves taras físicas o psíquicas, siempre que el aborto se practique dentro de las veintidós primeras semanas de gestación y que el dictamen, expresado con anterioridad a la práctica del aborto, sea emitido por dos especialistas de centro o establecimiento sanitario, público o privado, acreditado al efecto, y distintos de aquel por quien o bajo cuya dirección se practique el aborto.

Así la sentencia declara constitucional la despenalización del aborto «para el caso de conflicto de derechos» que se pudiera producir entre los supuestos despenalizados. Se crearon comisiones de evaluación[76] para verificar si se cumplían las condiciones en las que el aborto no era punible, pero, apenas año y medio después[77], se eliminaron estas comisiones con el pretexto de que «había una inadecuación entre la oferta y la demanda, es decir entre los abortos y los que se esperaba que debían realizarse. Así se expresan en la memoria justificativa del real decreto, terminología realmente sorprendente si tenemos en cuenta que se refiere a hechos tipificados como delito, si bien parcialmente no punibles en el código penal»[78]. El aumento exponencial del número de abortos puede observarse en el momento que se suprimieron las comisiones de evaluación, tal como reflejan en las estadísticas publicadas anualmente por el Ministerio de Sanidad, y siguió aumentando a lo largo de los años, hasta alcanzar una media de 100.000 abortos anuales, manteniéndose en más de un 90% los realizados bajo el supuesto de peligro para la salud física y/o psíquica de la madre. También se eliminó de los cuestionarios que los centros de aborto debían remitir al Ministerio de Sanidad el apartado con las complicaciones físicas, incluida la muerte de la mujer, información que sí figuraba los primeros años. No se prestó atención tampoco a las voces que hablaban de las secuelas del aborto a nivel psicológico y que impugnaban, con evidencias científicas y experiencia real, la justificación en todos los supuestos, por engañosa, poco ética y discordante con la realidad. En la práctica, España se convirtió en el «paraíso del aborto».

---

76 BOE núm. 166, de 12 de julio de 1985, pp. 22041 a 2204.

77 Real Decreto 240 9/1986 de 21 de noviembre.

78 Blanco Rodríguez B. (1989) «El aborto en España ¿un inmenso fraude de ley?», Boletín del Ilustre Colegio de Abogados de Madrid, *Revista Jurídica General*, pp. 73-87.

La ley de supuestos de 1985 había estimulado el aborto y en 2010, veinticinco años más tarde, se aprobó una ley de plazos que convertía el aborto en un derecho. Son tres millones de abortos, hasta el momento, según las cuestionables cifras oficiales.

42. ¿CUÁLES HAN SIDO LOS EFECTOS REALES DE LA LEY DEL ABORTO DE 1985?

ALICIA LATORRE CAÑIZARES
PRESIDENTE DE LA FEDERACIÓN ESPAÑOLA ASOCIACIONES PROVIDA

Desde que se legalizó, aborto en 1985 con la modificación del artículo 417 bis del código penal, que lo despenalizaba en tres supuestos, y tras su posterior legalización en 2010, la primera y más tangible consecuencia ha sido la eliminación de en torno a tres millones de seres humanos antes de nacer, cifra que es superior en el momento en que se está leyendo este escrito. Este dato se obtiene de las cifras oficiales que anualmente publica el Ministerio de Sanidad[79], aunque podemos afirmar de manera objetiva que el número es más elevado, ya que no todos los centros comunican los datos, no se contabilizan en muchas ocasiones los abortos químicos y otros no quedan registrados. Esta es la consecuencia más grave, ya que estamos hablando de vidas humanas, únicas, irrepetibles, inocentes e indefensas.

Por otro lado, existen los daños físicos, psicológicos, morales y sociales a la mujer, algo que han demostrado la ciencia y la experiencia en estos cuarenta años de aborto en España.

---

79 https://www.sanidad.gob.es/areas/promocionPrevencion/embarazo/docs/IVE_2023.pdf. En este documento anual se reflejan los datos de los centros de aborto que lo han comunicado, la provincia de procedencia de la madre, su edad y nivel de estudios. El tiempo de embarazo, la técnica empleada, etc. Los últimos datos son de 2023. Se publican un año después.

El aborto no es un procedimiento inocuo, tal como reconocen los propios abortistas en sus congresos y el conocimiento diario nos enseña. Hay efectos inmediatos y también a corto, medio y largo plazo de distinta gravedad. Igualmente, existen efectos psicológicos que no curan a una mujer que pueda estar enferma, pero sí que son causa de muchos trastornos, una variedad tristísima de consecuencias que comparten mujeres de distinta cultura, nivel social, con creencias o sin ellas. En la mayoría de los casos se vive en silencio y se arrastra durante años o toda la vida, en un duelo no autorizado, porque desde instancias oficiales, mediáticas y en el propio entorno se niega, oculta o ignora. Un pequeño porcentaje mínimo de mujeres ha dado un paso al frente, difundiendo su experiencia, desafiando discursos oficiales, y trata de ayudar a otras mujeres para que no caigan en lo que les llevó a terminar con la vida de sus hijos y dañen profundamente las suyas. No hay que ignorar el conocimiento de estas realidades que tienen las asociaciones provida[80], que nacieron en años previos a 1985 y que han mantenido su ayuda a las mujeres embarazadas en dificultades, la sanación postaborto, y han tratado de que se conozca la verdad sobre esta práctica y sus consecuencias.

El daño se extiende también a los hombres, muchas veces causantes o cómplices del aborto por acción u omisión, por presionar, abandonar o mostrarse indiferentes hacia el embarazo, pero a quienes, por otro lado, se ha privado de voz y decisión cuando quieren defender la vida de su hijo y que el embarazo siga su curso. Ellos también sufren secuelas muy duras, poco conocidas y también silenciadas.

---

80 La primera asociación provida nació en Barcelona en 1977 y la Federación Española de Asociaciones Provida se formó en 1981, años antes que la ley de despenalización del aborto. En años posteriores y especialmente entorno a la ley de 2010, surgieron otras entidades de ayuda.

A la lista de damnificados hay que añadir la de los hermanos y la familia del no nacido en general, así como a las personas que ejecutan el aborto, tanto a los que ya han abandonado la práctica como los que continúan, aunque con consecuencias diferentes.

El aborto es también una de las causas del invierno demográfico en España. No nacen niños, pero no se habla de que faltan, entre otras, esas vidas no nacidas a causa del aborto y que a su vez podrían haber engendrado otras si hubieran nacido. La pirámide poblacional se deteriora y envejece, no hay relevo generacional y eso afecta a nivel laboral, sanitario, educativo, social...

Un análisis longitudinal, partiendo del ambiente que fue caldeando años antes aquel 1985, nos permite constatar otra consecuencia evidente: la paulatina normalización o aceptación tácita de un acto impensable y rechazable de manera mayoritaria en aquellos momentos, hasta convertirse en algo habitual, poco cuestionado e incluso exigido como un derecho por ley. Todo ello siguiendo una estrategia bien determinada, planificada a nivel internacional y aplicada en los distintos países. Algo que merece, sin duda, un estudio aparte. Son fácilmente constatables elementos como el lenguaje eufemístico difundido desde todas las instancias y normalizado, la indiferencia de la clase política, los privilegios de los centros de aborto, la difusión de eslóganes acientíficos y alejados del sentido común, la negación de la existencia de un ser humano, la defensa del aborto como una solución y sin consecuencias, etc.

Y como culmen, primero se introduce el relativismo, se presenta el aborto como un mal menor o una opción, para llegar a una inversión de valores, es decir, se convierte un acto intrínsecamente malo en algo justificable a veces y, más tarde, en un derecho, en progreso y bandera de liberación de la mujer. La ley no cambia la realidad de los hechos ni sus consecuencias, pero tiene un gran poder educativo. Todo un reto y una responsabilidad.

43. ¿QUÉ CAMBIOS INCORPORÓ LA LEY DEL ABORTO DE 2010, CONOCIDA COMO «LEY DE PLAZOS»?

LOURDES MÉNDEZ-MONASTERIO
DOCTORA EN DERECHO Y ABOGADA

La Ley 2/2010, aprobada bajo el gobierno del presidente socialista José Luis Rodríguez Zapatero y conocida como «ley de plazos», marcó un cambio significativo respecto a la legislación anterior sobre el aborto de 1985, conocida como la «ley de supuestos» (Ley Orgánica 9/1985).

Esta nueva ley establece el derecho de la mujer a la práctica libre del aborto hasta las 14 semanas. Hasta las 22 semanas, podrá abortar en los casos de riesgo grave para la salud física o psíquica de la madre o por malformaciones fetales graves incompatibles con la vida. Más allá de las 22 semanas, se permite en casos de anomalías fetales graves que causen sufrimiento al feto o sean incompatibles con su vida fuera del útero. Además, uno de los aspectos más controvertidos fue la regulación del derecho de las menores de 18 años y mayores de 16 a abortar sin consentimiento de los padres.

El cambio es sustancial, ya que el aborto pasa de ser una conducta antijurídica despenalizada en tres supuestos (ley 1985) a ser considerado un «derecho de la mujer». ¿Acaso matar a un ser humano puede considerarse un «derecho»?

La izquierda española logró implantar la «ley de plazos», que desprotegía al no nacido durante las primeras catorce semanas. Lo hizo en contra de la obligación del Estado de proteger la vida del no nacido, de la Constitución, de la doctrina del Tribunal Constitucional y de los informes de los organismos públicos. Esta ley representó una conquista para la izquierda radical, que la venía reclamando desde la primera legislatura después de la Constitución del 78.

El objetivo no se limitaba a permitir que la mujer abortase sin obstáculo alguno, práctica lamentablemente generalizada antes bajo el pretexto de la «salud psíquica de la madre». El objetivo conseguido fue mucho más amplio y aún más grave. Se subvirtió el orden social, atentando contra el valor fundamental en el que descansa nuestro Estado de derecho: el valor supremo de la vida. Además, a través de la función pedagógica de la ley, considerándose como un «derecho», como «algo bueno», pretenden normalizar una conducta claramente inhumana.

La aprobación de la ley se realiza de manera fraudulenta e ilegítima. El procedimiento habría requerido una reforma de carácter constitucional, y evidentemente no se habría conseguido. Por esa razón, en junio de 2010, el Partido Popular presentó un recurso contra varios preceptos de la ley ante el Tribunal Constitucional.

Las elecciones generales del 20 de noviembre de 2011 se saldaron con una victoria por mayoría absoluta del Partido Popular, cuyo programa electoral preveía la modificación de la ley del aborto. El anteproyecto de ley correspondiente se denominó «Protección de la Vida del Concebido y los Derechos de la Mujer Embarazada» e incluía, además de la necesidad de autorización para las menores, el retorno del «método de plazos» al de «supuestos» y la necesidad de un informe médico para interrumpir el embarazo, unido a una especial atención y protección a la mujer embarazada.

El 23 de septiembre de 2014, el ministro de Justicia, Alberto Ruiz Gallardón, anunció su dimisión tras la inexplicable retirada del proyecto de ley por parte del ejecutivo de Mariano Rajoy. Un año más tarde, en 2015, el PP aprobó únicamente que las menores de 16 y 17 años necesitarían permiso paterno para abortar.

Ocho años más tarde, con la ministra Irene Montero y bajo el gobierno de Pedro Sánchez, la Ley Orgánica 1/2023 radicaliza aún más la ley de plazos, ya que considera las reivindicaciones de las clínicas abortistas: I) elimina la obligación de que las jóvenes de 16 y 17 años cuenten con el permiso paterno para abortar, II) estipula la creación de registros de objetores de conciencia,

III) deja sin información, alternativas ni ayuda a las mujeres embarazadas con dificultades para llevar adelante su embarazo y IV) elimina los tres días de reflexión para acometer una decisión de esta magnitud. Una legislación profundamente inhumana, bajo el cruel engaño de una supuesta libertad.

Para que se produjera la transformación jurídica y cultural requerida, era fundamental una sentencia del TC que avalara la transgresión jurídica realizada. Tras trece años de inacción en este tema fundamental, la culminación de la iniquidad se produjo con la sentencia del 9 de febrero de 2023, en la que se desestimó el recurso de inconstitucionalidad presentado por el PP en el 2010 en contra de la doctrina del TC. Además, excediéndose en sus competencias, el tribunal crea un nuevo derecho: el derecho fundamental de la mujer a la autodeterminación, por encima del derecho a la vida del no nacido.

En conclusión, que la eliminación de un ser humano en el seno de su madre sea considerada como un derecho es lo más grave acaecido en nuestra historia jurídica, y tan profundo que sacude los cimientos de nuestro orden social. Es un despiadado ataque a la humanidad, a la justicia y a la paz.

44. ¿QUÉ MODIFICACIONES SE INTRODUJERON EN 2023 EN LA LEY DEL ABORTO EN ESPAÑA?

CARMEN FLORIT FERNÁNDEZ
PROFESORA DE DERECHO CIVIL EN LA UNIVERSIDAD CEU SAN PABLO

La ley que regula el aborto en España es la Ley Orgánica 2/2010, que modificó la regulación del delito de aborto anterior y que cambió radicalmente el planteamiento, estableciendo que el aborto no es delito hasta la semana 14 de gestación y que a partir de dicho plazo queda despenalizado si concurren unas concretas circunstancias en unos determinados plazos.

La regulación anterior no permitía el aborto libre, esto es, sin motivo, en ningún plazo, sino que lo hacía depender siempre de que existiera un motivo (problemas de salud del feto o de la madre y abuso sexual) y dentro de un plazo. En esta regulación se ha querido ver la existencia del llamado «derecho a abortar», que ha sido enunciado por el Tribunal Constitucional en 2023 y que ha resuelto, trece años después, un recurso de inconstitucionalidad interpuesto contra distintos artículos de la ley. Cabe señalar que el Tribunal Constitucional no tiene competencia legislativa, así que debe cuestionarse si su enunciación de un nuevo derecho es admisible en nuestro ordenamiento jurídico. Tras la promulgación de esta norma, y estando pendiente de resolver el recurso mencionado, la misma sufrió modificaciones: entre ellas, en 2015 se aprobó la reforma que imponía la necesidad del permiso paterno para el aborto practicado en menores de edad.

En 2023 se promulgó la Ley Orgánica 1/2023, por la que se modificaba de nuevo la ley del aborto mencionada y estableció, entre otras cosas:

1. **Suprime el requisito del permiso paterno o del tutor para practicar el aborto a una menor de edad entre 16 y 18 años.** Esta regulación va claramente en contra de los principios que rigen el ejercicio de la patria potestad, que es un derecho, pero también un deber. En este sentido, los progenitores son responsables del bienestar de sus hijos y deben velar por su salud física y psíquica. Resulta llamativo que una menor de 16 años no pueda, por ejemplo, someterse a una intervención quirúrgica sin permiso paterno y sí pueda abortar, cuando dicha decisión será trascendental en su vida.

2. **Elimina el plazo de reflexión de tres días y la información obligatoria** sobre las posibilidades y ayudas que se daba a las mujeres para tomar la decisión. Dicha información queda llamativamente restringida en el caso de que

una mujer decida abortar dentro de las catorce primeras semanas de gestación, consistiendo sólo en los tipos de aborto que existen. Además, determinada información que antes era obligatoria ahora es voluntaria y la mujer la recibirá sólo si lo solicita. Esta cuestión produce una evidente indefensión para la mujer, que tomará una decisión tan importante en su vida sin la información adecuada. La explicación que dio el legislador para esto fue que tal información podía suponer una coacción para la mujer, pero ¿desde cuándo la información restringe la libertad? Muy al contrario, la información es esencial para tomar una decisión libre.

3. **Establece la creación de un registro del personal sanitario** que decida objetar por motivos de conciencia en la práctica de abortos y la obligación de registrarse para no quedar obligados a intervenir en su práctica, lo que violenta, incluso impide, el ejercicio de su libertad de conciencia, pues les obliga a posicionarse manifestándose expresamente.

   La objeción de conciencia así considerada constituye un error. Objetar supone anteponer mi libertad de conciencia al cumplimiento de un deber legalmente establecido. El que objeta no es el médico ante el deber de practicar un aborto –no existe tal deber de practicar abortos, sino el deber de cuidar la vida–, sino la embarazada ante el deber enunciado por el artículo 15 de la Constitución española, que proclama el derecho a la vida de todos, y que todos tienen deber de respetar. Cuando yo me declaro objetor de conciencia para no entrar en el ejército, por ejemplo, lo hago porque antepongo mi libertad de conciencia, que me impide matar a otro ser humano –no existe un deber de matar, sino uno de respetar la vida de todo individuo–. Dejando esto aparte y entendiendo la objeción de conciencia referida al aborto como el derecho del sanitario a no practicar el que le viene impuesto, es vigente su aplicación, si bien el registro en una lista de objetores atenta directamente, como se ha dicho, contra la libertad y le expone a consecuencias todavía desconocidas.

4. **Por último, establece como un tipo de anticoncepción la llamada «anticoncepción de urgencia»,** es decir, aquellos medicamentos que provocan una llegada inmediata de la menstruación, aunque ya haya habido concepción, como la conocida «píldora del día después», estableciendo el acceso a la misma en las farmacias de manera libre.

45. ¿QUÉ CONSECUENCIAS TIENE CONVERTIR EL ABORTO EN UN DERECHO?

FRANCISCO JOSÉ CONTRERAS PELÁEZ
CATEDRÁTICO DE FILOSOFÍA DEL DERECHO EN LA UNIVERSIDAD DE SEVILLA

Reconocer el aborto como un derecho puede parecer baladí, si lo que había antes era una supuesta penalización que no se aplicaba en la práctica (tal fue la situación española entre 1985 y 2009). Algunos podrían incluso pensar que la formalización de lo que ya era un derecho *de facto* implica clausurar una farsa hipócrita: la de una ley diseñada para no ser cumplida.

Pero el reconocimiento formal de un derecho al aborto representa una catástrofe moral y civilizatoria. Mientras el aborto esté penalizado, siempre cabe la posibilidad de que la regulación teórica pase a ser aplicada efectivamente. De hecho, la normativa española de 1985 (la de los tres supuestos) era muy parecida a la que se aplica en Polonia desde 1993, y que permitió un descenso del número de abortos anuales de unos 60.000 a menos de mil; la diferencia es que en Polonia había voluntad política de aplicarla y aquí no.

Es preferible una ley que establece lo correcto –aunque sea apenas cumplida– que una que explícitamente convierte un crimen en un derecho. Lo primero puede significar que a los ciudadanos, a los políticos o a los jueces les falta el coraje para estar altura de sus valores (correctos) oficialmente proclamados; lo segundo, que la conciencia social se ha degradado, que los valores se han invertido y que ahora, como proclaman las brujas de *Macbeth, fair is foul and foul is fair* (lo decente es vil, y lo vil es decente).

Derecho y moral no son compartimentos estancos: el derecho, de un lado, refleja las convicciones morales mayoritarias, pero al mismo tiempo influye en ellas, pues la ley tiene un efecto pedagógico (Louis Brandeis: «La ley enseña»). La gente tiende a confundir lo legalmente permitido con lo moralmente correcto: una sociedad en la que la ley reconozca el aborto como un derecho verá decrecer el porcentaje de los que desaprueban moralmente la eliminación del no nacido (y, por tanto, verá crecer su práctica). Como escribió Robert P. George, «es un hecho evidente que las leyes afectan profundamente a las nociones sociales de lo que es moralmente aceptable, prohibido o exigido»[81].

Lo que empezó siendo «un drama terrible que ya es suficientemente duro para la mujer como para agravarlo con sanciones», una excepción legal para casos extremos de niñas violadas por sus padres, embarazadas en peligro de muerte, etc. ahora ha pasado a ser «un derecho fundamental». En Francia ya lo han incrustado nada menos que en la Constitución. Lo previsible es que se siga ahondando más y más en su sacralización; por ejemplo, prohibiendo la expresión pública de opiniones provida, so pretexto de que hieren o desorientan a las mujeres que desean ejercer su «derecho al aborto». Una histérica huida hacia delante que denota que el aborto es aberrante, y que sus partidarios necesitan dosis cada vez mayores de autoengaño ideológico-

---

81 Robert P. George, *Making Men Moral Making Men Moral: Civil Liberties and Public Morality*, Clarendon Press, Oxford, 1993, p. 7.

jurídico para perseverar en su defensa. Saben en el fondo que el aborto es un mal; necesitan morfina para acallar su conciencia.

Pero nada de esto tiene por qué ser definitivo. Una de las mentiras *woke* más eficaces ha sido el mito de la irreversibilidad de las «conquistas progresistas». En realidad, nada es irreversible, como demostró ya la severa restricción del aborto en Polonia a partir de 1993 o la histórica sentencia Dobbs vs. Jackson del Tribunal Supremo de EE.UU. (2022), que propició una protección seria de la vida prenatal en muchos Estados norteamericanos. El futuro no está escrito: pertenecerá a quien más denodadamente luche por configurarlo.

46. ¿CUÁLES SON LAS CIFRAS REALES DEL ABORTO EN ESPAÑA?

ALEJANDRO MACARRÓN
RESPONSABLE DE ESTUDIOS Y ANÁLISIS SOCIAL DE CEU-CEFAS

El Ministerio de Sanidad español publica, en el tercer o cuarto trimestre de cada año, un documento estadístico con gran nivel de detalle sobre los abortos practicados el año anterior en España[82]. Caben las dudas de si hay un número significativo de abortos adicionales a los del recuento oficial –probablemente no, por las subvenciones al aborto, que se practica muy mayoritariamente en centros privados– y de si deben ser considerados como abortos los embarazos evitados por la llamada «píldora del día después», algo de lo que no disponemos de datos estadísticos. Ambas cosas añadirían (¿muchos?) abortos reales a los oficialmente consignados. Pero ya sólo esos últimos, tanto en niveles absolutos como en relación al total de embarazos y de

---

82 Al último informe disponible correspondiente al año 2023, se puede acceder en https://www.sanidad.gob.es/areas/promocionPrevencion/embarazo/docs/IVE_2023.pdf

nacimientos, son trágicamente elevados. Para empeorar las cosas, en 2023 tocó su máximo histórico en España la propensión a abortar, medida como el porcentaje de embarazos abortados, al tiempo que nuestro país tuvo la tasa de fecundidad –medida por el número de hijos por mujer– menor de toda su historia, y que los nacimientos totales tocaron un mínimo de varios siglos.

En síntesis, en 2023 cabe destacar los siguientes datos:

- 103.097 abortos practicados en España, de los que 101.322 corresponden a mujeres residentes en nuestro país, casi 5% más que en 2022. De estos últimos, casi 37% a mujeres inmigrantes/nacidas en el extranjero.

- El porcentaje de embarazos abortados fue del 24,0%, por 22,7% el año anterior. Entre las mujeres nacidas en España, esta tasa fue del 22,8%, y entre las nacidas en el extranjero, del 27,2%.

- Las mujeres con mayor propensión a abortar en caso de embarazo fueron las inmigrantes procedentes de Centroamérica (36,1% de embarazos abortados), seguidas de las sudamericanas (33,2%) y de las mujeres procedentes de otros países de la UE (28,3%). Las que menos, las norteafricanas (en su inmensa mayoría, marroquíes).

- Las dos CCAA con mayor tasa de embarazos abortados fueron Asturias (30,0%) y Canarias (29,2%), las cuales tienen también la menor fecundidad de España. La tercera, Cataluña (28%).

- Dos tercios de los abortos se practicaron a mujeres con 25 años o más.

- Dos tercios de los embarazos de menores de 20 años fueron «interrumpidos» para siempre a petición de la embarazada.

Son datos desoladores, por su nivel absoluto, por la tendencia (al alza), por estar en máximos históricos en propensión a abortar, y por coincidir con mínimos igualmente históricos en el número de hijos por mujer. Y sin la certeza de que engloben realmente todos los abortos practicados en España. ¿Cuándo cambiará la marea, y girará a favor de la vida y la natalidad en España? No lo sabemos, pero desde CEU-CEFAS no cejaremos en fomentar, en nuestra modesta medida, que aumenten los nacimientos y disminuyan los abortos.

47. ¿SE JUSTIFICA QUE UNA MENOR DE EDAD PUEDA ABORTAR, AUNQUE NO TENGA EL CONSENTIMIENTO DE SUS PADRES?

IGNACIO SÁNCHEZ CÁMARA
CATEDRÁTICO DE FILOSOFÍA DE LA UNIVERSIDAD REY JUAN CARLOS

Aunque no se reconozca abiertamente en los textos legales ni en las declaraciones políticas, el aborto ha quedado configurado en nuestro ordenamiento jurídico como un derecho. No se trata de que esté despenalizado en algunos supuestos o en todos, ni que sea una conducta lícita o permitida, sino de algo que puede ser exigido con la fuerza del derecho. El problema es que su configuración como derecho no encaja en nuestra Constitución. Tener un derecho no consiste meramente en poder hacer algo sin interferencias, en que se trate de una conducta lícita. Es tener la capacidad de obligar a que esa pretensión sea garantizada y satisfecha, y, por lo tanto, de comprometer con ella a toda la sociedad. Por eso, los llamados derechos económicos y sociales, como el derecho al trabajo o a poseer una vivienda, no son propiamente derechos. De ahí que la Constitución los acoja en un epígrafe bajo el título: «Principios rectores de la política económica y social». Si el aborto se configura como un derecho, no se trata sólo de que la mujer pueda abortar sin sufrir interferencias o impedimentos, sino también de que puede exigir que la sociedad actúe, incluso mediante la fuerza, para garantizar su satisfacción. Tener un derecho nunca es algo meramente privado. Compromete y obliga a todos.

La verdadera naturaleza de la regulación actual se manifiesta, entre otros aspectos, en las precisiones acerca del aborto en las menores de edad, de dieciséis y diecisiete años. La ley permite que estas menores aborten en los términos que establece la ley sin necesidad de contar con el consentimiento de sus padres o tutores. Esto confirma la consideración «expansiva» del aborto y su configuración como derecho fundamental. Existen derechos que un menor no puede ejercer sin permiso paterno y otros que ni siquiera puede con él. Sólo algunos son tan fundamentales que no requieren este permiso para ser ejercidos. Así, una menor de edad no puede, por ejemplo, votar ni comprar bebidas alcohólicas o tabaco, pero sí puede abortar. En este sentido, se diría que el tabaco y el alcohol son nocivos, pero que el aborto es inocuo y sin contraindicaciones. En este caso, la adolescente tiene plena capacidad para valorar la naturaleza y consecuencias de sus acciones. Para tomar una cerveza, no la tiene. El Estado, por lo demás, se convierte en la suprema autoridad médica y el máximo discernidor entre el bien y el mal.

Se trata de un paso decisivo más hacia la configuración del aborto como derecho y en la desprotección jurídica de la vida. Cabría afirmar que la vida deja de ser un derecho, que no existe un derecho a la vida. Y sí de matar a ciertos seres humanos, si son lo suficientemente pequeños. Esta evolución queda también confirmada si atendemos a la regulación de la objeción de conciencia de los profesionales sanitarios. En lugar de que quienes no estén dispuestos a practicar una intervención contraria a la deontología profesional lo hagan constar, son los objetores, con su actitud respetuosa con la deontología, quienes deben inscribirse en un registro, lo que les situará en una especie de picota ante los abortistas intransigentes. Por lo demás, el ejercicio del derecho a la objeción queda supeditado a que la intervención abortista se encuentre garantizada porque haya, al menos, los profesionales necesarios para ejecutarla.

Julián Marías afirmó que la aceptación social del aborto y la generalización del consumo de drogas eran los dos mayores errores morales del siglo XX. No los mayores crímenes, sino los mayores errores morales. Un crimen se suele percibir como tal. Un error moral considera bueno lo que, en sí mismo, es malo. No cabe mayor aceptación social que considerar que lo que es un error moral se convierta en un derecho.

El aborto es tratado como un bien sin restricciones, en cierto modo, absoluto. Ni siquiera como un mal que habría que intentar evitar. Un mal, no sólo para el embrión, sino también para la mujer y, en general, para la sociedad. Acabaremos por considerarlo algo tan bueno como un nacimiento, una cosa que hay que celebrar y de la que hay que alegrarse, casi una fiesta. Pretender que pueda ser algo que dañe física, psíquica o moralmente a la mujer sería tanto como oponerse a su derecho, a su libertad, al libre desarrollo de su personalidad. No hay daño posible. Es un bien absoluto. Por eso la menor no necesita el permiso paterno, como no lo necesita para comer, respirar, curarse una herida o pasear tranquilamente por un parque. Es menester ocultar y suprimir cualquier consideración sobre los efectos negativos que tenga el hecho de abortar.

Existe un falso argumento pretendidamente liberal: la tolerancia y el respeto a la autonomía de la mujer. Se suele formular así. La mujer es libre de abortar o de no hacerlo. Nadie la obliga. Y la que quiera abortar puede hacerlo. Pero hay que recordar que no se configura sólo como algo lícito o permitido, sino como un auténtico derecho. Ni siquiera se utiliza ni permite un argumento semejante con relación a un asunto tan radicalmente diferente como las corridas de toros. Aquí ya no vale el argumento «liberal» ni la tolerancia. No vale afirmar que a nadie se le obliga a asistir a este espectáculo, que el que quiera que vaya y el que no, no. Ni mucho menos que exista un derecho a celebrar las corridas y asistir a ellas. La lidia es tortura animal, y la eliminación de un ser humano embrionario, un derecho.

La degradación jurídica y moral que esta actitud entraña es evidente y terrible. No se trata siquiera de una forma de relativismo. Es algo más grave. Es algo así como el absolutismo del mal. No es que el aborto no sea ni bueno ni malo, ni las corridas de toros. Es que el aborto es un bien, un derecho, y los toros un mal, barbarie y crimen. Esto clama contra la salud moral de una sociedad o, queda la esperanza, de una gran parte de ella. El relativismo es sólo una etapa en el camino de la inversión total de los valores. Lo bueno es ahora lo malo, y viceversa. No importa el interés de la menor. El objetivo es un proyecto de transformación ideológica, de manipulación y dominio sobre las conciencias, de hegemonía cultural. Se trata de arrancar y quemar el árbol de la ciencia del bien y del mal.

48. ¿QUÉ ES EL LLAMADO «ABORTO TERAPÉUTICO»?

SEBASTIÁN ILLANES
MÉDICO GINECÓLOGO MATERNO FETAL

Este término se acuñó primariamente para señalar la necesidad de interrumpir el embarazo cuando existía peligro de muerte para la mujer relacionado o agravado por el embarazo y como un sinónimo de «aborto indirecto». Posteriormente, y con el advenimiento del diagnóstico de malformaciones fetales mediante la ecografía, el término de aborto terapéutico se amplió a la posibilidad de realizar «abortos directos» en fetos con diagnóstico de malformaciones con una alta probabilidad de muerte intrauterina, o una vez nacido. Es por esto que el concepto de aborto terapéutico es extremadamente equívoco, ya que mezcla el aborto indirecto, en el caso de riesgo vital materno, que es algo necesario y esperado, con el aborto directo (inducido o provocado), en el caso de abortos de fetos malformados, algo que no persigue ningún fin terapéutico para el individuo enfermo. Es por esto que el término de aborto terapéutico no debería ser utilizado.

49. ¿CÓMO SE RELACIONA EL PRINCIPIO DEL DOBLE EFECTO CON EL ABORTO?

SEBASTIÁN ILLANES
MÉDICO GINECÓLOGO MATERNO FETAL

La eliminación de una persona no nacida es un mal injustificable. Provocar la muerte de una persona no nacida, ya sea como fin en sí misma o como medio para conseguir otro fin, implica negar el valor intrínseco de esa persona, reducirla a la condición de mero instrumento y, en definitiva, tratarla injustamente. Pero no es lo mismo provocar un mal intencionalmente (es decir, como fin o como medio) que realizar una acción de la que ese mal se sigue como efecto colateral o indirecto, aunque se trate de un efecto previsto con certeza. Como se vio en la pregunta «¿Qué es el principio del doble efecto?», este principio establece que, cumpliéndose ciertos requisitos, se justifica realizar una acción de la que previsiblemente se sigue un mal.

Por lo mismo, el principio del doble efecto nos permite trazar una distinción moral y jurídicamente relevante entre (a) aquellas acciones en las que se mata intencionalmente a la persona por nacer y (b) aquellas acciones intencionalmente ordenadas a conseguir un bien (como salvar la vida de la madre), que además producen, como efecto colateral previsto, la muerte de la persona por nacer. A estas acciones se las puede llamar, respectivamente, aborto directo (o intencional) y muerte indirecta o no intencional de la persona no nacida, ocurrida como consecuencia de una terapia.

La aplicación del principio del doble efecto permite concluir que el aborto directo está siempre prohibido. A su vez, permite concluir que la muerte no intencional del no nacido puede justificarse en algunos casos, a saber, cuando se sigue de una acción en sí misma lícita y necesaria para conseguir un bien proporcionalmente importante. Como el mal que está en juego es la privación de la vida de una persona (el no nacido), el bien buscado debe ser equivalente en significación, como la salvación de la vida de otra persona (la madre).

Supóngase, por ejemplo, que a una mujer con pocas semanas de embarazo se le detecta un cáncer cervical (es decir, en el cuello del útero) que sólo puede ser tratado mediante una histerectomía (extirpación del útero). Y supóngase también que, para que el procedimiento sea eficaz, debe realizarse en forma urgente y no puede diferirse para después del parto. En tales circunstancias, el principio del doble efecto permite justificar la histerectomía, aun cuando esta tenga como efecto seguro la muerte de la persona no nacida. Primero, si se considera en sí misma (es decir, con abstracción de la muerte del hijo), la histerectomía de un útero canceroso es, sin duda, un procedimiento médico lícito. Segundo, el fin que se busca con la acción es únicamente la cura del cáncer o la salvación de la vida de la madre. Tercero, la muerte de la persona no nacida no es elegida como medio, pues la madre no se cura del cáncer en virtud de la muerte del hijo (y también se sometería a la operación si no estuviera embarazada). Cuarto, no existe una manera menos perjudicial de detener el cáncer. Y, quinto, el efecto bueno intentado es proporcionalmente importante en relación con el efecto malo previsto.

50. ¿ES EL LLAMADO «ABORTO TERAPÉUTICO» UN CASO EN QUE SE APLICA EL PRINCIPIO DEL DOBLE EFECTO?

ALEJANDRO MIRANDA
DOCTOR EN DERECHO

El significado de la expresión «aborto terapéutico» es ambiguo. Por eso, para responder adecuadamente esta pregunta, es necesario hacer una precisión terminológica. Si por «aborto terapéutico» se entiende un aborto directo o intencional realizado por razones terapéuticas, entonces no puede justificarse por el principio del doble efecto, pues sería un acto en el cual el efecto malo se elige como medio para conseguir el bueno. En cambio, si se entiende por «aborto terapéutico» la muerte indirecta o no intencional del no nacido producida como resultado de una terapia en sí misma lícita y necesaria para conseguir un bien proporcionalmente importante, entonces, según se vio en otra pregunta, puede justificarse por aplicación del principio del doble efecto.

Se debe tener en cuenta, con todo, que la expresión «aborto terapéutico» se ha usado mayoritariamente para referirse a la primera clase de acción arriba descrita, es decir, al aborto intencional motivado por razones terapéuticas, que no puede permitirse según el principio del doble efecto. En este punto, alguien podría preguntarse: «Si en los dos casos la muerte del no nacido se va a producir como un efecto seguro de la acción, ¿qué importa el modo en que se produzca?». Con otras palabras, la pregunta sería: «¿Es moralmente relevante distinguir si la muerte fue un efecto intentado o fue sólo un efecto colateral?». La respuesta es que la distinción entre procurar la muerte como medio para conseguir un fin y tolerar la muerte como efecto colateral sí es moralmente relevante. Y la razón es que la ética no es meramente una cuestión de resultados, sino más bien del modo en que la voluntad humana se relaciona con ciertos bienes fundamentales.

Así, destruir intencionalmente una vida humana inocente como medio para salvar otra implica subordinar el ser completo de una persona al bien de otra. El valor de la persona cuya vida es destruida como medio para un fin es reducido al de un bien puramente instrumental, y de ese modo se la degrada. Por eso, quien trata a una persona como mero medio tiene una voluntad injusta. Pero la voluntad desordenada de quien trata a una persona como mero medio no se encuentra ni podría encontrarse en quien tolera la muerte de una persona como un efecto colateral de una acción lícita, necesaria y proporcionada. Esto se debe a que, aunque es siempre posible evitar los males intencionales (ya que la intención es un acto interior que, como tal, está necesariamente en poder de la voluntad), no es siempre posible evitar ciertos males como efectos colaterales de lo que se elige hacer. En efecto, hay casos en los que, sin importar cuál es el curso de acción que se elija seguir, se producirá como efecto colateral algún mal que en principio se debía evitar. Por consiguiente, no puede existir un deber absoluto de evitar malos efectos colaterales, porque ese deber sería imposible de cumplir.

Como objeción a lo que se acaba de decir podría quizá alegarse que, frente a un caso de efectos colaterales inevitables, prevalece el deber de evitar los males que uno causa sobre el deber de impedir los males producidos por otras causas. Eso implicaría, por ejemplo, que, si el médico sólo puede salvar la vida de la madre con una acción que producirá como efecto colateral la muerte del hijo, su deber es abstenerse de intervenir. Pero esta sería una objeción débil, pues supondría atribuir a la causalidad física una relevancia moral que no posee. Desde el punto de vista ético (y jurídico), sin embargo, un resultado puede ser correctamente caracterizado como «efecto» de una omisión. Las distinciones éticamente significativas no son las referidas a la causalidad física, sino a la voluntariedad, pues los actos humanos son moral y jurídicamente evaluables en la medida en que son voluntarios.

51. ¿SE PUEDE, EN EL ACTUAL ESTADO DE DESARROLLO DE LA CIENCIA MÉDICA, SALVAR LA VIDA DE LA MADRE SIN RECURRIR AL ABORTO?

LUIS JENSEN
MÉDICO GINECÓLOGO Y MAGÍSTER DE BIOÉTICA

En otra respuesta queda claro cuál es el acto médico para salvar la vida de la madre y que no tiene como objetivo matar al feto, que sí es el fin de la acción abortiva. Son casos extremos y por lo tanto poco frecuentes. Hay una tradición médica que en Chile ha confirmado su buena práctica; no era necesaria una ley que legalizara el aborto para ejercer una buena medicina.

Hay otras situaciones médicas de la mujer que el embarazo puede agravar hasta comprometer la vida de la madre, especialmente si no se diagnostican y tratan a su debido tiempo. Si la embarazada no asiste a sus controles habituales de embarazo se puede llegar a una situación dramática. La pandemia del COVID-19 nos mostró el impacto que han tenido la edad y las enfermedades de base (comorbilidades como obesidad, tabaquismo, hipertensión, diabetes, etc.) en la gravedad de la enfermedad, la prolongación de la hospitalización, la complejidad de su manejo y, en último término, la muerte. Algo similar ocurre con el embarazo y en todas las regiones del país hay unidades especializadas en el diagnóstico, tratamiento y prevención de complicaciones cuando la madre es portadora de alguna de estas condiciones de riesgo. Existen unidades de alto riesgo obstétrico en todos los hospitales de alta complejidad con unidades obstétricas.

El desarrollo de la medicina en cuanto a capacidad diagnóstica, intervenciones quirúrgicas menos invasivas, más seguridad en la anestesia, más posibilidades de soporte en unidades de tratamiento intensivo y medicamentos más específicos y con menos efectos colaterales ha permitido a la vez el tratamiento multidisciplinario y la compensación de enfermedades graves que antes llevaban a la muerte.

Un elemento central ha sido también el desarrollo de la neonatología, que permite apoyar a recién nacidos cada vez más prematuros para que salgan adelante y en una enorme proporción sin secuelas. Esto hace que, al enfrentarse a la madre y al hijo como dos pacientes, se encuentre el mejor momento, centro asistencial y equipo de salud para obtener el mejor resultado posible para ambos. En los países de nuestro entorno, y por supuesto en España, se cuenta actualmente con una red de salud estatal y privada que permite esta derivación de pacientes a centros altamente especializados, con profesionales competentes en salud materno fetal.

Es muy importante este concepto de diagnóstico y manejo precoz de patologías que pueden llegar a poner en riesgo la vida, ya que existe la tendencia a incorporar estos casos en la primera causal de la Ley 21.030. Esto constituye un grave error porque se transforma el aborto, que es matar al feto intencionalmente, en una supuesta herramienta terapéutica para sanar a la madre o mejorar su calidad de vida.

Finalmente, hay algunos que han extrapolado la inadecuada interpretación «terapéutica» del aborto a la salud mental de la mujer, cuando el embarazo se vive como una amenaza para su bienestar. En esta situación mejorar la salud de la mujer no depende del apoyo técnico señalado, sino que se necesita un soporte psicosocial competente para llegar a término con los dos pacientes: madre e hijo.

52. ¿PUEDEN EXISTIR SERES HUMANOS INVIABLES O INCOMPATIBLES CON LA VIDA?

JORGE NEIRA
MÉDICO GINECÓLOGO Y MAGÍSTER EN BIOÉTICA

Como decía Tertuliano, «ya es un hombre aquel que lo será». Por lo tanto, no puede haber seres humanos incompatibles con la vida. Es una contradicción lógica; no pueden existir seres humanos que por definición están vivos y no vivos a la vez: o se está vivo o se está muerto. Lo que sí puede existir son seres humanos con una expectativa de vida más corta, limitada a la vida intrauterina o en sus primeras etapas después de nacer, así como pueden existir seres humanos que viven prolongadamente y que mueren superando el promedio de sobrevida de la sociedad donde se desarrollan.

En relación con lo anterior, es más preciso señalar que se trata de seres humanos con una expectativa de vida breve, más que expresarse diciendo que hay seres humanos «incompatibles con la vida», particularmente cuando se trata de un niño por nacer que padece anomalías congénitas de mal pronóstico vital (ACMPV), sean estas letales o no letales, pero muy graves. En esos casos se está ante un ser humano enfermo, pero ante un ser humano a fin de cuentas, tan valioso como cualquier otro.

No podemos pensar que un niño por nacer que padece una ACMPV es menos valioso que un adulto sano, porque el hecho de que vaya a morir en un tiempo breve no lo hace esencialmente distinto de los demás, dada la certeza de que todos moriremos. La condición humana es finita, aunque a veces nos cueste especialmente aceptar esa condición. En todo caso, el valor de la vida no se mide por su duración. Toda vida es valiosa, porque cada persona es digna, original, única, irrepetible y, por tanto, irremplazable.

A lo anterior hay que sumar el dato de que, en ocasiones, a pesar de todos los avances que la ciencia médica ha experimentado en los últimos años, se pueden dar errores en los diagnósticos clínicos. Entre otras cosas, no es prudente optar por eliminar la vida de un niño por nacer sobre la base de un diagnóstico de ACMPV, puesto que se conocen testimonios de sobrevida más allá del pronóstico realizado. La certeza diagnóstica absoluta siempre será una quimera. Y aunque algún día dejase de serlo, optar por el aborto nunca será la solución para estos casos tan dramáticos.

Por último, podemos señalar que es precisamente en casos de enfermedades graves cuando más claramente aparece el valor intrínseco de cada persona, puesto que es cuando, quizá más que nunca, se valora a una persona por lo que es y no por lo que tiene o hace.

53. ¿QUÉ ES UNA ENFERMEDAD LIMITANTE O AMENAZANTE PARA LA VIDA (ELV O EAV)?

MIGUEL ALSINA CASANOVA
MÉDICO NEONATÓLOGO EN HOSPITAL SANT JOAN DE DÉU BARCELONA Y HOSPITAL GENERAL DE CATALUNYA

Para denominar aquellas enfermedades de curso complejo, frecuentemente, incluso en el ámbito médico, se emplea la expresión «incompatible con la vida». Sin embargo, esta denominación no refleja en absoluto la realidad presente de que el feto está vivo en el momento del diagnóstico de una enfermedad compleja, ni siquiera refleja la realidad futura, que es que el feto o recién nacido puede fallecer durante el embarazo o en las primeras horas o días tras nacer, pero siempre después de haber vivido un tiempo determinado dentro o fuera del útero materno, porque cualquier ser vivo ha sido compatible con la vida en algún momento.

Por ello, como podemos ver en la siguiente tabla, las sociedades nacionales o internacionales de cuidados paliativos perinatales promueven el uso de diferentes términos precisos que describen adecuadamente la realidad de un paciente con diagnóstico de una enfermedad compleja al inicio de la vida para poder así modular apropiadamente la atención que merece cada caso y que podrá dirigirse o bien hacia el tratamiento curativo –es decir, a resolver el problema de forma parcial o completa–, o bien hacia el tratamiento paliativo que busca ofrecer la mejor calidad de vida posible para todo feto o recién nacido con **enfermedad limitante o amenazante de la vida** (ELV o EAV) y para sus familias, desde el diagnóstico y no exclusivamente en la situación de final de vida. Estos tipos de cuidado no son excluyentes: pueden coincidir, ya que quizá alguno de los problemas médicos pueda solucionarse y otro no, o pueden ser consecutivos, es decir, se puede iniciar una aproximación curativa y tras un tiempo de seguimiento redirigir los cuidados a un tratamiento paliativo.

GRUPOS DE PATOLOGÍAS QUE PRECISAN CUIDADOS PALIATIVOS (CP)	SUBGRUPOS	PATOLOGÍAS MÁS REPRESENTATIVAS	RELACIÓN ENTRE CUIDADOS CURATIVOS Y PALIATIVOS
Enfermedades **limitantes** de la vida (sin esperanza razonable de curación)	Patologías que **implican el fallecimiento** intraútero, en las primeras horas o días de vida.	Edad gestacional < 22 semanas EG de 23-24 semanas si no recibiera soporte vital Agenesia renal bilateral Anencefalia	Los **cuidados paliativos** se ofrecen **desde el momento del diagnóstico**, que puede ser tan temprano como el primer trimestre de la gestación.
	Patologías **progresivas** que conducirán a la muerte a lo largo de meses o años.	Algunas enfermedades metabólicas o neuromusculares	El tratamiento curativo **se solapa** con la atención paliativa **al ir progresando** la enfermedad.
	Patologías no progresivas, **irreversibles**, que conllevan grave discapacidad e implican mayor susceptibilidad a complicaciones de la salud.	Trisomía 18 sin malformaciones mayores Parálisis cerebral de diferentes etiologías	La atención paliativa **se proporciona junto con otros tratamientos**. A medida que aumenta el riesgo de complicaciones, los cuidados paliativos se van convirtiendo en un elemento más activo de la atención sanitaria.
Enfermedades **amenazantes** para la vida (existen tratamientos curativos, pero es posible su fracaso)		Prematuridad extrema Ciertas cardiopatías. Hernia diafragmática congénita grave	Se administran tratamientos de soporte vital. A menudo presentan riesgo de secuelas graves si sobreviven. Los CP pueden ser necesarios durante las **fases agudas** y siempre que el tratamiento **curativo fracase**.

TABLA 1.

Adaptado de: A. Martín-Ancel, A. Pérez-Muñuzuri, N. González-Pacheco *et al.*, «Cuidados paliativos perinatales», *Anales de Pediatría* 2022.

Todos los niños con ELV pueden ser atendidos de forma adecuada hasta el final de su vida mediante unos cuidados paliativos competentes. Esta opción actualmente no es contemplada en muchos casos por los equipos de obstetricia de ambulatorios y hospitales como alternativa al aborto y no se llega a ofrecer a las familias.

La razón se puede encontrar en la ignorancia por parte de los profesionales de cuáles son los hospitales con programas adecuados y cuál es su efecto en las familias, o también por el deseo de dar una solución rápida a un problema. Sin embargo, el derecho a la información de los pacientes debe contemplar la información de todas las vías posibles de atención médica ante el diagnóstico de una ELV o una EAV.

54. ¿TIENE SUFRIMIENTO FÍSICO O PSICOLÓGICO UNA MADRE O UNA FAMILIA QUE GESTA UN NIÑO CON UNA ELV O EAV?

MIGUEL ALSINA CASANOVA
DOCTOR EN MEDICINA

No hay sufrimiento físico *per se* en la gestante cuyo hijo ha sido diagnosticado de una enfermedad limitante o amenazante para la vida, salvo en aquellas malformaciones que puedan aumentar el espacio que ocupa el feto en el útero por aumento de líquido amniótico o por sobrecrecimiento del feto, en cuyo caso puede ser aliviado con la evacuación de líquido amniótico. Por lo general, el embarazo seguirá el curso habitual desde el punto de vista exterior.

Existe, sin embargo, en la inmensa mayoría de padres, un sufrimiento psicológico inevitable desde el momento de la noticia del diagnóstico de una ELV, cuya evolución dependerá de muchos factores y que en ocasiones puede llegar a generar también un malestar físico.

El factor más importante en el impacto de la noticia será el acompañamiento adecuado y competente de la familia durante los siguientes pasos que suceden al diagnóstico por parte de un equipo transdisciplinar de profesionales. Este equipo no sólo atenderá el embarazo y el nacimiento, sino también el sufrimiento psicológico, el espiritual y las necesidades sociales y logísticas que conlleva esta nueva situación. Aquellas familias que se sienten adecuadamente informadas, cuidadas y que pueden anticipar los pasos que deben seguir son más capaces de asimilar de forma adecuada la experiencia traumática por la que están pasando e iniciar posteriormente un duelo sano.

El diagnóstico de una ELV requiere de una adaptación progresiva de la información a cada circunstancia. Así, debería incluir un explicación de en qué consiste la enfermedad, cuál es la expectativa de vida, qué seguimiento precisa el embarazo tras conocerse este diagnóstico, cómo será el curso del parto y qué cuidados recibirá tras el nacimiento, siempre abogando por el bienestar del hijo y del entorno familiar y promoviendo la implicación de la familia en la toma de decisiones.

El sufrimiento no terminará en el caso de finalización precoz de la gestación mediante el aborto, ya que las expectativas de un hijo sano han sido frustradas en cualquier caso y el cambio en la perspectiva vital no se puede eludir, más bien al contrario: el aborto, que se convierte aquí en una falta de aceptación y una huida del problema que se ha presentado, dificulta la integración de esta nueva realidad en el curso vital de la familia y evoluciona a un duelo patológico con mayor facilidad.

55. ¿QUÉ SON LOS CUIDADOS PALIATIVOS PERINATALES?

MIGUEL ALSINA CASANOVA
DOCTOR EN MEDICINA

Tal y como explica el grupo de trabajo en cuidados paliativos perinatales de la Sociedad Española de Neonatología, «los cuidados paliativos perinatales son una forma de atención clínica diseñada para anticipar, prevenir y tratar el sufrimiento físico, psicológico, social y espiritual de los fetos y recién nacidos con enfermedades limitantes o amenazantes de la vida, que se extiende a sus familias».

En primer lugar, por lo tanto, la característica primordial de los cuidados perinatales es el cuidado integral de este tipo de pacientes vulnerables y de sus familias, atendiendo a las necesidades de la enfermedad, pero también a todas las esferas que rodean al problema médico para garantizar el máximo bienestar y calidad de vida posible, desde el diagnóstico (muchas veces intraútero) hasta el fallecimiento y el duelo (días, meses o años después).

Esto requiere, por lo tanto, de una coordinación de obstetricia con pediatría, psicología, trabajo social y atención espiritual. El obstetra será el referente o interlocutor a partir del momento del diagnóstico de la enfermedad, pero cada profesional atenderá en sintonía y de forma coordinada con el resto las necesidades pertinentes. En las últimas décadas ha habido un incremento exponencial del interés por la formación de los profesionales en los cuidados perinatales y también por promover la investigación de calidad que permita aplicar cuidados basados en la evidencia científica.

En relación con los aspectos concretos, en primer lugar, se deberán definir bien los controles a seguir durante el embarazo, de tal modo que se minimice la hospitalización de las familias y la familia pueda centrarse en el hijo que esperan y en optimizar el tiempo y los recursos con los que cuentan y no en la enfermedad que este hijo tiene. Así, por ejemplo, es recomendable que si el fallecimiento puede ser temprano los padres se centren en los estímulos que ofrece el bebé en el útero materno, en notar las patadas, el movimiento dentro del vientre materno, en acariciarlo y hablarle. Todo ello no sólo no agravará el dolor por la pérdida de la expectativa del hijo sano, sino que permitirá asumir e incluso abrazar la nueva realidad del hijo enfermo.

En segundo lugar, se deberá preparar el nacimiento, para lo que es necesario contemplar los aspectos particulares del parto, adaptables según la estimación de vida del hijo. Habrá de evitar la realización de cualquier procedimiento invasivo si no es necesario para la salud de la madre o minimizar la monitorización del bebé si se cree conveniente para la familia y así se consensúa con la misma.

Tras el parto es importante y recomendable que los padres conozcan a su hijo lo antes posible, anticipando y preparando a los padres acerca de las características que puede tener este en el caso que haya fallecido antes de nacer o tenga alguna malformación externa: de esta manera los padres no centrarán su mirada en la malformación del bebé, sino en el hijo que tienen en sus brazos. Así, por ejemplo, antes del nacimiento de un bebé con anencefalia es recomendable disponer de un gorro con tiras que permita cubrir la cabeza, permitiendo centrar la mirada en su cara. Es recomendable promover el contacto físico inmediato entre el bebé y sus padres, evitando la separación, para que se pueda establecer un vínculo adecuado.

Los niños con enfermedades limitantes para la vida se benefician de la mínima invasividad en los cuidados médicos para evitar cualquier molestia y a su vez de aplicar aquellas medidas principalmente no farmacológicas, pero también farmacológicas, para garantizar el bienestar del bebé. La adecuación del esfuerzo terapéutico se refiere a la valoración de qué medidas están indicadas para cada situación concreta, evitando la sobreactuación o encarnizamiento terapéutico y, a su vez, aplicando aquellas medidas que se consideren adecuadas.

Si el bebé sobrevive en las primeras horas tras el nacimiento, habrá que continuar con los cuidados asegurando el tratamiento de cualquier síntoma negativo como el dolor o la dificultad respiratoria y promover el espacio personal, los rituales religiosos si la familia así lo desea y la generación de memorias que permitan que después los padres recuerden a su hijo.

En los equipos de cuidados paliativos avanzados se ofrece la posibilidad de que las familias vayan a casa lo antes posible para poder disfrutar al máximo del tiempo de vida del bebé, ofreciendo una atención domiciliaria o ambulatoria.

Finalmente, los cuidados paliativos contemplan el cuidado del duelo en el núcleo familiar, no sólo de los padres, sino también de los hermanos en el caso de que los hubiera. El acompañamiento emocional es una parte crucial para permitir a las familias transitar en este proceso.

56. ¿SE JUSTIFICA DESPENALIZAR EL ABORTO EN CASO DE VIOLACIÓN?

JORGE ACOSTA
MÉDICO

En diversas leyes despenalizadoras de diferentes países se permite el aborto de embarazos producto de una violación. No obstante, frente a esta situación dramática, sin duda existen formas más humanas de enfrentarla, como se detalla en otra parte de este libro. En ese sentido, para contribuir a un análisis más acabado de esta compleja realidad es importante revisar las razones de quienes propugnan este tipo de aborto[83], con el objetivo de discernir si existe en esos argumentos alguna justificación atendible. El caso chileno resulta significativo.

En primer lugar, se arguyó un incumplimiento de «obligaciones internacionales contraídas por Chile», al existir informes de organismos de Naciones Unidas favorables a una legislación despenalizadora. En todos se recomendaba legalizar el aborto en caso de violación. Este argumento lo hemos visto repetido no hace tanto en Europa, especialmente para el caso de Polonia.

Frente a aquello, es importante hacer dos consideraciones. Por un lado, no existe ningún tratado internacional –ratificado por los

---

83 Cámara de Diputadas y Diputados, «Regula la despenalización de la interrupción voluntaria del embarazo en tres causales», Mensaje Presidencial N° 1230-362, del 31 de enero de 2015, https://www.camara.cl/legislacion/ProyectosDeLey/tramitacion.aspx?prmID=10315

países miembros– que reconozca un supuesto derecho al aborto, sólo existen organizaciones burocráticas de Naciones Unidas que han asumido la causa del aborto como propia, haciendo una interpretación particular de los tratados vigentes. De hecho, ni la Declaración Universal de Derechos Humanos de Naciones Unidas ni la Convención Americana sobre Derechos Humanos (Pacto de San José), mencionan la palabra «aborto». Por otro lado, aunque así fuera y existiera en el futuro alguna norma internacional que considerara al aborto como un derecho humano, estaría en la práctica generando un contrasentido, ya que permitiría amparar el término de la vida de un ser humano inocente aludiendo, incomprensiblemente, a derechos inalienables de todos los seres humanos. Esto sería una evidente contradicción en los términos.

Otro argumento defendido por la burocracia internacional[84] fue que la prohibición del aborto «puede llevar a las mujeres a la búsqueda de abortos inseguros e ilegales, con los consiguientes riesgos para su vida y su salud, así como por el hecho de que los abortos clandestinos sean la causa principal de mortalidad materna». Esta recomendación revela el desconocimiento de los funcionarios de la realidad nacional, ya que Chile tiene la tasa de mortalidad materna más baja de toda América Latina, sólo superada por Canadá en el resto del continente y similar a la de Estados Unidos, un país en el que –hasta hace poco– existió por varias décadas el aborto libre como derecho constitucional.

Por otro lado, también se aludió como justificación que no permitir a la mujer decidir sobre la continuidad del embarazo constituía «una nueva negación de su voluntad» de igual entidad que el vejamen del que fue víctima, ya que equivaldría a «imponerle una obligación estatal por un acto en esencia abrogatorio de su dignidad». Se remata diciendo: «El trauma de la violencia sexual no puede ser agravado por el Estado, obligando siempre y en toda circunstancia a mantener el embarazo contra la voluntad de la mujer».

---

84 Comité para la Eliminación de la Discriminación contra la Mujer, Observaciones finales (Chile: 36° período de sesiones, 25 de agosto de 2006, CEDAW/C/CHI/CO/4), Párrafos 19 y 20.

Luego de un análisis más detenido de estos tres puntos –que pueden parecer razonables a primera vista– es posible notar que existe una confusión en los términos y las responsabilidades que se asignan.

Primero, no se puede considerar el respeto a la vida de un ser humano inocente como una mera opción. Es decir, no pertenece a la libertad de ninguna persona terminar con la vida de otra. Un segundo aspecto está relacionado con la tergiversación de la responsabilidad estatal. Al no permitir el aborto, no se está «imponiendo una obligación»[85] a la mujer, sino que se está protegiendo el primer derecho humano, que es el derecho a la vida.

Por último, compartiendo que el trauma de la violencia sexual no puede ser agravado por el Estado, también debemos acordar que no se debiera añadir a aquello, incluso con garantía estatal, un nuevo acto violento –como el aborto– contra otro inocente. Por el contrario, debería imponerse una pena ejemplar al verdadero culpable del delito, es decir, al violador. No se puede clausurar la injusticia cometiendo otra.

57. ¿CUÁL ES LA FORMA MÁS HUMANA DE ENFRENTAR UN EMBARAZO POR VIOLACIÓN?

MAURICIO BESIO
MÉDICO GINECÓLOGO Y MAGÍSTER EN FUNDAMENTACIÓN FILOSÓFICA

Para responder a esta pregunta, debemos tener claro qué se entiende por una violación. En el Código Penal se describen claramente las características y circunstancias que constituyen los elementos centrales de este delito[86].

---

85 Sobre este argumento en específico, es recomendable revisar el artículo Jorge Fábrega, «El aborto y los límites de la autonomía», Estudios Públicos, 128 (2012): 70-73. En él, se responde a Judith J. Thomson y su «dilema del violinista», que se ha utilizado para equiparar la prohibición del aborto a la imposición de una obligación.

86 Cfr. artículos 361 y 362 del Código Penal.

Todo abuso sexual es un atentado contra la dignidad de las personas. La sexualidad humana, ejercida de acuerdo con su sentido unitivo y procreativo, lleva a la plenitud y sosiego sexual de la pareja humana. La condición más básica para considerar un acto sexual como digno de las personas es que se ejerza voluntariamente. Si bien hay otros requisitos para cumplir con el sentido de la sexualidad humana, la transgresión de la voluntariedad es el atropello más brutal, ya que se violenta una de las facultades más elevadas de una persona. Una mujer que es forzada, intimidada, engañada por alguna condición de vulnerabilidad o por su incapacidad para comprender el alcance de una relación sexual se convierte en una víctima. Una víctima que sufre, entonces, todas las consecuencias de la violación de su intimidad y libertad personal. Es toda la sociedad la que tiene que intentar disminuir las consecuencias de la agresión, tanto físicas como psicológicas y espirituales. Junto a ello se le debe brindar reparación judicial para protegerla y otorgarle la justicia que merece sin revictimizarla.

Una de las consecuencias de una violación puede ser un embarazo. Si tratamos de imaginar lo que significa estar embarazada como consecuencia de una agresión brutal, portar el hijo de un agresor, sentir el miedo y la vergüenza de explicar esto a su entorno, a profesionales de la salud, al sistema judicial, y lo que significa para ella soportar el embarazo, el parto y la crianza de un hijo, quizá podamos intuir algo de su sufrimiento.

Debemos entonces, si ocurre una violación, intentar evitar por medios adecuados y no abortivos que se produzca un embarazo. Debemos ofrecer las medidas para evitar que se produzca una fecundación, incluida la anticoncepción de emergencia. Sabemos que el Levonorgestrel utilizado en los días preovulatorios del ciclo de la mujer actúa de esa forma, impidiendo la fecundación, y que, por lo tanto, no es abortivo usado en esas condiciones. Pero no es lícito utilizar métodos que podrían afectar la vida de un ser humano ya concebido. Intentando comprender la situación de la mujer en cuanto víctima, no debemos olvidar que ese ser generado es un individuo humano, una persona, y que su eliminación constituye un atentado contra su derecho más fundamental, que cimenta todos sus otros derechos.

Es difícil entonces dar una respuesta. Hay una mujer que ha sido víctima de una agresión, con un embarazo producto de ella. Hay una mujer violentada en su dignidad, en su intimidad y en su libertad sexual y condenada a sufrir todas las consecuencias de esa vulneración. Por otro lado, está la vida de un ser humano totalmente vulnerable e inocente en la forma en que apareció a la existencia, al que no se le puede negar el derecho a vivir. No se puede resolver una injusticia cometiendo otra injusticia, de la que resulte una nueva víctima.

Se debe apoyar a esa mujer en cada uno de los aspectos que la afectan, acompañándola en todo el proceso que inicia. También hay que apoyarla y agradecerle la generosidad de aceptarlo como hijo, o la generosidad de darle la posibilidad de vivir y entregarlo en adopción. Nunca debemos abandonarla si decide no continuar con el embarazo. Si una mujer decide abortar en estas circunstancias, significa que no hemos sido capaces de apoyarla, acompañarla y de darle la fortaleza para permitir que ese niño o niña viva[87].

58. ¿POR QUÉ LA DESPENALIZACIÓN DEL ABORTO EN CASO DE VIOLACIÓN NO PROTEGE A LA MUJER?

FRANCISCA REYES-ARELLANO
ABOGADA Y MAGÍSTER EN BIOÉTICA

Desde la perspectiva de la política criminal, autorizar el aborto en caso de violación difícilmente puede traducirse en un esfuerzo por proteger la integridad de la mujer, pues, lejos de abordar inte-

---

87 Para profundizar en los contenidos puede consultarse: Mauricio Besio, «Hacia una sexualidad plena; una mirada antropológica y ética», en ed. E. Guzmán, Selección en temas en ginecoobstetricia, Tomo II (Santiago: Ediciones Publimpacto, 2007): 669-685; Mauricio Besio y Antonia Muñoz, «Acompañar en el dolor del abuso», *Revista Diálogos* (PUC), año 8 Nº 14 (2019): 28-31.

gralmente la situación de extrema vulnerabilidad que supone ese embarazo, la despenalización se limita a ofrecer, so pretexto de la autonomía de la mujer, una vía de escape rápida cuyas consecuencias en el largo plazo no suelen ser ponderadas adecuadamente.

La hipótesis de la despenalización dificulta la persecución penal de quien cometió el delito, pues la ley no consagra un requerimiento expreso de denunciar la violación por parte de la víctima[88].

En definitiva, a la experiencia traumática de la violación se añade el trauma del aborto. Junto con ello, el victimario cuenta con condiciones excepcionales de impunidad, dado que al consagrar legalmente las condiciones en las cuales se permitiría autorizar el aborto con motivo de una violación, la responsabilidad del violador quedaría relegada a un segundo plano.

Por otro lado, una arista que también se debe tener en cuenta guarda relación con aquellos embarazos causados con ocasión de violaciones reiteradas, en el contexto de situaciones de violencia intrafamiliar o abuso sexual reiterado. Dada la configuración legal que propone la despenalización, descubrir este tipo de vulneraciones se torna especialmente complejo, puesto que la prestación médica que supone el aborto no conlleva necesariamente la recopilación de evidencia que permita identificar al autor del delito de violación, sino sólo de los hechos que constituyen el embarazo y la edad gestacional.

Teniendo en cuenta lo anterior, de ninguna manera se puede pensar que, al autorizar el aborto en caso de violación, las víctimas quedarán más protegidas. Por el contrario, ellas sólo recibirán una prestación médica que tiene por objeto acabar con la vida del no nacido, mas no proteger verdaderamente la integridad física y psíquica de la mujer frente al trauma del delito padecido.

---

88 La Ley 21.030, en su artículo 1º número 2º –que incorpora el artículo 119 bis del Código Sanitario–, estipula que «en el proceso penal por el delito de violación, la comparecencia de la víctima a los actos del procedimiento será siempre voluntaria y no se podrá requerir o decretar en su contra las medidas de apremio contenidas en los artículos 23 y 33 del Código Procesal Penal».

59. ¿ES EL ABORTO UN DERECHO DE LA MUJER PARA DISPONER DE SU CUERPO?

FRANCISCA REYES-ARELLANO
ABOGADA Y MAGÍSTER EN BIOÉTICA

En general, suele aceptarse la idea de que las personas pueden disponer de una parte o de todo su cuerpo, lo que se apoya en una suerte de dominio o propiedad que tendríamos, fundado en la autonomía y autodeterminación propia de los seres racionales. Llevada al extremo, esta concepción de la libertad puede abocarnos a legitimar acciones tales como el suicidio o la eutanasia.

Ahora bien, cabe hacer algunas precisiones al respecto, y es que la autonomía, si bien suele resaltar la libertad de elección individual, también puede adoptar ribetes que muchas veces comprometen el respeto por la dignidad humana. De esta manera, debemos señalar que no toda decisión libre puede ampararse bajo el pretexto de la autonomía, pues, al constituirla como estándar moral, quedamos irremediablemente al filo de fenómenos como el de la pendiente resbaladiza.

Tal sería el caso si consagráramos el aborto como un derecho de la mujer para disponer de su cuerpo. Nos encontramos con el primer inconveniente de que, en estricto rigor, el feto no forma parte del cuerpo de la mujer; se trata, por el contrario, de una persona cuya autonomía debe ser considerada como elemento de ponderación aparte. En este sentido, afirmar un derecho de la mujer sobre el cuerpo del feto sería tanto como afirmar que aún es posible que algunos seres humanos se conviertan en propiedad de otros, pues esa sería la única razón que nos permitiría disponer sobre ellos (sus cuerpos o sus vidas). Sería una situación semejante a la esclavitud.

Por otro lado, la autonomía y la libertad encuentran como límites todo cuanto pudiese afectar el fundamento de su ejercicio. Así, si consideramos la vida como condición necesaria para el ejercicio de la libertad, esta última no podría ser utilizada para la destrucción de la primera.

Finalmente, podemos afirmar que la vida humana no es un bien susceptible de apropiación o disposición, tal como podríamos hacer con otros bienes, como un coche o un teléfono, los cuales son indudablemente disponibles. Debemos abandonar la lógica patrimonial y disposicional que suele acompañar a las discusiones en torno al aborto y la eutanasia. La alternativa es degradar la vida o el cuerpo a meros objetos de dominio, susceptibles de ser incluso destruidos en caso de ser necesario.

60. ¿ES EL ABORTO UN AVANCE DE LA CIVILIZACIÓN Y DEL RECONOCIMIENTO DE LOS DERECHOS DE LA MUJER?

PAULINA RAMOS
ABOGADA Y DOCTORA EN DERECHO

CONSTANZA RICHARDS
ABOGADA Y MAGÍSTER EN CIENCIAS JURÍDICAS

Los partidarios del aborto libre o sin causales lo justifican como una necesaria reivindicación social de la mujer para decidir con libertad sobre su cuerpo y su proyecto de vida. La vida del niño es presentada en oposición a la de la mujer, y como la representación práctica de una historia cultural de opresión sobre ella.

El problema es que el niño en gestación no es parte del cuerpo de la mujer. Hay dos sujetos: la mujer y el no nacido, si bien en distinta etapa de desarrollo de su ciclo vital.

Desde la fecundación, hay una vida humana que debe ser protegida sin condiciones. La Convención Americana sobre Derechos Humanos, en su artículo 4º Nº 1, lo garantiza cuando dispone que el derecho a la vida debe protegerse a partir del momento de la concepción y que nadie puede ser privado de la vida arbitrariamente.

De allí que parecería contraria a los derechos humanos cualquier ley que estableciese una cierta condición de prehumano, o similar, como estatus inferior al que está por nacer, y que sólo protegiera la vida del gestado a partir de un determinado tiempo, necesariamente fijado de forma arbitraria, como pueden ser las 14 semanas de gestación. Al promulgarse una ley de estas características, el ser humano en sus primeras etapas de desarrollo dejaría de ser considerado digno en sí mismo y sería, en cambio, meramente ponderado en virtud del valor que tiene para otro, en este caso su propia madre. Para evaluar si la legalización del aborto es un avance o un retroceso de la civilización, hay que preguntarse si es una institución respetuosa de la vida y la libertad de la mujer en todo su ciclo vital, porque difícilmente podría considerarse como desarrollo o progreso aquello que tiende a destruir lo que nos constituye más íntimamente. Ni la vida ni la libertad se respetan verdaderamente cuando se concede a la gestante un derecho de autodeterminación que violenta el derecho a la vida del engendrado, quien también puede ser una mujer.

Por otra parte, un avance en la protección de la mujer debe considerar si refuerza, o al menos resguarda, su condición más esencial de cara a la comunidad: la capacidad de gestar y transmitir la vida. Aquello que otros ven como un signo de opresión y limitación constituye, en realidad, su mayor fortaleza: su capacidad de crear, transmitir y desarrollar vínculos[89].

El aborto es una decisión difícil y compleja. Los embarazos que se dan en contextos de profunda vulnerabilidad exigen promover, aprobar e implementar iniciativas de apoyo integral a la mujer y sus hijos. No puede asumir sola la carga que conllevan la violencia y las dificultades. La consagración del aborto, lejos de ser un reconocimiento a la mujer, constituye más bien un aban-

---

[89] Véase: Mariana Canales, «Mujer y sociedad. Las corrientes feministas en el debate público chileno», Informe IES. Disponible en: https://www.ieschile.cl/2020/08/informes-ies-mujer-y-sociedad/. Desde una perspectiva filosófica, se recomienda: Edith Stein, *La mujer. Su naturaleza y misión*. (Burgos: Monte Carmelo, 1998).

dono de la sociedad mediante el cual, so pretexto de estar enalteciendo su autonomía, se le carga con toda la responsabilidad de decidir la terminación de una vida inocente que florece en su seno. Sea cual sea la denominación o estatus que se le dé al *nasciturus*, nadie niega que, si se le deja crecer, seguiremos estando ante un ser humano tan digno, autónomo y capaz como los mismos que permiten su muerte.

61. ¿QUÉ PAPEL JUEGA EL PADRE ANTE LA POSIBILIDAD DE UN ABORTO?

CARMEN SÁNCHEZ MAÍLLO
SECRETARIA ACADÉMICA DEL INSTITUTO DE ESTUDIOS DE LA FAMILIA
UNIVERSIDAD CEU SAN PABLO

Desgraciadamente son ya varias las leyes del aborto aprobadas en España durante la etapa democrática:

- La Ley Orgánica 9/1985, de 5 de julio, sobre la interrupción voluntaria del embarazo.
- La Ley Orgánica 2/2010, de 3 de marzo, de salud sexual y reproductiva y de la interrupción voluntaria del embarazo.
- La Ley Orgánica 1/2023, de 28 de febrero, por la que se modifica la Ley Orgánica 2/2010, de 3 de marzo, de salud sexual y reproductiva y de la interrupción voluntaria del embarazo.

Estas leyes han sido fundamentales para generar una mentalidad proabortista que se ha hecho mayoritaria en lo que fue una sociedad católica y para la evolución legislativa del aborto en España.

Ciertamente, la realidad concreta que lleva a una mujer a tomar la decisión de abortar puede ser compleja y estar teñida de distintos aspectos. En este sentido, puede que la decisión de abortar en muchos casos sea compartida, apoyada e incluso financiada por el padre de la nueva criatura que viene en camino. Sin embargo, nadie puede negar que se ha producido y se seguirá produciendo la difícil tesitura de dos personas que están esperando un hijo y que tienen posiciones contrarias en cuanto a la disposición de la vida o no de ese hijo, es decir, en cuanto a abortar o no.

En este punto la legislación española y toda la legislación del entorno europeo tiene como punto de partida y marco de la cuestión del aborto que la denominada eufemísticamente «interrupción del embarazo» es una cuestión de progresismo, de desarrollo y evolución de los derechos de la mujer y que, por lo tanto, recae únicamente bajo su ámbito de decisión tomar esta opción por la muerte, que no interrumpe un proceso, sino que elimina una realidad naciente. Y es que en la decisión de abortar uno puede negarse, silenciarse, o no querer ni tan si quiera mirar ni reconocer que hay una vida humana en camino y esta decisión de conocer o no, de mirar o no, de afrontar o no la realidad de la vida puede también ser o no compartida por el padre biológico de la criatura, responsable, también, de la venida al mundo de esa criatura en formación.

Toda la legislación citada opta por silenciar y ni tan siquiera mencionar la figura paterna: el padre no tiene nada que decir, nada que consentir o que plantear a una mujer embarazada que lleva a su hijo en sus entrañas; ella decide, se considera que es su cuerpo, su parto, su decisión. Si bien la carga genética del ser en formación responde también a la herencia paterna, el momento de la concepción es un acto compartido y la decisión que lleva a ese momento salvo en el caso de violación también lo es, el hombre es preterido y nada puede decir o decidir al respecto. Cabe preguntarse hoy si esta preterición del hombre que viene del año 1985 fue la semilla de la legislación de violencia de género (Ley Orgánica 1/2004, de 28 de diciembre, de Medidas de Protección Integral contra la Violencia de Género), por la que el hombre está en clara desigualdad legal en relación con la mujer.

Para la mentalidad dominante, autodenominada progresista pero hostil al más débil de los débiles de la sociedad (el *nasciturus*), no hay latido que escuchar (es una coacción), no hay vida naciente (es un conjunto de células); sólo hay derechos sexuales y reproductivos de una mujer y madre (derechos sin obligaciones) que toma su decisión, en muchos casos sola, pues ni siquiera, aunque sea menor de 18 años, para la legislación española tiene que recibir consejo, autorización o consentimiento alguno ni del padre de la criatura, ni de sus propios padres. Así, amparándose en sus supuestos derechos podrá tomar una de las decisiones más drásticas de su vida sin escuchar el latido de su hijo, la palabra de un padre que quizás quisiera apoyarla o de uno abuelos que apoyarían en la crianza. Así es el progresismo de nuestros días.

62. ¿ES ABORTIVA LA «PÍLDORA DEL DÍA DESPUÉS»?

MAURICIO BESIO
MÉDICO GINECÓLOGO Y MAGÍSTER EN FUNDAMENTACIÓN FILOSÓFICA

La llamada «anticoncepción de emergencia» es una acción que intenta prevenir un embarazo después de una relación sexual donde o bien no existió algún método anticonceptivo, o bien falló algún método de barrera, como un preservativo.

El Levonorgestrel es el fármaco más utilizado como «píldora del día después», y respecto del cual existe menos evidencia directa para afirmar o negar un efecto abortivo. Todos los estudios demuestran que, si se utiliza en los días previos a la ovulación, la ovulación no ocurre. Podría tener también efectos postconcepcionales, pero es difícil demostrarlo.

Las evidencias indirectas sobre un posible efecto abortivo de este fármaco son dos:

1. Se sabe por un estudio serio[90] la probabilidad que tiene una mujer de quedarse embarazada según el día del ciclo menstrual en que se encuentre. Si comparamos los embarazos, en los distintos días del ciclo luego de la ovulación se registra una menor cantidad de ellos en aquellas mujeres que han usado Levonorgestrel que en aquellas que no lo han hecho. Se puede deducir, entonces, un efecto postconcepcional.

2. El Levonorgestrel usado como anticoncepción de emergencia tiene alrededor de un 80% de eficacia si se usa hasta tres días después de la relación sexual. Sin embargo, continúa teniendo una eficacia significativa varios días después. Ese hecho es muy difícil de explicar solamente por un efecto de inhibición de la ovulación[91].

No hay evidencia directa que permita establecer que el Levonorgestrel usado como anticoncepción de emergencia tenga, o no tenga, un efecto postconcepcional (abortivo). Sin embargo, existe evidencia indirecta de que puede tenerlo.

63. ¿QUÉ OTROS MEDICAMENTOS, ADEMÁS DE LA «PÍLDORA DEL DÍA DESPUÉS», PUEDEN SER ABORTIVOS?

MAURICIO BESIO
MÉDICO GINECÓLOGO Y MAGÍSTER EN FUNDAMENTACIÓN FILOSÓFICA

Existen experiencias con diversos métodos anticonceptivos de emergencia. Se pueden clasificar en farmacológicos y mecánicos.

---

90 AJ Wilcox *et al.*, «Timing of sexual intercourse in relation to ovulation effects on the probability of conception, survival of the pregnancy, and sex of the baby», *New England Journal of Medicine*, 333 (1995): 1517-1521.

91 Patricio Ventura-Juncá *et al.*, «Informe para el Tribunal Constitucional sobre los aspectos científicos y éticos del uso del Levonorgestrel como anticonceptivo de emergencia», *ARS MEDICA Revista de Ciencias Médicas*, 5(16) (2008): 5-25.

Dentro de los farmacológicos, que coloquialmente se conocen como «píldora del día después», encontramos combinaciones de hormonas, como estrógenos con progestágenos[92] (método de Yuzpe), un progestágeno sólo (Levonorgestrel), Mifespristona, Acetato de Ulipristal y algunos antiinflamatorios (meloxicam). Como método mecánico se utiliza la inserción de un dispositivo intrauterino (DIU) post relación sexual.

Los mecanismos de acción de los métodos anticonceptivos de emergencia pueden ser varios: inhibición de la ovulación, alteración de la migración de los espermios, alteración del funcionamiento del cuerpo lúteo, alteración de la implantación, alteración del desarrollo del cigoto, y la pérdida de embrión ya implantado. Tanto la alteración de la migración de los espermios como la inhibición de la ovulación son mecanismos preconcepcionales. Impiden el contacto entre el óvulo y los espermatozoides. Los demás mecanismos sí actúan después de la concepción.

Es muy difícil comprobar cuál o cuáles de esos efectos son los que realmente impiden que se concrete un embarazo, ya que son todos eventos que suceden en el interior del cuerpo de la mujer, en períodos de tiempo muy breves y además dependientes del día del ciclo menstrual en el cual se aplican. Por eso es muy difícil diseñar trabajos que puedan determinar directamente los mecanismos de acción que operaron en cada caso. Junto con la dificultad metodológica, existen dificultades éticas para realizarlos, no sólo porque habría que dejar a un gran número de mujeres con placebo (que siempre se administra en una parte del grupo estudiado, para probar la efectividad de un nuevo

---

92 Los estrógenos y la progesterona son hormonas producidas por los ovarios. Los estrógenos se producen principalmente en la primera fase del ciclo menstrual y uno de sus efectos es hacer proliferar la capa interna del útero (endometrio). La progesterona la produce el ovario en la segunda fase del ciclo menstrual y su principal efecto es provocar cambios en el endometrio para que se pueda implantar el embrión. Preparados artificiales de estas hormonas forman la base de la anticoncepción hormonal, que ahora administrados exógenamente alteran el funcionamiento del ciclo ovárico y menstrual, para evitar un embarazo.

fármaco, y compararlo con otras personas a las que sí se les entrega), sino, principalmente, porque habría que exponer la vida de embriones, corriendo el riesgo de que el método estudiado tenga un resultado abortivo.

Es fácil deducir que algunos de esos mecanismos de acción no tienen el riesgo de provocar la pérdida de un cigoto o embrión que ya se haya generado, en cambio otros sí. Si el método actuase evitando la ovulación, o impidiendo el paso o la migración de los espermatozoides por el aparato genital de la mujer, sería un mecanismo inocuo para la vida de cualquier ser humano. Sin embargo, si actuara después de la concepción, impidiendo por ejemplo su implantación en el útero o provocando su desprendimiento, claramente sería abortivo.

Dentro de todos los métodos existentes hay algunos que claramente tienen un efecto post concepcional (abortivo), ya que su mecanismo de acción conocido es actuar después de la fecundación, como son la inserción de un DIU o algunos medicamentos como la mifepristona y el Acetato de Ulipristal. Es justamente por esto que son los más efectivos, pero a su vez, los que tienen más implicaciones éticas negativas debido al daño directo que producen en el cigoto o embrión.

64. ¿QUÉ ES EL MISOPROSTOL?

MAURICIO BESIO
MÉDICO GINECÓLOGO Y MAGÍSTER EN FUNDAMENTACIÓN FILOSÓFICA

El Misoprostol o Misotrol es un análogo sintético de una prostaglandina. Las prostaglandinas son sustancias producidas por el organismo, similares a las hormonas, y que tienen diversos efectos en los tejidos u órganos. Ejemplo de ellos son la presión arterial, la contracción de los músculos lisos y la respuesta inflamatoria. Al tener el útero una capa de musculatura lisa, las prostaglandinas conllevan efectos en la menstruación, también estimulando las contracciones de parto y provocando la maduración del cuello uterino, que a la vez favorece la dilatación del mismo.

El Misoprostol es usado en muchos países como un fármaco muy útil en obstetricia y ginecología. Sus propiedades para estimular las contracciones uterinas y maduración del cuello uterino sirven a los médicos para provocar el inicio de un parto, cuando existe indicación médica para ello. También facilita la dilatación del cuello uterino cuando se requiere realizar un raspado uterino o procedimientos de histeroscopía[93] y vaciamientos uterinos en casos de embriones o fetos muertos in útero.

Estos efectos –la maduración del cuello uterino y la provocación de contracciones uterinas– han sido también aprovechados para provocar abortos. De hecho, así como sirven a los médicos para inducir los partos y facilitar el vaciamiento del útero en abortos retenidos[94], también se utiliza para la inducción de abortos (con embrión o fetos vivos).

La facilidad de su uso –aunque no está exento de ellas, incluso con muertes maternas por su mal uso– lo han convertido en el medio más utilizado para los abortos clandestinos. Esta clandestinidad impide conocer con exactitud el número de abortos clandestinos provocados por este medicamento[95].

---

93 La histeroscopía es un procedimiento por el cual se introduce un instrumento óptico a través del cuello uterino. Se utiliza tanto para fines diagnósticos, como también para terapéuticos, ya que, además de permitir observar la cavidad uterina, posibilita ciertos procedimientos curativos. Las prostaglandinas, al facilitar la dilatación del cuello uterino, permiten una introducción fácil del instrumento a través del cuello uterino.

94 Hablamos de aborto retenido cuando sucede la muerte de un embrión o feto dentro del útero. Cuando no sucede su expulsión espontánea es necesario provocar contracciones uterinas y dilatación del cuello uterino para lograr que ello ocurra.

95 Para profundizar en los contenidos puede consultarse: Enrique Echeverría *et al.*, «Cinco años de experiencia con Misoprostol intravaginal para la inducción de parto. Uso de una nueva presentación farmacéutica en supositorios», Rev. chil. obstet. ginecol, 67(2) (2002): 125-128. Alejandro Varona *et al.*, «Misoprostol en la interrupción temprana del embarazo en pacientes adolescentes», *Rev Cubana Obstet Ginecol*, 36(1) (2010): 97-108.

65. ¿ES CORRECTO ABORTAR CUANDO SE ESTÁ FRENTE A UNA SITUACIÓN EXTREMADAMENTE DRAMÁTICA?

CARMEN DOMÍNGUEZ H.
ABOGADA Y DOCTORA EN DERECHO

Ni aún en una situación extremadamente dramática es éticamente correcto privar de la vida a otro. La vida es un derecho que debe ser reconocido a todo ser humano porque es condición esencial de su naturaleza de persona. Incluso para aquellos que le niegan al embrión la calidad de persona, para quienes que se la reconocen arbitrariamente a partir de cierta edad gestacional o para los que sólo se la conceden cuando cumple con ciertas condiciones físicas o psíquicas, no puede negarse al embrión la calidad de miembro de la especie humana. En efecto, la naturaleza se impone y es previa a cualquier definición convencional de la ley.

En situaciones dramáticas de tipo económico o psíquico lo que se debe procurar es pedir auxilio al entorno más próximo y, si ello no es factible, debe recurrirse a las entidades de salud pública u otras instituciones estatales de protección social que pueden orientar en cómo obtenerla. Existen también entidades privadas que auxilian a las mujeres embarazadas en situaciones complejas o de vulnerabilidad.

E, incluso si ello no es posible, pensar entonces en la alternativa de dar a la criatura en adopción. Algunas entidades pueden orientar en la alternativa de dar en adopción. La adopción siempre será la mejor alternativa para la mujer que no puede hacerse cargo de la crianza del niño por nacer, porque le otorga a este último la oportunidad de vivir.

66. ¿ES MEJOR ABORTAR QUE TENER UNA FAMILIA POBRE Y NUMEROSA?

JOAQUÍN GARCÍA-HUIDOBRO
DOCTOR EN FILOSOFÍA Y EN DERECHO

Una primera respuesta válida aunque insuficiente, lleva a decir que aprobar el aborto en ese caso esconde un supuesto implícito: las vidas en familias pobres y numerosas no valen tanto como aquellas que vienen al mundo en familias ricas. Justificar el aborto de esa manera supone un modo clasista de razonar, teñido además de individualismo, porque nos permite desentendernos de esas personas con el expediente de decirles: «Arréglenselas ustedes mismas; nosotros ya les hemos abierto la alternativa del aborto; no vengan a molestar nuestra tranquilidad con su pobreza».

Sin embargo, por mucho que la pobreza no sea un argumento válido para justificar el aborto ni ninguna otra lesión de la dignidad humana, no debemos obviar la realidad humana que subyace a este problema. «Ninguna mujer aborta por gusto», decía tiempo atrás una persona que ha dedicado buena parte de su vida a acompañar a quienes pasan por momentos difíciles por un embarazo no deseado o que derechamente se han sometido a un aborto. Hay aquí una dimensión trágica que no se puede soslayar. A veces se la tapa con un pañuelo verde y un discurso emancipador, y entonces se la presenta como una gran conquista. En otras ocasiones se soslaya ese carácter trágico porque se defiende sólo la vida no nacida, sin preocuparse de esas vidas ya nacidas que también están en una condición vulnerable: para comenzar, la de esa mujer que pasa por una situación angustiosa, que está sola y es víctima de presiones de todo tipo. Sería hipócrita una oposición al aborto que sólo se preocupara de las vidas en gestación y fuera indiferente al destino de tantas personas que apenas sobreviven en medio de condiciones muy adversas.

La cuestión del aborto no puede ser independiente de aquella más amplia que apunta al tipo de sociedad que queremos construir. Dicho con otras palabras, si en el aborto está involucrada la persona entera de la mujer y también esa otra existencia que lleva en su vientre, entonces resulta injusto decirle sólo a uno de ellos «este es un problema tuyo» y desentenderse del otro mientras uno afirma satisfecho, según los casos, que ha defendido la libertad de la mujer o la vida del feto. El gran desafío, entonces, es mirar a todas las partes involucradas. En esta materia, la ceguera, o al menos la miopía, no es sólo patrimonio de quienes promueven el aborto con el discurso de los derechos individuales. También por el lado conservador hay actitudes que no se corresponden con una postura provida integral.

Más que directamente con la pobreza o el número de hijos, el aborto real, no el que resulta objeto de discusión en los seminarios, se vincula estrechamente con la falta de esperanza, con la sensación de que no existe otra salida. Por eso no basta simplemente con decir que «no», mucho menos proponer que se vaya a una determinada clínica u hospital para tener un aborto seguro, pagado por el Estado o por aquel varón que, reacio a cualquier responsabilidad, alivia su conciencia financiando esa intervención.

67. ¿SE PUEDE OBLIGAR A TENER UN HIJO NO DESEADO A UNA FAMILIA POBRE?

JOAQUÍN GARCÍA-HUIDOBRO
DOCTOR EN FILOSOFÍA Y EN DERECHO

Muchas personas viven en nuestro país en condiciones deplorables. La pregunta es si precisamente el aborto es la respuesta que vamos a ofrecerles para mejorar sus condiciones de vida. El aborto se vincula con la falta de esperanza, con la idea de que se está en un callejón sin salida y no hay otra alternativa que esa.

Aquí surgen muchas preguntas. De partida, qué apoyos damos a las mujeres embarazadas, particularmente ante la increíble irresponsabilidad masculina. El aborto esconde muchas veces un machismo larvado, aunque en ocasiones también descaradamente notorio. Se trata de una práctica que permite a los varones despojarse de cualquier responsabilidad. El caso más extremo es el de la violación: para el violador, el escenario perfecto es que su víctima, además de todos los daños que ha sufrido, se decida a abortar: quedará libre incluso de la responsabilidad de pagar alimentos.

En todo caso, no basta con oponerse al aborto. Ese es un mínimo. Es necesario trabajar al menos en dos vías. La primera es el apoyo a la mujer embarazada. Resulta muy cómodo dejarle el problema a ella y conminarla a decidir. La segunda implica agilizar muy significativamente los mecanismos de adopción.

En el plano jurídico, que es uno de los aspectos involucrados, hay que hacer una distinción muy relevante: una cosa es qué se hace ante una mujer que, en una situación desesperada, ha recurrido al aborto, y otra muy distinta si consolidamos la industria del aborto, sea en manos privadas o como parte del cometido del Estado. La legislación chilena, aún antes de la introducción del aborto en tres causales, le permitía al juez hacerse cargo de esas situaciones dramáticas. Así, es perfectamente posible que el juez no sancione a la mujer, pero sí se castigue a quienes no se hallan en esa situación limítrofe, como es el caso de quienes practican abortos. Cuando se legaliza el aborto, en cambio, aunque sea en casos específicos, se produce la tendencia a considerarlo implícita o explícitamente, como un derecho de la mujer, lo que engendra la obligación de satisfacerlo. El Estado y el sistema jurídico, que tienen su sentido primero en la protección del más vulnerable, se transforman en algo completamente distinto. Mantener la prohibición del aborto significa reconocer que la vida humana inocente no constituye un bien disponible.

En todo caso, el tema es tan delicado que no se resuelve agitando pañuelos verdes, ni tampoco gritando «asesinas» a las mujeres que se disponen a entrar a una clínica abortista. Aunque parezca raro, ambas posturas tienen rasgos en común, entre ellos el de transformar el aborto en una cuestión individual, sea porque se lo entiende como el ejercicio de un derecho de la mujer, sin atender a que hay otra parte involucrada, o porque se entiende bajo el prisma de la culpabilización de la mujer, a quien se deja sola en una situación de abandono y vulnerabilidad.

68. ¿ES MEJOR ABORTAR QUE DAR EN ADOPCIÓN?
CARMEN DOMÍNGUEZ H.
ABOGADA Y DOCTORA EN DERECHO

Esta cuestión se plantea, aunque no de forma exclusiva, muy a menudo en relación con un embarazo derivado de una violación, que es en realidad la única hipótesis en que cabe plantearse la opción formulada en la pregunta. En estos casos hay que tener en cuenta que nunca puede ser mejor impedirle vivir a alguien que permitirle nacer y desarrollarse, pues el mal nunca está justificado. Aunque diferentes leyes despenalizadoras del aborto en el mundo hayan permitido el aborto en este caso, esa autorización no transforma en ética ni en justa esa decisión. Nunca debe olvidarse que la ley no es siempre sinónimo de justicia ni de moral, pues existen normas profundamente injustas, como precisamente es la que despenalizó el aborto provocado.

En efecto, atribuirse el poder para decidir sobre la vida ajena es un acto de suprema injusticia con otro que, por su debilidad, no puede hacer nada para impedir su muerte.

La cultura actual, impulsada por los medios de comunicación, ha presentado la elección del aborto como una forma de reivindicación de la igualdad de la mujer en cuanto implica reconocerle la propiedad sobre su cuerpo. Permitirle abortar es, por tanto, brindarle la posibilidad de elegir qué quiere para su vida y exonerarle de la carga del embarazo, que, por el contrario, no le es impuesta al padre de la criatura.

Sin embargo, esa afirmación está lejos de ser correcta. La criatura no es nunca propiedad de la madre, sino una vida en gestación autónoma con destino propio. Considerarla como una cosa (tal cual lo defienden muchas personas) es biológicamente falso, pues está demostrado que ahí se inicia la vida humana (todos los libros de embriología serios así lo afirman). Además, es ontológicamente imposible que algo pueda mutar de naturaleza por el solo paso de un día y sin ningún otro factor que intervenga, como quieren afirmar quienes consideran que sólo debe protegerse al embrión desde que tiene más de 14 días o de un determinado momento del desarrollo fetal. Es, igualmente, irracional que lo que no era una vida digna hasta la semana catorce lo sea desde el 15, por un simple convencionalismo o decisión arbitraria.

Por todo lo anterior, la única opción posible para una mujer embarazada es llevar a término el embarazo y, en caso de no poder hacerse cargo de la criatura, sea por causas emocionales, psicológicas o económicas, darlo en adopción permitiéndole vivir. La adopción es, en esos casos, un acto de caridad: le permite a otro ser vivir y llegar a constituirse en la persona que está llamada a ser.

69. ¿LA FECUNDACIÓN *IN VITRO* PROVOCA LA MUERTE DE EMBRIONES?

DRA. MÓNICA LÓPEZ BARAHONA
DIRECTORA DE LA CÁTEDRA INTERNACIONAL DE BIOÉTICA JÉRÔME LEJEUNE

La técnica de fecundación *in vitro* conlleva la generación de embriones en el laboratorio y su mantenimiento en cultivo en una estufa con la temperatura, porcentaje de humedad y de CO_2 y O_2 necesarios y los nutrientes apropiados durante algunos días para comprobar la viabilidad de los mismos y para verificar algunos parámetros morfológicos como el color del citoplasma, el índice de vacuolización y el ritmo de segmentación.

Según estos parámetros morfológicos, se establece una escala de calidad conforme a la cual aquellos embriones que no superan los parámetros de calidad establecidos son desechados en los contenedores de residuos biológicos sin llegar a transferirse al útero de la mujer que ha acudido a la técnica de fecundación *in vitro*. Esta es una de las causas por la cual la técnica de fecundación *in vitro* provoca la muerte de embriones.

Una vez que se ha realizado esta criba de embriones, los que han superado los parámetros de calidad tienen dos posibles destinos:

- Transferirlos al útero de la mujer que se ha sometido a la técnica.
- Congelarlos.

La eficacia de la técnica de fecundación *in vitro*, conforme a los datos epidemiológicos que recogen las tasas de implantación con nacimiento del bebé vivo, están en torno al 24%. Es decir, aproximadamente un 76% de los embriones que se generan *in vitro* y se transfieren al útero de una mujer para que sean gestados no llegan a nacer.

Las razones que la ciencia aduce para esta baja tasa de eficacia se basan en el hecho de que el embrión pasa los primeros días de su vida en una placa de cultivo en un laboratorio, de forma que el medio de cultivo puede alterar epigenéticamente al embrión. Por otra parte, en los primeros días de desarrollo embrionario, el embrión expresa unas moléculas de adhesión, de las que los exponentes más representativos son las E-cadherinas, que establecen –en un proceso de reproducción sexual normal– un diálogo materno-embrionario que da razón, molecularmente hablando, de la acogida del embrión por parte de la madre. Ante el incremento de la concentración de E-cadherinas en la superficie del embrión, se activa la expresión de los receptores para las mismas en el útero de la madre, lo que favorece el proceso de implantación.

Cuando el embrión se ha generado *in vitro*, el aumento de niveles de expresión de moléculas de anclaje se produce, pero la madre está en su casa y el útero no recibe la señal inductora para la expresión de los receptores para las moléculas de anclaje, de modo que, cuando el embrión generado *in vitro* se transfiere, no va a ser molecularmente acogido con la misma eficacia que en un proceso de reproducción sexual normal. De ahí que el número de abortos espontáneos en los ciclos de transferencia de fecundación *in vitro* sean más altos que en procesos de reproducción sexual normal. Y es esta otra de las razones por las que, efectivamente, la fecundación *in vitro* provoca la muerte de embriones.

Por otra parte, aquellos embriones que, habiendo pasado los controles de calidad, no se transfieren se congelan en el ánimo de emplearlos para ulteriores ciclos de transferencia. La congelación es un proceso lesivo para el embrión. El embrión pasa de estar a 37°C a -196°C. En el proceso de congelación, la temperatura del feto cae según lo que se conoce como rampa de congelación: está primero a 37°C, después a 4°C, y progresivamente a -20°C, -80°C y finalmente -196°C, temperatura que se alcanza en los contenedores de nitrógeno líquido donde se almacenan los embriones congelados.

Este proceso, conforme a los datos epidemiológicos que conocemos, implica que un 30% de los embriones que se congelan mueran. Morirán en el proceso de congelación, o bien en el propio contenedor de nitrógeno líquido durante el tiempo que se mantengan congelados, o bien en el proceso de descongelación. Pero la realidad es que el 30% morirá. Y esta es otra de las evidencias por la que podemos afirmar que la fecundación *in vitro* provoca la muerte de embriones.

Por todo lo anteriormente expuesto, podemos concluir que la técnica de fecundación *in vitro* lleva en sí misma la consecuencia de provocar la muerte de embriones, bien porque no superen los controles de calidad conforme a parámetros morfológicos establecidos en la unidad de reproducción asistida y se desechen antes se implantarlos; o bien porque al transferirlos al útero de la mujer no lleguen a implantarse (entorno a un 76%) como consecuencia de alteraciones epigenéticas o de la falta de reconocimiento molecular materno-embrionario requerida para el anclaje del embrión en el útero; o bien porque aquellos que no van a ser transferidos al útero de la mujer (denominados embriones sobrantes o supernumerarios) se congelan y por tanto un 30% de ellos morirá.

70. ¿EN QUÉ CONSISTE EL DIAGNÓSTICO PRENATAL (ECOGRAFÍA, AMNIOCENTESIS, CORIOCENTESIS)?

MARÍA JESÚS PÉREZ MOLINA
MÉDICA GINECÓLOGA EN EL HOSPITAL UNIVERSITARIO PUERTA DE HIERRO

El diagnóstico prenatal tiene como objetivo la detección de los trastornos congénitos fetales que ocurren durante la vida intrauterina. Se entiende como defecto congénito toda anomalía en el desarrollo estructural o funcional presente en el momento del nacimiento o antes (sea de carácter genético, infeccioso o ambiental, aunque en muchas ocasiones no es posible identificar su causa).

La detección prenatal permite al equipo médico realizar un asesoramiento, planificar las medidas preventivas y terapéuticas más adecuadas tanto en el embarazo como en el parto y diseñar un cuidado perinatal personalizado. En casos seleccionados, se puede realizar un tratamiento intrauterino de determinados defectos congénitos.

DIAGNÓSTICO PRENATAL DE ANOMALÍAS CROMOSÓMICAS

El proceso de diagnóstico prenatal puede dividirse en dos categorías:

- Pruebas de cribado o *screening*, que evalúan el riesgo de que el feto tenga determinadas anomalías cromosómicas.

Incluyen análisis de suero materno, ecografías y pruebas de ADN (cfDNA) en la sangre materna.

- Técnicas diagnósticas: se realizan para confirmar con seguridad la presencia de una condición congénita específica. Estas pruebas pueden ser invasivas y estar asociadas con ciertos riesgos que deben considerarse.

PRUEBAS DE CRIBADO

- Cribado combinado bioquímico-ecográfico del primer trimestre o triple *screening:* es un cribado precoz de las anomalías cromosómicas más comunes que causan los síndromes de Down (trisomía 21), Edwards (trisomía 18) y Patau (trisomía 13). Es una estimación matemática que combina tres datos: edad de la madre (el riesgo se incrementa a mayor edad materna), bioquímicos (niveles en suero materno de dos proteínas fabricadas por la placenta) y los datos obtenidos en la ecografía del primer trimestre.

  Precisa la realización de una analítica y una ecografía, que valora una serie de parámetros como la traslucencia nucal, el hueso nasal o datos del flujo sanguíneo fetal.

  El cribado combinado presenta una tasa de detección del 90% para la trisomía 21, lo que significa que un 10% de las mujeres que presentan un feto con una trisomía 21 no serán identificadas con esta prueba, y del 95% para las trisomías 18 y 13, con una tasa de falsos positivos global del 5%.

- Cribado mediante detección de ADN fetal libre circulante en sangre materna o prueba prenatal no invasiva. Esta prueba se basa en el análisis del ADN libre total circulante en el plasma materno, del que una pequeña proporción, aproximadamente un 10%, es de origen placentario (no estrictamente fetal). Se recomienda esperar hasta la semana 10 de embarazo, de tal modo que la concentración de ADN fetal sea suficiente para acometer las pruebas. Tienen una tasa de detección para la trisomía 21 del 99% y del 97% para las trisomías 18 y 13. Permite detectar aneuploidías en los cromosomas sexuales. La tasa de falsos positivos es menor del 0,1%, lo que reduce el número de mujeres a las que se indica un procedimiento invasivo innecesario a 1 de cada 1.000: al tratarse de una prueba de cribado, el resultado de riesgo alto de trisomía significa que la probabilidad de que el resultado sea cierto es alta, pero debe confirmarse con una prueba invasiva para estudiar los cromosomas fetales.

TÉCNICAS DIAGNÓSTICAS

Para llevar a cabo un diagnóstico genético prenatal es necesario obtener material que contenga células del feto a través de un método invasivo. Existen dos técnicas principales:

- *Biopsia corial o de vellosidades coriónicas:* consiste en la extracción de material placentario obtenido mediante la introducción de una pinza de forma eco guiada a través del canal cervical. Se realiza entre las 11 y 13 semanas de embarazo.

- *Amniocentesis:* consiste en la obtención de un pequeño volumen del líquido amniótico que envuelve al feto mediante una punción en el abdomen materno. Se efectúa a partir de la semana 16 de embarazo.

Tras una biopsia corial o una amniocentesis se describe un riesgo de pérdida fetal en aproximadamente del 0.5-1% de los casos; sin embargo, hay evidencia reciente de que el riesgo real atribuible a la técnica *per se* es del 0.1-0.2%.

Estudio genético en muestras fetales. Una vez obtenido el material fetal, se procesa mediante diferentes técnicas de biología molecular y/o citogenética en función de la anomalía que se desee descartar.

Para el diagnóstico rápido de anomalías cromosómicas se emplean las técnicas FISH (Hibridación In Situ Fluorescente) o QF-PCR, que nos permiten analizar en un corto plazo los cromosomas implicados en la alteración concreta. Para el diagnóstico de enfermedades genéticas hereditarias del tipo fibrosis quística, distrofias musculares, etc., se extrae el ADN a partir de las células del feto y se analizan mutaciones en el gen responsable de la enfermedad. En todos los casos se realiza un cultivo de las células para obtener el cariotipo fetal, donde se visualizan todos los cromosomas, y se descarta así cualquier otra anomalía que pueda comprometer la salud del feto.

La elección de la técnica invasiva más adecuada está condicionada por la etapa del embarazo en que se plantee y el tipo de defecto congénito que se pretende identificar. El líquido amniótico es útil para el diagnóstico de un espectro más amplio de enfermedades fetales como la infección fetal (por rubeola o toxoplasma), por ejemplo, y los estudios bioquímicos de las enfermedades metabólicas.

En nuestro medio se propone de rutina un cribado tanto de anomalías cromosómicas como de infecciones, y no una técnica diagnóstica invasiva de entrada. No está justificado acometer una prueba diagnóstica invasiva a todas las gestantes por los riesgos que esta conlleva, aparte del elevado coste económico y de recursos asistenciales que esto supondría. En caso de cribado de riesgo intermedio o de alto riesgo de cromosomopatía o diagnóstico de infección materna, se recomendará la realización de exámenes más precisos, asesorándose de forma individualizada la opción más adecuada.

DIAGNÓSTICO PRENATAL DE MALFORMACIONES FETALES

La ecografía 2D de alta resolución es la técnica idónea para el diagnóstico de malformaciones. La sistematización de las exploraciones ecográficas durante el embarazo está perfectamente establecida. En sus protocolos, la Sociedad Española de Obstetricia y Ginecología recomienda realizar de forma sistemática tres ecografías con diferentes objetivos durante la gestación, una en cada trimestre del embarazo.

La ecografía del segundo trimestre o ecografía morfológica está indicada entre las semanas 18 y 22 de embarazo. Es el examen fundamental para evaluar con detalle la anatomía fetal e identificar los defectos físicos que tengan una entidad suficiente como para ser reconocidos visualmente. En determinadas circunstancias, la ecografía 2D puede complementarse con la ecografía tridimensional (Eco3D), que permite la reconstrucción del feto en los tres planos del espacio. Ahora bien, la ecografía 3D nunca puede sustituir a la ecografía morfológica 2D de alta resolución.

71. ¿QUÉ ES EL DIAGNÓSTICO PREIMPLANTACIONAL?

MARÍA JESÚS PÉREZ MOLINA
MÉDICO GINECÓLOGA EN EL HOSPITAL UNIVERSITARIO PUERTA DE HIERRO

El diagnóstico genético preimplantacional es una técnica utilizada en el contexto de la fertilización *in vitro* para identificar embriones con defectos genéticos antes de su transferencia al útero.

Esta técnica tiene diferentes indicaciones. Por ejemplo, es útil cuando los progenitores, o al menos uno de ellos, portan alguna enfermedad genética hereditaria. También puede indicarse para tratar la infertilidad tras varios fracasos repetidos de FIV, fallos de implantación embrionaria o abortos de repetición, ya que el diagnóstico preimplantacional puede ser empleado para seleccionar embriones euploides, es decir, aquellos con un número normal de cromosomas, lo que puede mejorar las tasas de implantación y reducir el riesgo de aborto espontáneo. Otra indicación es cuando los progenitores ya tienen un hijo enfermo por alguna enfermedad que precisa un trasplante de células sanguíneas y deciden tener otro hijo sano y compatible. Es lo que se conoce como «bebé medicamento».

Aunque el diagnóstico genético preimplantacional es una herramienta crucial en la reproducción asistida para evitar la transmisión de enfermedades genéticas y mejorar los resultados clínicos en términos de implantación y tasas de embarazo, es una técnica reproductiva que ofrece controversias éticas y no está legalizada en muchos países. Si bien la ley la permite, generalmente se contemplan ciertas restricciones: por ejemplo, en España se permite conocer el sexo del embrión, pero su uso para la selección de sexo está restringido a casos específicos donde existe una enfermedad genética ligada al sexo como la hemofilia.

Es un procedimiento que implica la realización de una **biopsia a cada uno de los embriones** en la que se extraen una o dos células, mediante técnicas de micromanipulación, para ser sometidas a análisis genético mientras los embriones siguen desarrollándose en el laboratorio.

Existen tres formas principales de análisis genéticos preimplantacionales:

- El PGT-A: evalúa si hay alteraciones cromosómicas numéricas o aneuploidías, es decir, si el número de cromosomas del embrión está alterado. La enfermedad cromosómica más conocida es el síndrome de Down.

- El PGT-M: indicado para evitar la transmisión de una enfermedad monogénica a la descendencia cuando haya riesgo de que el bebé la padezca (porque existen antecedentes, un diagnóstico en los padres o ambos son portadores). Son ejemplos de enfermedades hereditarias monogénicas el síndrome X-frágil, la enfermedad de Huntington o la distrofia muscular.

- El PGT-SR: analiza si hay alteraciones estructurales desequilibradas en los cromosomas del embrión (SR viene de reordenamientos estructurales en inglés).

Tras el resultado, se pueden **seleccionar los embriones sanos** que se transfieren al útero.

72. ¿ESTAMOS YA EN UNA SOCIEDAD EUGENÉSICA?

RAFAELA DE LA BRENA ALONSO DE CELIS

MIEMBRO DE LA CÁTEDRA INTERNACIONAL DE BIOÉTICA JÉRÔME LEJEUNE

Eugenesia, término que proviene del griego *eû* –«bien»– y de *génésie* –génesis, «buen nacer»– es definida por la Real Academia Española como el «estudio y aplicación de las leyes biológicas de la herencia orientados al perfeccionamiento de la especie humana»[96].

Para dar respuesta a la cuestión planteada, revisamos la historia de la eugenesia y constatamos que la búsqueda de la perfección del ser humano no es nueva. «Ya desde la antigua Grecia se tiene registro de distintos proyectos eugenésicos en diferentes contextos históricos»: movimientos eugenésicos totalitarios de los siglos xix y xx que alcanzaron su máxima expresión en la Alemania nazi, así como la actual eugenesia liberal o nueva Eugenesia, de corte utilitarista, que irrumpe tras el descubrimiento del ADN, mediante el «desarrollo acelerado de la Biomedicina y la Biología molecular»[97].

A día de hoy nos enfrentamos a numerosos desafíos bioéticos al comienzo de la vida humana que nos llevan a afirmar que sí vivimos en una sociedad eugenésica, tan letal como desapercibida, debido al desconocimiento de las tendencias actuales en genética, reproducción y ética médica, y sus implicaciones para la vida del ser humano. Entre otras formas de eugenesia, cabe destacar las siguientes:

---

96 Diccionario de la Lengua Española de la Real Academia Española. https://www.rae.es/ diccionario- estudiante/eugenesia - https://dle.rae.es/eugenesia

97 Villela Cortés, Fabiola; Linares Salgado, Jorge E. (2011). «Eugenesia: un análisis histórico y una posible propuesta». *Acta bioethica, 17*(2), 189-197. https://dx.doi.org/10.4067/ S1726-569X2011000200005

- Es frecuente hablar de eugenesia embrionaria cuando hablamos de diagnóstico genético preimplantatorio[98] en la fecundación *in vitro*. Permite seleccionar embriones sanos, sin ciertas enfermedades genéticas o con ciertos rasgos físicos como el sexo, eliminando, consecuentemente, los embriones considerados no idóneos.

- La generalización de la transferencia múltiple de embriones, como consecuencia de la baja eficiencia de las técnicas de reproducción asistida[99], conlleva riesgos para la salud de la madre y del hijo en su desarrollo embrionario. Frecuentemente, provocan una reducción embrionaria que asegure el éxito del tratamiento y con la vida de embriones que lo «ponen en peligro».

- Las pruebas diagnósticas prenatales permiten detectar diferentes condiciones genéticas en el feto, lo que favorece un aumento en el número de abortos eugenésicos selectivos de fetos con ciertas patologías, malformaciones o enferme-

98 Manual de Bioética para Jóvenes. Fundación Jérôme Lejeune. «Para el profesor Jacques Testart el diagnóstico preimplantatorio, es una promesa de eugenesia discreta, consensuada y a gran escala».

99 Güell, Francisco. (2023). Proyecto Europeo H2020 «B2-InF: be better informed about fertility». https://b2- inf.eu/. «Las clínicas incumplen de manera generalizada el marco jurídico vigente debido, principalmente, a una falta de claridad y transparencia en la información que facilitan a la sociedad y a sus usuarios. Concretamente, se ha denunciado que la tasa de éxito de los tratamientos (de Reproducción médicamente asistida) debe definirse claramente en términos de tasa de niños nacidos vivos y no como tasa de embarazo. [...] La tasa de éxito real de niño nacido vivo es, por ejemplo, del 1% en mayores de 45 años, y de menos del 10% en mayores de 40. Con óvulos donados por una mujer joven, anónima, se estima que los porcentajes sean de alrededor de un 30%; es decir, en el mejor de los casos, 7 de cada 10 (mujeres) pagarán un tratamiento ineficaz, tratamiento que podría ser considerado como experimental, sin que ellas tengan conocimiento». https://fundacionlejeune.es/presentacion-de-los-resultados-del-proyecto-europeo-h2020-b2-inf-estar-mejor-informado-sobre-la-fertilidad/

dades graves[100]. Hoy, entre el 90% y el 95% de los bebés con cromosomopatías no nacen porque son abortados[101].

* Avances en edición genética, como el CRISPR-Cas9, permiten la manipulación directa del ADN humano. Abren, en consecuencia, el debate sobre el «diseño» de bebés con ciertas características deseadas o sobre la eliminación de las causas de enfermedades genéticas, planteando cuestiones éticas cuando no tratan al embrión como un fin en sí mismo y no respetan su integridad física.

* En las clínicas de fertilidad, los futuros padres pueden elegir donantes de gametos basándose en características específicas (inteligencia, apariencia física, logros académicos), lo que se interpreta como una forma indirecta de eugenesia que favorece la reducción embrionaria de los no aptos[102].

Así, la línea entre prevención de enfermedades y mejora genética se difumina, y la biomedicina, respaldada por la legislación actual, pasa de proteger la salud a eliminar determinados seres humanos según su patrimonio genético, en nombre de la supresión de enfermedades hereditarias.

Por el contrario, la nueva eugenesia perpetúa prejuicios arraigados contra la discapacidad y socava, fundamentalmente, el principio de igualdad y el derecho a la vida y a la integridad física

---

100 Rodríguez Díaz R. N. «Aborto eugenésico: actitud ante el diagnóstico de un feto malformado». *Dilemata* (2015), nº 17, p. 54.

101 Datos extraídos de declaraciones del Dr. Luis Chiva, Head of Gynaecology and Obstetrics Department en la Clínica Universidad de Navarra, así como de D. Agustín Matía, director de Down España. https://www.bbc.com/mundo/noticias-64981751

102 Cohen, Jacques. Le Monde, 5 de junio de 2001. «Dentro de unos diez o veinte años seremos capaces de cribar cada embrión humano para todas las anomalías cromosómicas numéricas y para las numerosas afecciones genéticas. En un futuro próximo se podrá conocer la predisposición genética individual a enfermedades cardiovasculares, a todos los tipos de cáncer y a enfermedades infecciosas. En un futuro más lejano, se deberían poder identificar varias características genéticas como la estatura, la calvicie, la obesidad, el color del pelo y de la piel e incluso el CI. Así, poco a poco, el fin último del DGP bien podría ser normalizar la especie».

de todos los seres humanos, independientemente de sus capacidades o condiciones.

Desde la bioética personalista rechazamos las prácticas eugenésicas contemporáneas porque promueven una visión instrumental de la naturaleza humana, reducen a las personas a meras características biológicas y niegan su valor intrínseco y ontológico. También reafirmamos nuestro compromiso con la protección y el respeto de toda vida humana, desde el momento de su concepción hasta su muerte natural.

El profesor Jérôme Lejeune ya lo advirtió: «El racismo cromosómico es horrible, como todas las otras formas de racismo».

73. ¿QUÉ SON LOS VIENTRES DE ALQUILER?
MARTA ALBERT MÁRQUEZ
PROFESORA DE FILOSOFÍA DEL DERECHO EN LA UNIVERSIDAD REY JUAN CARLOS

«Vientres de alquiler», «gestación por subrogación» y «maternidad subrogada» son algunas de las denominaciones que se emplean más comúnmente para referirse al fenómeno que consiste en la firma y ejecución de un contrato por el que, como afirma la ley de técnicas de reproducción humana asistida, se conviene «la gestación, con o sin precio, a cargo de una mujer que renuncia a la filiación materna a favor del contratante o de un tercero».

Por tanto, la gestación subrogada no es, como se pretende sugerir en ocasiones, una técnica más de reproducción humana asistida, sino un contrato en virtud del cual alguien paga (un precio o una compensación) a una mujer para que se someta a las técnicas, con el propósito de gestar un bebé que no será legalmente su hijo, sino del o los comitentes, es decir, de la persona o personas que la hayan contratado.

Como cabe observar, el objeto del contrato no es la gestación en sí, como también se pretende hacer creer y, de hecho, se traslada literalmente a la inmensa mayoría de estos contratos.

¿Quién querría contratar una gestación, con qué propósito? El objeto del contrato es la venida al mundo de un ser humano, y no de una persona cualquiera, sino de alguien que será hijo de otro u otros. Por tanto, lo que se contrata es la existencia de un ser humano, su condición de hijo, y la determinación de esa filiación a favor de otra persona, esto es, la condición de padre o madre del/los comitentes.

Estos contratos admiten dos modalidades distintas, onerosa o gratuita, si bien esta última se denomina en ocasiones «altruista», como si llamarla así hiciera desaparecer lo fundamental: que se ha realizado un contrato que tiene por objeto la existencia de una persona.

Por lo demás, en la práctica nadie contrata «sólo» un vientre. El contrato de «arrendamiento de útero» constituye un apartado de un «pack contractual» que se firma con una agencia y que incluye habitualmente la obtención y traslado de los gametos, la generación del embrión *in vitro*, la transferencia al útero de la gestante, los gastos médicos durante el embarazo, la asistencia en parto y puerperio, y la asesoría jurídica y asistencia letrada para resolver los problemas jurídicos derivados de la situación de los niños nacidos al amparo del contrato. Que se retribuya a la gestante en concepto de precio o de compensación es algo a menudo irrelevante para las agencias intermediarias que gestionan trasnacionalmente estos contratos y sortean a su conveniencia las normas de cada Estado.

Estos contratos son nulos porque, como ha señalado reiteradamente nuestro Tribunal Supremo, lesionan la dignidad de la mujer gestante y del hijo por nacer. Se celebren a título oneroso o a título gratuito, lo decisivo es que su objeto constituye algo sobre lo que no cabe realizar contrato alguno. Contravienen los principios y valores básicos sobre los que se fundamenta nuestra convivencia. Así nos lo ha recordado, recientemente, la Ley Orgánica 1/2023, de 28 de febrero, que incluye la gestación por subrogación como una forma de violencia en el ámbito reproductivo.

En nuestro derecho hay sólo dos formas de convertirse en padre o madre, y ninguna de ellas tiene que ver con la voluntad explícita de serlo o con ningún pretendido «proyecto parental» al que se tenga derecho. Se es padre o madre en virtud de un vínculo biológico (en el caso de la madre, determinado por el parto) o por adopción. Por tanto, cuando la persona o una de las personas que contratan a la gestante sea también el padre biológico del hijo, esa paternidad no puede dejar de reconocerse jurídicamente.

Como han señalado los magistrados del Tribunal Europeo de Derechos Humanos firmantes de uno de los votos concurrentes a la sentencia Paradiso y Campanelli contra Italia (Gran Sala, 2017), en los casos de maternidad subrogada donde no existe vínculo biológico entre los comitentes y el bebé, «lo que hay es sencillamente tráfico de seres humanos».

Pero incluso cuando se reconoce la paternidad biológica del comitente, esto no implica un reconocimiento del contrato, ni es posible impugnar la filiación materna. Así lo acaba de establecer el Tribunal Supremo en sentencia 1262/2025, subrayando que reconocer la validez del contrato de subrogación significaría convertir a las niñas nacidas a su amparo en mercancía, y obviar los ojos ante la situación de «estado de necesidad acuciante» de la mujer que se aviene a gestar para otros comprometiendo su salud y renunciando a derechos inalienables.

La sentencia aborda el caso de una gestación contratada en Tabasco (México). No cabe argumentar que sería preferible regular la subrogación en España para garantizar, al menos, los derechos de las gestantes (la dignidad del hijo se ve irremediablemente vejada por la mera celebración del contrato).

En un mundo globalizado, la legalización de la subrogación altruista en los países «compradores» del servicio de gestación (como España) constituye una medida irresponsable e hipócrita. El principal efecto de esta legalización sería «normalizar» el recurso al útero ajeno para la obtención de un hijo propio. Por más que tratemos de garantizar los derechos de las gestantes, la demanda superará

con creces la oferta de gestantes nacionales, y la lógica del mercado nos llevará a encontrar la mejor relación calidad-precio fuera de
nuestras fronteras, allí donde no podemos garantizar la ausencia de
explotación de las mujeres gestantes. El ejemplo del Reino Unido
es claro: maternidad subrogada altruista legal desde 1985, regulada
con las mayores garantías para las gestantes, y mayor índice europeo de gestaciones contratadas en el extranjero, donde es material-
mente imposible evitar la explotación reproductiva.

No existe nada parecido a un «derecho a ser padres». La satisfacción del deseo reproductivo de los adultos no puede lograrse
violando la dignidad y los derechos fundamentales de las mujeres
gestantes y de los hijos nacidos a consecuencia del contrato.

74. ¿ES EL ABORTO UN GRAN NEGOCIO?

CARMEN FERNÁNDEZ DE LA CIGOÑA CANTERO
DIRECTORA DEL INSTITUTO CEU DE ESTUDIOS DE LA FAMILIA EN LA UNIVERSIDAD CEU
SAN PABLO

El planteamiento de esta cuestión suscita distintas consideraciones.

Si nos referimos a los criterios con los que se evalúa la posibilidad de negocio y su efectividad o no, necesariamente tenemos
que remitirnos a cifras. En cuanto al número de abortos producidos y en cuanto a la cuantía económica que estos suponen.

Las cifras del aborto en España se han ido incrementando desde su despenalización en 1985. En el año 2010, la modificación de
la ley anterior por la nueva Ley Orgánica 2/2010 de salud sexual
y reproductiva y de la interrupción voluntaria del embarazo establece la posibilidad de abortar sin requerir otra causa que la petición de la mujer embarazada hasta la semana 14 de la gestación.
Igualmente se amplían los plazos posteriores en caso de «grave
riesgo para la salud de la madre o del feto». Hasta la semana 22 se
podrán realizar estas intervenciones, cuyo objeto es acabar con la
vida del niño que se está gestando.

Según los datos que refleja el Ministerio de Sanidad desde el año 2010, hasta ahora los abortos practicados en España cada año superan la cifra de los 90.000. A excepción del año 2020, en el que, por los efectos y las circunstancias derivadas de la pandemia del Covid, descendieron a 88.269. Igualmente, los datos publicados reflejan ya las cifras de 2023. En este año se han realizado en España 103.097 abortos. La suma de todos ellos muestra que en nuestro país, desde la despenalización hasta la actualidad, se han producido más de 2,8 millones de abortos. Es una cifra abrumadora.

Para saber si es un negocio, y un negocio rentable, hay que relacionar esos datos con el coste que supone realizar cada una de esas intervenciones. Nos fijaremos sólo en lo que han supuesto económicamente los abortos realizados en 2023.

El aborto en España es gratuito, realizado por la Seguridad Social. Sin embargo, la inmensa mayoría de los abortos se practica en centros privados que publican sus tarifas en las páginas web de sus negocios. Esas tarifas oscilan, dependiendo de que la anestesia sea local o general y dependiendo de la semana en que se encuentra la madre gestante, entre 345 euros si es antes de la semana 12 y si es anestesia local (440 si es anestesia general) y 1.655 euros si se encuentra entre la semana 21-22.

Según los datos que publicó el Ministerio de Sanidad en 2023, el 81,41% de los abortos practicados se realizó en centros privados. Los realizados en centros públicos, aunque no se cuantifican económicamente de la misma manera, sin ninguna duda también tienen un coste económico para el contribuyente. Lo que nos lleva a unas cifras de más de 50 millones de euros en el año 2023 sólo en España. Estos datos económicos no reflejan lo que suponen la mayoría de los abortos químicos o farmacológicos, pero que por su parte incrementan el volumen de negocio de lo que supone la práctica del aborto, y de lo que se mueve a su alrededor. No reflejan tampoco las distintas subvenciones que lleva implícita esta práctica clínica. Podrían llamar la atención los precios comparados de otro tipo de prácticas que se realizan (y consecuentemente están publicadas las tarifas) en esos mismos establecimientos privados. Igualmente, no se computa aquí, en esa cifra de 50.000.000, lo que supone el «material biológico» que es utilizado en investigaciones y desarrollos farmacológicos, a pesar de los resultados de incremento de patologías oncológicas que dan como resultado del trabajo con células embrionarias.

En cualquier caso, siendo estas las cifras españolas, y sabiendo que hay que compararlas con las cifras mundiales, la primera y rotunda respuesta es que sí, que el aborto es un gran negocio. Sin embargo, hay otra serie de consideraciones, por supuesto más allá de las morales, que nos llevarían a replantearnos esta respuesta.

El aborto es consecuencia (pero también se convierte en causa según su práctica se va dilatando en el tiempo) de una mentalidad antinatalista. Esa mentalidad y esa realidad nos ha abocado a un invierno demográfico aterrador que se hace evidente en el mundo occidental, pero que comienza también a dejar sentir sus efectos en todo el resto del mundo. Baste como ejemplo el intento chino de revertir las consecuencias de la política del hijo único. Los informes y las predicciones que publica la ONU con respecto al desarrollo poblacional nos permiten adivinar la irrelevancia de Europa en la política mundial de aquí a pocos años.

El problema de la soledad, el incremento de las medidas que tienden a acabar con la vida en los momentos finales, la hostilidad intergeneracional, la debilidad de las sociedades… nos permiten decir que el aborto es el peor negocio del mundo.

75. ¿PUEDE SER EL ABORTO CONSIDERADO UN MÉTODO DE PLANIFICACIÓN FAMILIAR?

ONDINA VÉLEZ
MÉDICO DE FAMILIA Y PROFESORA DE LA UNIVERSIDAD CEU SAN PABLO

El aborto no debería ser considerado nunca un método de planificación familiar. Existen declaraciones internacionales en este sentido. El texto titulado «Enfoque estratégico de la OMS para fortalecer políticas y programas de salud sexual y reproductiva» recoge la necesidad de disminuir el número de abortos y que el aborto nunca sea considerado un método más de control de la natalidad[103].

Sin embargo, la actual legislación española acerca del aborto desde el año 2010 ha favorecido, primero, una banalización del aborto y, segundo, que cada vez sea mayor el número de mujeres que solicitan el aborto para finalizar un embarazo sin motivo aparente. La Ley Orgánica 2/2010, de 3 de marzo, de salud sexual y reproductiva y de la interrupción voluntaria del embarazo, determina que hasta la decimocuarta semana de gestación se puede abortar de manera legal y sin ningún motivo que se deba alegar para poder solicitar el mismo. Esto ha favorecido la conciencia de que el aborto sea considerado un recurso sanitario más y una prestación del sistema sanitario público a la que se tiene derecho.

Las estadísticas en España reflejan no sólo un aumento sostenido del número de abortos que se realizan cada año, y de las tasas de aborto, sino también un aumento del porcentaje de mujeres que abortan cada año por segunda, tercera, cuarta e incluso por quinta vez[104]. Estamos ante el fenómeno del reaborto (tabla 2).

	1993	2003	2013	2023
Nº total de abortos	45.503	79.788	108.690	103.097
Tasa de abortos por 1000 mujeres de 15 a 44 años	5,15	8,77	11,74	12,22
Porcentaje de reaborto	21,61	28,11	38	34

Tabla 2.
Fuente: datos oficiales del Ministerio de Sanidad.

---

103 Organización Mundial de la Salud «Enfoque Estratégico de la OMS para fortalecer políticas y programas de salud sexual y reproductiva», 2008.

104 Ministerio de Sanidad y Consumo «Interrupción Voluntaria del Embarazo. Datos definitivos» 1993, 2003, 2013, 2023.

El fenómeno del reaborto significa que cada vez hay más mujeres que recurren al aborto de una manera repetitiva, como si pudiese ser una forma de control de la natalidad.

Existen muchas voces que consideran que una manera eficaz de reducir el número de abortos podría ser aumentar la accesibilidad a los métodos anticonceptivos. Sin embargo, la evidencia de los datos revela lo contrario.

La actual Ley de Salud Sexual y Reproductiva y de la Interrupción Voluntaria del Embarazo establece el marco para que se favorezca la dispensación gratuita y prescripción de fármacos anticonceptivos en las farmacias y en el sistema sanitario. Actualmente la píldora del día después se puede obtener sin receta en farmacias y existen numerosas marcas de anticonceptivos a precio muy bajo, ya que son financiados desde el sistema sanitario público. Sin embargo, a pesar de que estas medidas estén supuestamente dirigidas a reducir abortos, se observa no sólo el incremento de reaborto, sino una disminución en el uso de los anticonceptivos.

Esto se debe a varias causas:

- Un aumento de la llamada mentalidad anticonceptiva, que consiste en tratar de privar a la sexualidad de sus consecuencias procreadoras. Esta mentalidad es promovida desde organismos internacionales y desde el propio Estado español con leyes como la que actualmente regula el aborto en España. El propio término «salud sexual y reproductiva» viene a proponer la sexualidad humana con dos aspectos diferenciados: el aspecto sexual y el reproductor.

- Una pérdida de conciencia de las consecuencias naturales de la sexualidad humana. Cada vez se observa una menor conciencia de que el fruto natural de las relaciones sexuales puede ser un embarazo. Ya un texto acerca de los jóvenes y el aborto publicado en el año 2006 por el Ministerio de Sanidad recogía esta idea: «La procreación aparece ligada al desarrollo de un nuevo imaginario en el que ocupa un lugar destacado la existencia de las llamadas técnicas "artificiales" de la reproducción asistida así como una creencia paralela en la mayor dificultad de tener hijos en las relaciones sexuales "naturales"»[105].

- Una banalización del valor de la vida y del aborto. Por ello cada vez es mayor la tasa de mujeres que recurren al aborto y que lo hacen, además, de una manera repetitiva (fenómeno de reaborto).

Es necesario recuperar el significado de la sexualidad humana y la belleza de cada nueva vida que comienza a existir.

---

[105] «La interrupción voluntaria del embarazo y los métodos anticonceptivos en jóvenes», Ministerio de Sanidad y Consumo, 2006.

EUTANASIA

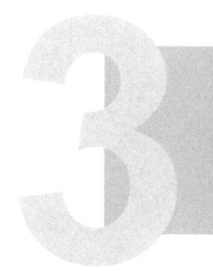

76. ¿CUÁNDO TERMINA LA VIDA HUMANA?

IVÁN PÉREZ
MÉDICO INTERNISTA Y MAGÍSTER EN BIOÉTICA

Esta pregunta, relacionada con el misterio de la muerte, ha acompañado al hombre desde siempre y responderla en pocos párrafos es una osadía. La vida humana, así como la vida de los animales y las plantas, termina con la muerte. La muerte es el cese irreversible de la vida y ocurre en un instante en el que se verifica un cambio sustancial en el ser. Así como hay un instante en que comienza cada vida humana, también existe el instante en que termina. En consecuencia, tanto el inicio como el término de la vida no son procesos, sino eventos instantáneos, cuyo momento exacto no puede determinarse a través mediciones empíricas; aún con todo el avance de la ciencia y la medicina, diagnosticamos la muerte de una persona cuando esta ya ha sucedido.

La afirmación de que alguien ha fallecido demanda seguridad absoluta por las implicaciones éticas, médicas y jurídicas que tiene. Desde los albores de la humanidad y hasta avanzado el siglo xx este asunto no fue problema, ya que el sentido común y la experiencia permiten asegurar que alguien inconsciente, sin respuesta a estímulos dolorosos, con ausencia de latidos cardíacos y sin respiración espontánea (signos negativos de vida), está muerto; mayor certeza aún si a lo anterior se agrega frialdad, color lívido, rigidez corporal o, en etapas más avanzadas, signos de descomposición de los tejidos (signos positivos de muerte)[106]. Sin embargo, la aparición de los ventiladores artificiales y el desarrollo de las unidades de cuidado intensivo evidenciaron otra realidad: que pacientes con daño total e irreversible del encéfalo (cerebro + cerebelo + tronco cerebral) podían considerarse muertos, ya que esa condición clínica marca el punto de no retorno para la desorganización y desintegración total del individuo. La «muerte encefálica» (*brain death*) permite la extracción de órganos con fines de trasplante y la suspensión de la ventilación mecánica, en la convicción que estos individuos ya han fallecido. Asimismo, obligó a profundizar la definición de muerte y entenderla como el «cese permanente del funcionamiento del organismo como un todo»[107], es decir, muerte es el momento en que se pierde la integración y coordinación de los distintos órganos y sistemas de un individuo –se pierde la «unidad»– aun cuando algunas células y tejidos sigan funcionando de manera aislada por algún tiempo (horas, días). Este criterio neurológico de muerte asume que el encéfalo es el órgano integrador y coordinador del individuo, noción cuestionada por algunos autores[108]; este nuevo parámetro, ampliamente aceptado en la actualidad, no se contrapone con el clásico criterio cardiopulmonar, ya que la detención de la circulación sanguínea implica necesariamente daño encefálico irreversible, debido a la muerte de las neuronas por falta de oxígeno. El desafío es, evidentemente, aplicar de manera rigurosa las pruebas confirmatorias de la muerte encefálica[109].

---

106 Grupo de Estudios de Ética Clínica de la Sociedad Médica de Santiago, «Diagnóstico de Muerte», *Rev Med Chile* 132 (2004): 95-107.

107 James L. Bernat *et al.*, «On the Definition and Criterion of Death», *Ann Intern Med*; 94(3) (1981): 389-394.

108 D. Alan Shewmon, «Brain Death: A Conclusion in Search of a Justification», *Hastings Center Report* 48(6) (2018): 22-25.

109 La muerte encefálica se confirma si se cumplen tres criterios clínicos: presencia de coma, sin respuesta a ningún estímulo; ausencia de los reflejos que se integran a nivel del tronco cerebral; y apnea, es decir, ausencia de movimientos respiratorios espontá-

La vida humana termina con la muerte del individuo, que es una sola. En la actualidad podemos diagnosticarla tanto por el parámetro cardiopulmonar como por el criterio neurológico.

77. ¿CÓMO SE DETERMINA LA MUERTE DE UNA PERSONA?

MANUEL MARTÍNEZ-SELLÉS

PRESIDENTE DEL ILUSTRE COLEGIO OFICIAL DE MÉDICOS DE MADRID Y MÉDICO CARDIÓLOGO

La determinación de la muerte es un proceso que involucra tanto criterios médicos (que deberían ser iguales en todos los países) como legales (que pueden variar en función de la legislación local). Nosotros nos centraremos en los primeros.

CRITERIOS DE MUERTE: ASISTOLIA Y ENCEFÁLICA

Aunque la muerte es sólo una, puede definirse mediante dos criterios fundamentales: la asistolia o parada cardiorrespiratoria y la encefálica o cerebral. Ambos se basan en el cese irreversible de funciones vitales.

1. **Asistolia.** Tradicionalmente, la muerte se determinaba por el cese irreversible de las funciones cardiopulmonares, la ausencia de latido cardíaco y de respiración. La comprobación de la ausencia de pulso (se puede comprobar la ausencia de actividad cardíaca eléctrica mediante un electrocardiograma) y la verificación de la apnea durante el tiempo que se considere la situación irreversible permite declarar la muerte.

2. **Muerte encefálica**. Con respiradores artificiales, técnicas de reanimación y equipos de soporte circulatorio, se pueden mantener funciones cardiopulmonares artificialmen-

---

neos. Cada criterio se corrobora por medio de la aplicación rigurosa de un protocolo por un médico especialista.

te, aunque el cerebro esté total e irreversiblemente dañado, incluyendo el tronco cerebral, responsable de funciones básicas como la respiración y los reflejos. Se diagnostica a través de una serie de exploraciones clínicas que permiten comprobar la ausencia de a) estos reflejos como el pupilar a la luz; b) respiración espontánea tras retirar soporte ventilatorio (prueba de apnea); c) actividad cerebral en electroencefalograma y/o pruebas de imagen, como el Doppler transcraneal o la angiografía cerebral. Se exige también que la causa de la muerte sea conocida y que no estén presentes factores de confusión como hipotermia y fármacos.

3. **Donación en asistolia controlada.** La donación de órganos de donantes en muerte encefálica plantea pocas dudas desde el punto de vista ético. Básicamente, se usan órganos de un cadáver que se mantienen funcionando artificialmente hasta la donación. Una situación muy distinta es la donación en asistolia controlada, que, tras una supuesta muerte por una breve parada cardíaca «irreversible», en pacientes sin muerte encefálica, usa dispositivos de asistencia circulatoria, como la oxigenación por membrana extracorpórea (ECMO), que permiten restablecer el latido cardíaco. Esta donación se hace a partir de donantes cuyo supuesto fallecimiento ha sido diagnosticado por criterios circulatorios y respiratorios. La más frecuente, la controlada tipo III de Maastricht, se hace tras una retirada del soporte vital artificial por mal pronóstico irreversible. Se exige una ausencia de circulación durante un tiempo que es variable en los distintos países en los que se permite, siendo lo más habitual cinco minutos. Tras ese breve periodo se conecta rápidamente, mediante la canulación de vasos grandes, un ECMO que restablece la circulación y permite la perfusión de órganos, incluyendo el corazón, que puede volver a latir. Así, la determinación de irreversibilidad –necesaria para la certificación de la muerte rea-

lizada momentos antes– fue aparentemente inexacta, ya que se restablece la circulación.

4. **Controversias de la donación en asistolia controlada.** El donante, inicialmente «muerto» por parada cardiorrespiratoria, acaba muerto según los criterios de muerte cerebral, debido a la ligadura de arterias o la colocación de balones o derivaciones intravasculares que se utilizan para prevenir la reperfusión cerebral. Lo que se hace es una recuperación de órganos después de un paro cardiopulmonar y la inducción de muerte cerebral. La forma y la declaración de la muerte en este tipo de donación plantean importantes cuestiones y preocupaciones éticas. Después de declarar la «muerte circulatoria», la circulación cerebral se ocluye deliberadamente. Esto provoca la muerte encefálica para que se pueda restaurar la circulación y el donante aún sea considerado muerto, ahora por muerte encefálica, ya que no se cumple el criterio de muerte circulatoria. Se provoca muerte cerebral evitando reperfusión cerebral cuando se restablece la circulación. Se viola, por lo tanto, la «regla del donante muerto». Los donantes no pueden matarse para obtener sus órganos y la extracción de órganos no puede causar la muerte. Un paciente es declarado muerto por definición cardiopulmonar, que requiere que el cese de las funciones circulatoria y respiratoria sea irreversible. Sin embargo, la intención es reiniciar la circulación y, de hecho, el donante es resucitado con éxito. Surge la pregunta: ¿esto viola los requisitos para declarar muerte por criterio circulatorio? Muchos expertos contestan afirmativamente y, de hecho, este tipo de donación no se permite en países como Alemania y no es aceptada por el *American College of Physicians*[110].

---

110 DeCamp M, Prager K; «American College of Physicians Ethics, Professionalism and Human Rights Committee. Standards and Ethics Issues in the Determination of Death: A Position Paper From the American College of Physicians». *Ann Intern Med.* 2023;176:1245-1250.

5. **Conclusión.** La determinación de la muerte se basa en criterios médicos y legales. Los primeros deberían ser universales e incluir únicamente aquellos casos en los que la parada cardiorrespiratoria sea irreversible y los daños cerebrales completos e irrecuperables.

78. ¿CUÁL ES LA DIFERENCIA ENTRE MATAR Y DEJAR MORIR DESDE EL PUNTO DE VISTA ÉTICO?

LUCA VALERA
DOCTOR EN BIOÉTICA

CRISTIÁN BORGOÑO
DOCTOR EN BIOÉTICA

PAULO LÓPEZ
DOCTOR EN TEOLOGÍA MORAL

Todos vamos a morir, es un destino ineludible: la muerte es un hecho, una certeza. De esto se desprende que dejar morir no equivale matar, pues en el primer caso la vida sigue su curso natural (que conlleva inevitablemente la muerte), mientras que en el segundo caso existe una intervención deliberada que pone fin a la vida de un tercero. Cuando se «deja morir» no hay ningún acto humano que tenga por objeto causar la muerte, mientras que cuando se mata sí lo hay. Por eso, en sentido estricto, no puede haber una equivalencia entre matar y dejar morir, puesto que la muerte, en última instancia, es inevitable. En este sentido, un correcto «dejar morir» no se configura como un fracaso de la medicina: significa aceptar la condición finita humana. Así, dejar morir no es lo mismo que abandonar, en este contexto: significa, más bien, retirar todas aquellas terapias y tratamientos fútiles y desproporcionados en pos de una muerte serena del paciente. El principio que sostiene dichas prácticas es el siguiente: cuando no se puede curar, siempre se puede cuidar.

Por otra parte, podemos considerar que el precepto moral que prohíbe matar a un inocente es universal, o sea, no admite excepciones. Si el sufrimiento de una persona fuera motivo suficiente para hacer una excepción a este precepto, podríamos correr el riesgo de aplicar este criterio a otras situaciones, como lamentablemente ha ocurrido a lo largo de la historia universal. O afirmamos que nunca se puede matar a un inocente, o tendríamos que considerar que sólo algunas vidas son valiosas, o que hay seres humanos de primera y de segunda categoría. Para fundamentar la paz social y la estabilidad de una comunidad política es necesario reconocer el valor del precepto universal que manda respetar irrestrictamente toda vida humana, más allá de cualquier otra consideración.

Por lo anterior, matar directamente a un inocente nunca podrá justificarse. La pregunta, entonces, exige ser planteada en otros términos, es decir, si puede o no permitirse lo que, en términos genéricos, es una muerte prematura: ¿se puede (éticamente) adelantar o acelerar la muerte de una persona? Para poder responder a esta pregunta, hay que hacer algunas distinciones sobre las dos acciones (matar y dejar morir). Para eso es importante referirse a algunos criterios fundamentales para evaluar las acciones: el fin de la acción, la causa del acto (o del hecho) y las circunstancias de ello. Si evaluásemos, en efecto, solamente las consecuencias de estos dos actos (es decir, la muerte, en ambos casos), no se podrían entender los matices que nos iluminan para evaluar moralmente las dos acciones. Tratemos de analizar y definir las dos acciones a la luz de estos criterios, enfocándonos en el ámbito biomédico.

Matar es aquella acción por la que intencionalmente se pone fin a la vida de una persona. Esto, en el contexto biomédico, se realiza a través de algún fármaco que constituye el medio de la acción (circunstancias). En este sentido, la causa de la muerte es el acto de un tercero cuyo propósito es acabar con la vida de otro, y que lo hace con alguna sustancia adecuada para eso.

Por otro lado, dejar morir se configura como aquella limitación (o adecuación) del esfuerzo terapéutico por la que el médico retira algunos medios o terapias porque ya no son eficaces o son desproporcionadas a la situación clínica del paciente. Como se puede notar, la causa de la muerte, en este último caso, no es la acción de un tercero, sino la enfermedad misma: el paciente muere por su enfermedad, al contrario del caso de la eutanasia.

En este sentido, las dos acciones (matar y dejar morir) no se pueden equiparar (como erróneamente han hecho algunos bioeticistas y moralistas, como, por ejemplo, James Rachels[111]), ya que se trata de dos realidades distintas que implican responsabilidades diferentes (una cosa es matar una persona, otra es aceptar la condición finita del hombre).

En resumen: si las dos acciones son distintas, también la evaluación moral de las dos tiene que serlo. No podemos decir que exista un matar que sea bueno, porque «matar a un inocente» es intrínsecamente malo. En cambio, sí podemos afirmar que es bueno dejar morir, entendiendo por esto la aceptación de la muerte natural y el repudio del encarnizamiento terapéutico.

79. ¿TODA VIDA HUMANA MERECE SER VIVIDA?
MARÍA ALEJANDRA CARRASCO
DOCTORA EN FILOSOFÍA

Cuando un caballo se quiebra una pata, u otro animal queda mal herido y no hay manera de calmar su dolor, lo que se hace es matarlo. El sentido de la vida del animal se agota en su desarrollo y

---

111 Cfr. James Rachels, «Active and Passive Euthanasia», en *Biomedical Ethics and the Law*, ed. James M. Humber y Robert F. Almeder (Boston: Springer, 1979).

bienestar físico, en la obtención del placer corporal, que es toda la felicidad que ellos pueden alcanzar. Los animales irracionales son seres sensibles y, por lo tanto, para ellos «felicidad» sólo puede ser «placer sensible»; no existe otro tipo de felicidad a la que ellos puedan aspirar.

Cuando hablamos de la persona humana, subsistente de naturaleza racional, ella también busca el bienestar y el placer físico, y también sufre con las limitaciones y el dolor físico. Sin embargo, como la persona es también un ser racional, tiene la capacidad de encontrar su plenitud y su gozo en otro tipo de satisfacciones como, por poner algunos ejemplos, el logro de metas, sentirse útil para la sociedad, una relación de amor, el conocimiento intelectual, etc. En otras palabras, como somos seres de naturaleza racional, podemos aspirar a muchos más bienes que hacen que nuestra vida sea, para nosotros mismos, satisfactoria; es decir, que nos parezca que merece ser vivida[112].

Sin embargo, también por ser racionales y vivir autoconscientemente, no basta con que algo sea objetivamente un bien humano para que dé sentido a mi vida; y ni siquiera con que yo sepa que es un bien humano. Una persona deprimida, por ejemplo, puede estar bien de salud, tener una buena familia, saberse útil para muchos, y sentir que su vida no merece la pena. Otro, amputado tras un accidente, puede sentir que su vida ya no vale. A pesar de su intensidad, estas situaciones podrían ser transitorias. Es muy frecuente, especialmente cuando en las circunstancias más dramáticas hay apoyo profesional y sobre todo mucho cariño, que las personas sepan redescubrir el significado de sus vidas, darle un nuevo sentido y volver a sentir que ellas sí merecen ser vividas.

Y si la persona no vuelve a encontrar un sentido, ¿esa vida no merece ser vivida? Volvamos al comienzo: ¿toda vida animal (el caballo) merece ser vivida? No. Cuando tiene un sufrimiento físi-

---

112 Alfonso Gómez-Lobo, *Los bienes humanos. Ética de la ley natural* (Santiago, Mediterráneo, 2006).

co insoportable e insuperable, habría que matarlo porque ya no podrá ser feliz. ¿Y cuando el ser humano es el que está sufriendo de ese modo? La persona humana puede alcanzar un abanico de bienes distintos. Aunque algunos hayan devenido imposibles, otros sí pueden darle un gran gozo y plenitud. Pero ¿qué ocurre si esa persona no los quiere o no cree que su vida valga sin los bienes que perdió?

Ese es el punto. Cuando está sufriendo quiere morir, y es lógico. Ni siquiera es capaz de imaginar la posibilidad de un cambio. Los de afuera, que hemos visto muchos casos dramáticos, muchas personas que han sentido que su vida no merece la pena y después han salido adelante y han vuelto a ser felices y algunos pocos casos de personas que no han salido adelante, ¿podemos determinar qué vida merece vivirse y cuál no? ¿Alguien es capaz de determinar quién, de entre los que ahora sufren, es incapaz de volver a sentirse amado, de volver a sentir amor? Sólo conociendo el futuro (algo que está fuera del alcance humano) se podría indicar qué vida nunca volverá a tener sentido. Incluso cuando una persona no le ve sentido a su vida, podemos afirmar que ella sigue siendo valiosa en sí misma. El problema es la falta de sentido, no la vida.

En todo caso, sería injusto arrebatarle a una persona la posibilidad de recuperar el sentido de su vida. Lo dicho hasta aquí se refiere a las personas con autoconciencia y racionalidad actual. Sólo se ha reflexionado sobre si la vida merece ser vivida desde la primera persona singular. Por otro lado, si nos referimos a la vida de personas con discapacidad intelectual, la respuesta a si aquella vida «vale la pena», si es más fácil: el peso de la prueba está en la justificación que dé quien establezca qué vidas serían valiosas y cuáles no. Porque si la persona no vale por sí misma, ¿por qué habría de valer su bienestar, su salud o sus capacidades?

80. ¿QUÉ ES UNA ENFERMEDAD EN ESTADO TERMINAL?

IVÁN PÉREZ
MÉDICO INTERNISTA Y MAGÍSTER EN BIOÉTICA

En la literatura se usan como sinónimos los términos «persona con enfermedad en estado terminal», «situación terminal» o «enfermo terminal», siendo este último el que quizá más se aproxime al significado que tiene esta condición para el paciente. Según el glosario elaborado por el Ministerio de Salud neozelandés, una enfermedad terminal es «una condición progresiva que no tiene cura, de la cual se puede esperar razonablemente cause la muerte de la persona en un futuro previsible»[113].

Es muy relevante diferenciar claramente esta condición de otras como «enfermo grave o crítico» y «enfermo crónico», en particular para una adecuada toma de decisiones terapéuticas. No serían enfermos terminales, por tanto, aquellos pacientes en estado crítico (por ejemplo: una persona politraumatizada grave hospitalizada en cuidados intensivos), ya que con los avances de la medicina es posible que algunos de ellos se recuperen y se reintegren a la vida normal. Del mismo modo, tampoco los son aquellos individuos con enfermedades crónicas (por ejemplo: pacientes con hipertensión arterial o *diabetes mellitus*), ya que, aun cuando estas fueran provocando daño orgánico o dejando secuelas permanentes, son susceptibles de tratamientos que modifican o retardan la evolución; por lo mismo, su pronóstico de sobrevida se estima en años o décadas.

El Grupo de Estudios de Ética Clínica de la Sociedad Médica de Santiago puntualiza que, para calificar a un paciente como terminal, se requiere el cumplimiento de las siguientes tres condiciones: a) ser portador de una enfermedad o condición patológica grave, diagnosticada de forma precisa por un médico ex-

---

113 Ministry of Health, «New Zealand Palliative Care Glossary». Wellington Ministry of Health (2015), https://pallipedia.org/terminal-condition/

perto; b) la enfermedad o condición diagnosticada debe ser de carácter progresivo e irreversible, con pronóstico fatal próximo o en un plazo relativamente breve (en general se estima en 3-6 meses); y c) en el momento del diagnóstico, la enfermedad o condición patológica no es susceptible de un tratamiento conocido y de eficacia comprobada que permita modificar el pronóstico de muerte próxima, o bien los recursos terapéuticos utilizados han dejado de ser eficaces[114]. Esta última exigencia es interesante porque las posibilidades terapéuticas para determinadas enfermedades han variado con el tiempo. Es así como, hasta bien entrado el siglo xx, los pacientes con insuficiencia renal[115] avanzada podían catalogarse como enfermos terminales, ya que fallecían en semanas o pocos meses por síndrome urémico; esto se modificó con el advenimiento de la hemodiálisis y el trasplante.

Reconocer a un enfermo como terminal implica privilegiar los tratamientos sintomáticos integrales (cuidados paliativos) y el deber de evitar el ensañamiento terapéutico (uso de medidas fútiles).

81. ¿CUÁLES SON LAS ENFERMEDADES NEUROLÓGICAS GRAVES POR LAS QUE SE PODRÍA SOLICITAR EUTANASIA?

BEATRIZ SHAND
MÉDICO NEURÓLOGA Y MAGÍSTER EN BIOÉTICA Y FILOSOFÍA

Las enfermedades neurológicas en las cuales se centran los debates bioéticos en general son de tres tipos:

---

114 Grupo de Estudios de Ética Clínica de la Sociedad Médica de Santiago. «El enfermo terminal», *Revista Médica Chile* 128 (2000): 547-52.

115 La insuficiencia renal es la condición patológica en la cual la función de ambos riñones se encuentra bajo los niveles normales, impidiendo la excreción de toxinas propias del metabolismo en la sangre. Una insuficiencia renal en etapa terminal puede llevar a lo que se conoce como síndrome urémico. En esa condición se requiere una terapia de diálisis o hemodiálisis para reemplazar la función renal, y permitir así recuperar la salud de la persona.

En primer lugar, enfermedades con daño extenso y probablemente irreversible de las capacidades cognitivas (también conocidas como funciones cerebrales superiores). Es el caso de condiciones como el estado vegetativo o estado de mínima conciencia. En estos casos, en virtud del tiempo de evolución o de la causa de la enfermedad, la condición del paciente es posible o probablemente irreversible. Esto plantea la cuestión de hasta dónde debe llegar el esfuerzo terapéutico para mantener la vida de la persona y si es o no lícito eliminar deliberadamente la vida de la persona afectada. Esta decisión siempre la tomarán los representantes del paciente, quienes podrán o no tener directrices del mismo. Debe tenerse presente que la licitud moral de estas manifestaciones de voluntad plantea problemas.

En segundo lugar, enfermedades con compromiso grave de la movilidad de la persona. Es el caso de las secuelas de un trauma medular que produce una desconexión del sistema nervioso central a nivel cervical y que deja a una persona cognitivamente sana pero con incapacidad completa de movilidad desde el cuello hacia abajo. También puede producirse en casos de personas con enfermedades neurodegenerativas que afectan principalmente al sistema neuromotor (por ej. esclerosis lateral amiotrófica). En este tipo de casos la discusión usualmente se centra en la solicitud del paciente.

Por último, enfermedades con mal pronóstico vital o funcional. Existen condiciones genéticas (por ejemplo, la enfermedad de Huntington) o enfermedades neurodegenerativas en las cuales se puede saber con anticipación que la persona presentará un déficit cognitivo o motor progresivo (o ambos) y, por lo tanto, una persona podría anticipar su rechazo a esa condición posterior y exigir la muerte como salida. También se plantea la cuestión de anticipar cuáles son las medidas que se consideran proporcionadas o no para las siguientes etapas de la enfermedad y dejar directrices anticipadas al respecto.

82. ¿EXISTE LA OBLIGACIÓN DE MANTENER LA VIDA DE UN PACIENTE POR CUALQUIER MEDIO?

PAULINA TABOADA
MÉDICO INTERNISTA Y DOCTORA EN FILOSOFÍA

La enseñanza tradicional establece que el deber moral de mantener la vida de un paciente mediante la implementación de intervenciones médicas se funda en la certeza moral de que ese apoyo puede reportarle beneficios reales, en términos de recuperar la salud o prevenir una muerte evitable. Por tanto, cuando se ha llegado a la razonable convicción de que las intervenciones médicas no son capaces de revertir el curso natural de una condición clínica que conduce inevitablemente a una muerte próxima (enfermo terminal), no existe obligación moral de mantener la vida mediante el uso de la tecnología.

De hecho, existe un deber moral de no aplicar o retirar aquellas intervenciones médicas que no reportan un beneficio clínico real al paciente y que incluso le causan daño o sufrimiento innecesario. Su aplicación representa un mal moral, porque no respeta el deber médico fundamental de no dañar. Ya en el juramento hipocrático se afirma: «Lo primero, no dañar». La conducta éticamente correcta en este tipo de situaciones sería abstenerse de implementar o suspender las intervenciones desproporcionadas, extraordinarias o inadecuadas a la condición clínica del paciente sin abandonarlo o descuidarlo (deber de no-abandono).

Aún en aquellos casos en los que el recurso a la medicina pudiese servir para prolongar un poco la vida, una persona podría estar eximida del deber moral de utilizarlo si existiesen condiciones que se lo impidieran («imposibilidad física o moral»)[116]. Los estudiosos de la ética han identificado diversas causas de imposibilidad que excusan a una persona de utilizar intervenciones

---

116 Francisco de Vitoria, *Relecciones teológicas. Relecciones de la templanza*, o.c. p. 449.

médicas que podrían prolongar su vida. Entre las causas de «imposibilidad física» se mencionan, por ejemplo, que la medida no esté disponible, que no pueda ser utilizada, que las condiciones físicas del enfermo sean incompatibles con su uso, etcétera[117]. Como causas de «imposibilidad moral» se han señalado: un esfuerzo demasiado grande, un dolor excesivo, un costo extraordinario o un temor invencible[118].

Por tanto, cuando una terapia no ofrece beneficios razonables o supone al menos un elemento de imposibilidad física o moral para el paciente, no existe obligación moral de utilizarla. Su implementación podría ser incluso moralmente ilegítima, si efectivamente no ofreciese beneficio razonable y causara sufrimientos innecesarios al paciente. La adecuación del esfuerzo terapéutico busca mantener sólo aquellas medidas que guarden una relación de debida proporción entre el esfuerzo de su implementación y el resultado previsible (proporcionalidad terapéutica).

No obstante, de modo excepcional podría considerarse éticamente correcto mantener con vida a un paciente mediante la aplicación de intervenciones médicas, aun sabiendo que su condición clínica es irreversible, si existiesen razones humanitarias o de otra índole que lo justifiquen. Así, por ejemplo, cuando conservar con vida a un paciente le permita cumplir con otros deberes importantes, ya sean personales, familiares, legales, espirituales y/o religiosos: si mantenerlo con vida le permite despedirse de él un familiar que vive lejos, propicia la ayuda espiritual de un sacerdote o el asesoramiento jurídico de un abogado, etc.

---

117 Maurizio Calipari, *Curarse y hacerse curar. Entre el abandono del paciente y el encarnizamiento terapéutico* (Buenos Aires: Educa, 2007), 160.

118 Cf. Daniel Cronin, «Conserving human life», en *Conserving human* life ed. Russell Smith (Massachusetts, Pope John XXIII Medical-Moral Research and Educational Center, 1989), 98-112. Cf. también Maurizio Calipari, *Curarse y hacerse curar. Entre el abandono del paciente y el encarnizamiento terapéutico* (Buenos Aires: Educa, 2007), 158-166.

83. ¿QUÉ ES LA EUTANASIA?

LUCA VALERA
DOCTOR EN BIOÉTICA

CRISTIÁN BORGOÑO
DOCTOR EN BIOÉTICA

PAULO LÓPEZ
DOCTOR EN TEOLOGÍA MORAL

La eutanasia es una acción producida por un médico u otro miembro del equipo de salud para provocar directamente la muerte de un paciente, con el propósito de aliviar su sufrimiento. Si cuenta con el consentimiento del paciente (o del representante legal, en el caso en que existan voluntades anticipadas de tratamiento), se habla de eutanasia voluntaria. Al revés, cuando el paciente no ha manifestado ninguna voluntad, se llama eutanasia involuntaria. Por último, se habla de eutanasia contra voluntaria si el paciente manifestó una voluntad contraria.

Por otro lado, los elementos fundamentales para la definición de eutanasia son:

1. El hecho de que se caracterice como una acción directa, que tiene el fin manifiesto de provocar la muerte del paciente.

2. El sujeto de la acción es un médico, quien provoca la muerte del paciente. La responsabilidad de esta acción, entonces, es principalmente del médico (o del miembro del equipo de salud que cumple la acción): por eso las leyes de eutanasia usualmente despenalizan este comportamiento. Es especialmente grave, en este sentido, que la persona que perpetre el acto sea un médico, dado que contraviene los fines propios de la medicina («cuidar siempre, curar cuando se puede, matar nunca»).

3. La causa de la muerte es el acto mismo del médico y no la enfermedad que padece el paciente. Esto significa que, sin esa intervención eutanásica, el paciente no habría muerto en ese instante, sino que probablemente después de un tiempo. En algunos países (por ejemplo, Holanda y Bélgica) se puede solicitar la eutanasia también en casos de enfermedades psíquicas o de situaciones donde se configure (por decisión personal o de un tercero) una deplorable calidad de vida. En ese caso es más evidente que la causa de la muerte es el acto del médico: de lo contrario, el paciente no habría fallecido.

4. La motivación de la acción es una supuesta y mal entendida compasión ante el sufrimiento del paciente. De hecho, los partidarios pretenden justificar la eutanasia como la acción «piadosa» de clausurar un sufrimiento –físico o existencial– insoportable.

El punto de partida, en el caso de la eutanasia voluntaria, es la autonomía del paciente, quien opta por esta solución para poner término a su sufrimiento. Dicha autonomía se expresa: a) a través del consentimiento, en el caso de que la persona esté consciente en el momento en que solicita la eutanasia; b) a través de declaraciones anticipadas de tratamiento –lo que en otros países se llama *living will* o testamento vital– que son validadas por el representante legal del paciente. Se añade una dificultad cuando el paciente no es capaz de consentir y no ha expresado su voluntad de forma escrita: allí, en muchos casos, se ha recurrido a presumidas declaraciones del paciente (piénsese, por ejemplo, en el caso de Eluana Englaro[119] en Italia o de Terri Schiavo[120] en Estados Unidos) para que sus representantes pudieran solicitar la eutanasia.

---

119 Ernesto Vidal, «Diez preguntas sobre el caso Englaro: constitucionalismo, derechos, principios, pluralismo y relativismo», *Persona y Derecho* 61 (2009): 143-145.

120 Fernando Novoa, «La historia de Terri Schiavo», *Revista Chilena de Neuro-Psiquiatría* 45 (3) (2007): 232-234.

Tal como adelantamos, existen otras tipologías de eutanasia (involuntaria y no-voluntaria) que no contemplan la expresión de la libre voluntad del paciente por el que se pide la eutanasia: de hecho, si en un caso (la eutanasia involuntaria) no se puede reconstruir la voluntad del paciente, en el otro (la contra voluntaria o no-voluntaria) se contraviene, directamente, la voluntad del paciente de continuar con su vida.

84. ¿PUEDE HABER EUTANASIA POR OMISIÓN?

LUCA VALERA
DOCTOR EN BIOÉTICA

CRISTIÁN BORGOÑO
DOCTOR EN BIOÉTICA

PAULO LÓPEZ
DOCTOR EN TEOLOGÍA MORAL

Considerando la respuesta a la pregunta sobre cuál es la diferencia entre matar y dejar morir desde el punto de vista ético, así como la definición de eutanasia, hay que distinguir entre eutanasia por acción y por omisión. Dicha distinción destaca el rol del médico en el acto eutanásico: si en un caso (eutanasia por acción), el médico provoca la muerte del paciente a través de una inyección o suministro de alguna droga, en el otro (eutanasia por omisión), el médico retira los medios terapéuticos proporcionados y adecuados a la condición clínica del paciente con el fin de provocar su muerte.

Hay otros casos en que el médico retira los medios terapéuticos: la limitación (o adecuación) del esfuerzo terapéutico. Esta última, sin embargo, es radicalmente distinta de la eutanasia por omisión: la limitación del esfuerzo terapéutico no consiste solamente en retirar algunos medios o terapias desproporcionadas y/o fútiles, sino en empezar otra tipología de cuidado, como los cuidados paliativos, por ejemplo, con el fin de aliviar el sufrimiento y no de provocar la muerte del paciente. Los matices en bioética son fundamentales y hacen la diferencia. Si bien en los casos de la eutanasia por omisión, el abandono terapéutico y la limitación o adecuación del esfuerzo terapéutico la consecuencia es la misma (a saber, la muerte del paciente), las acciones son radicalmente distintas. Y las diferencias las hacen el fin de la acción, la causa y las circunstancias de ella.

	CAUSA DE LA MUERTE	MEDIOS USADOS	INTENCIÓN DEL MÉDICO
EUTANASIA	Acción del médico	Drogas	Matar
ABANDONO TERAPÉUTICO	Enfermedad del paciente	Ninguno (suspensión)	No cuidar
LIMITACIÓN/ ADECUACIÓN DEL ESFUERZO TERAPÉUTICO	Enfermedad el paciente	Otros medios (suspensión de los medios terapéuticos y uso de los paliativos u otros)	Cuidar y aliviar sufrimiento

85. ¿SE COMETE EUTANASIA CUANDO SE CUMPLE UNA ORDEN DE NO REANIMAR?

LUCA VALERA
DOCTOR EN BIOÉTICA

CRISTIÁN BORGOÑO
DOCTOR EN BIOÉTICA

PAULO LÓPEZ
DOCTOR EN TEOLOGÍA MORAL

La orden de no reanimar es el rechazo a una determinada forma de terapia, en este caso, la estimulación del sistema cardiocirculatorio para restaurar la función cardíaca. Por lo mismo, su valoración moral dependerá de la justificación de la terapia, es decir, si en el caso concreto se trata o no de un medio ordinario y proporcionado para conservar la propia vida. La orden de no reanimar en sentido estricto es un acto médico que requiere la deliberación conjunta con el paciente y su familia (como cualquier terapia) y que necesita del convencimiento técnico de la futilidad de la terapia de reanimación. En este sentido, el juicio sobre la oportunidad de la orden de reanimar es un criterio técnico (clínico), no ético.

Debe recordarse que la reanimación es una terapia que contrarresta un proceso patológico, el paro cardiorrespiratorio, que conduce a la muerte en pocos minutos. Por lo anterior, ordinariamente, el paro cardiorrespiratorio es consecuencia de la enfermedad que aqueja al paciente y no de una patología en sí misma, salvo el caso de arritmias cardíacas primarias, que normalmente se presentan de modo súbito e imprevisto y fuera del contexto asistencial, por lo que difícilmente se darán en un contexto de explícita negativa a la reanimación.

El eventual problema ético sólo se plantearía respecto de la solicitud de la orden de no reanimar que un paciente pudiera plantear injustificadamente, a través de la redacción de voluntades anticipadas. En este sentido, una eventual aprobación legal de la eutanasia (y, con ella, de las voluntades anticipadas) podría suscitar problemas con respecto a la pronta reanimación del paciente, modificando el criterio médico usado actualmente.

Así, no hay coincidencia entre la orden de no reanimar y la eutanasia, siempre que el criterio usado para evaluar una posible reanimación sea un criterio clínico y no el simple respeto de las posibles voluntades expresadas anticipadamente por el paciente.

86. ¿QUÉ SON «LAS VOLUNTADES ANTICIPADAS» Y CUÁL ES SU VALIDEZ?

JULIÁN VARA MARTÍN

PROFESOR DE TEORÍA Y FILOSOFÍA DEL DERECHO DE LA UNIVERSIDAD CEU SAN PABLO

El documento de «voluntades anticipadas» («testamento vital», «instrucciones previas» o «manifestaciones anticipadas de voluntad») es un documento legal mediante el cual una persona mayor de edad, en pleno uso de sus facultades mentales, manifiesta cuáles son sus deseos respecto a los cuidados médicos o tratamientos que desea recibir (o rechazar) en situaciones en las que no pueda expresar su voluntad personalmente, como enfermedades graves o estados de inconsciencia.

Aparece por primera vez en la segunda mitad del siglo XX, en el contexto de los avances médicos y tecnológicos que prolongaban la vida de los pacientes, incluso en situaciones en las que no existía esperanza de recuperación.

Surge inicialmente en Estados Unidos, en California, «cuando en 1976 se promulgó una ley que despenalizaba la eutanasia (*Natural Death Act*) previa petición del paciente (*living will*) expresada como voluntad testamentaria»[121]. Cuando, en los años siguientes, otros Estados comenzaron a legislar en el mismo sentido, se reconoció el derecho de los pacientes a dejar por escrito, con validez temporal limitada, instrucciones para que no utilizaran o interrumpieran las terapias de sostenimiento vital.

En Europa, esta sensibilidad por la defensa de la voluntad del paciente se ha traducido en instrumentos jurídicos (el Convenio de Oviedo, de alcance europeo, y la Ley 41/2002 de autonomía del paciente, en el ordenamiento jurídico español) que tratan de proteger los deseos del enfermo cuando vaya a ser sometido a intervención médica, expresión del principio de

---

121 Sgreccia, E. *Manual de bioética* (Méjico: Editorial Diana, 1996): 595 y ss.

autonomía que debe estar presente en las relaciones entre el médico y paciente. El modo de manifestar estas instrucciones previas está regulado, de modo más o menos semejante, por las Comunidades Autónomas, que dan traslado al Registro Nacional de Instrucciones Previas, lo que asegura su aplicación homogénea en todo el territorio nacional.

Se suele realizar ante tres testigos, que no deben convivir con el paciente ni ser familia suya o tener intereses económicos con él, o ante notario, y de ellas es bueno dar noticia inmediata al médico y a los familiares más cercanos.

El documento de voluntades anticipadas (o «instrucciones previas») es importante porque, al hacer constar expresamente la voluntad de aceptar o rechazar determinados tratamientos médicos (p.e., cuidados paliativos en lugar de tratamientos invasivos que, por su naturaleza y en su intención, puedan causar la muerte), libera a la familia de la responsabilidad de tomar decisiones en situaciones difíciles, así como de los sentimientos de duda o culpa que pueden acompañar.

El documento también contempla la posibilidad de nombrar a un representante legal en materia de tratamientos médicos, encargado de velar por su cumplimiento y de tomar decisiones en caso de situaciones no contempladas expresamente, así como el derecho a una atención espiritual: la presencia de un sacerdote y los auxilios espirituales pertinentes.

La progresiva extensión de la eutanasia en las legislaciones de los países occidentales hace del documento de «voluntades anticipadas» un instrumento adecuado para salvaguardar la dignidad y la libertad de las personas en los estadios de mayor desvalimiento e incapacidad, humanizando los últimos momentos de la vida, para que puedan recibir una asistencia médica y espiritual conforme a sus deseos. Con él se manifiesta expresamente el rechazo del encarnizamiento terapéutico, las intervenciones médicas sin esperanza, inútiles u obstinadas, así como la eutanasia (toda medida adoptada para acelerar la muerte de modo directo o intencionado), garantizando los cuidados mínimos de sustento vital, como lo son la comida y la bebida, mientras se considere razonablemente útil, y evitando toda forma de ensañamiento terapéutico.

Para el creyente, representa una oportunidad de manifestar el valor de la vida temporal y su limitación, asumir conscientemente la muerte y ofrecerla por amor, con la certeza de que es tránsito necesario a la verdadera vida con Dios.

87. ¿QUÉ ROL CUMPLEN LA RELIGIÓN, LA FILOSOFÍA O LA ÉTICA EN EL TEMA DE LA EUTANASIA?

GONZALO LETELIER
DOCTOR EN DERECHO

La eutanasia es, en primer lugar, un problema ético. De hecho, su aspecto más esencial y objetivo es bastante sencillo, precisamente porque toca el mismo centro del problema moral: ¿es posible justificar un acto en principio indeseable (como matar a alguien) en virtud de sus efectos, la intención subjetiva de quienes participan en él o las circunstancias concretas en las que se realiza? Buena parte de este libro apunta precisamente a justificar una respuesta negativa: provocar directamente la muerte de alguien es un acto intrínsecamente malo y ninguna circunstancia o intención puede cambiar esto. Se trata de una conclusión rigurosamente moral.

El problema real de la persona sufriente, sin embargo, es a todas luces más complejo. Esto no significa que haya que relativizar el principio, pero sí que es necesario hacerse cargo del drama de la muerte, haciendo posible y razonable un curso de acción que respete la dignidad del enfermo y de su familia. En este sentido, la aportación de la filosofía y de la religión es esencial. Aquel que ve a quien ama padecer un dolor intolerable y sin sentido no se abstendrá de desear su muerte en virtud de una mera prohibición. La misma ética prohíbe el mal solamente en razón de un cierto bien al que este se opone. La solución al problema de la eutanasia, por lo tanto, no puede reducirse a comprender la maldad del matar, sino que radica en una comprensión profunda de la bondad del vivir, que es precisamente aquello que exige, a su vez, una cierta dignidad en el morir. Sócrates, durante la larga reclusión anterior a su condena a muerte, pudo afirmar que la filosofía es una preparación para la muerte; no porque morir sea bueno, sino porque el modo en que se padece un mal es siempre un reflejo de los bienes que se aman, y estos bienes son objeto de la filosofía: la profunda verdad del amor de los amigos, que son capaces de compadecerse en mi sufrimiento físico (es decir, sufrirlo conmigo), revelando, asimismo, la fragilidad de nuestra condición humana y la grandeza de nuestro destino.

La fe religiosa, por su parte, es capaz de elevar ese sufrimiento a un horizonte de trascendencia y permite incluso asociarlo al sufrimiento de un Dios que ha asumido esa miseria humana y colabora así en la obra de redención de muchos.

Si la ética resuelve el problema negativo de la prohibición del homicidio, la reflexión filosófica y la fe son capaces de superar, hasta hacerlo superfluo, el precepto negativo y manifestar, en medio del dolor, la asombrosa dignidad del destino del hombre.

88. ¿ES SIEMPRE PATOLÓGICA LA IDEACIÓN SUICIDA?

BEATRIZ SHAND
MÉDICO NEURÓLOGA Y MAGÍSTER EN BIOÉTICA Y FILOSOFÍA

El comportamiento suicida constituye un problema complejo, con múltiples causas, factores de riesgo y elementos relacionados. Se reconocen en este sentido factores predisponentes y factores gatillantes[122].

---

122 Departamento de Salud Mental Subsecretaría de Salud Pública, Programa Nacional de Prevención del Suicidio, octubre, 2013. Disponible en http://web.minsal.cl/sites/default/files/Programa_Nacional_Prevencion.pdf

Los factores predisponentes corresponden a rasgos individuales (biológicos o sociales) que hacen más probable la idea
suicida, tales como alteraciones de neurotransmisores[123] [124], (bajos niveles de serotonina[125] en el líquido cefalorraquídeo[126]), pre-
disposiciones genéticas, trastornos afectivos, el alcoholismo y
las psicosis –especialmente la esquizofrenia[127]–, y el antecedente
familiar de suicidio.

Los factores gatillantes corresponden a situaciones vitales que
se asocian con el comportamiento suicida de manera directa, entre las que están el duelo reciente, el divorcio, la pérdida de vínculos, la jubilación, la viudez reciente y enfermedades crónicas tales
como la epilepsia, el cáncer, la esclerosis múltiple y el SIDA.

Es un tema debatido si el suicidio debe considerarse siempre
una conducta patológica o si puede resultar de unos determinados contextos culturales, lo que significaría que es una conducta
elegida por una persona mentalmente sana (un ejemplo de ello
sería el suicidio de los soldados al perder la guerra o, en este mismo contexto, los atentados por voluntarios kamikaze).

---

123 El diccionario de la RAE los define como sustancia que «transmite los impulsos en la
sinapsis nerviosa».

124 Múltiples estudios demuestran que en personas con ideas suicidas existe un correlato
neurobiológico que predispone a tal ideación. Por ejemplo, bajos niveles de neurotransmisores relacionados con la depresión o disfunción de distintas áreas cerebrales.
Para profundizar este tema puede revisarse el siguiente artículo: Ana Gutiérrez-García
et al., «El suicidio y algunos de sus correlatos neurobiológicos», Primera parte. Salud
mental, 31(4) (2008): 321-330.

125 «Sustancia presente en el intestino, la sangre y el cerebro, que actúa como vasocons-
trictor y neurotransmisor», según la RAE. Una alteración en los niveles de serotonina
se relaciona a enfermedades psiquiátricas como la depresión o la ansiedad.

126 «Líquido incoloro, transparente y ligeramente alcalino, en el que están sumergidos los
centros nerviosos de los vertebrados, y que llena también los ventrículos del encéfalo
ejerciendo sobre ellos una acción protectora», según la RAE.

127 La esquizofrenia es una enfermedad psiquiátrica grave en la cual se produce desconexión de la realidad, síntomas anímicos, cognitivos y episodios de alucinaciones, entre otras manifestaciones.

Desde una perspectiva clínica, la ideación suicida se considera siempre un síntoma a tratar. La idea de depreciación de la propia vida, al punto de buscar la autodestrucción, la mayoría de las veces forma parte de cuadros afectivos graves y está también presente en personas con trastornos complejos de la estructura del pensamiento y de la personalidad[128].

Conviene abordar todos estos cuadros y proteger a la persona para evitar la concreción de la conducta suicida. Desde la perspectiva de la salud pública, el suicidio es considerado igualmente un mal a evitar y las pérdidas de vidas humanas un fracaso de los sistemas de prevención y recuperación de la salud mental[129].

89. ¿QUÉ ES EL SUICIDIO ASISTIDO?

LUCA VALERA
DOCTOR EN BIOÉTICA

El suicidio asistido (o suicidio médicamente asistido) es la acción producida por un paciente, con la ayuda de un médico, quien proporciona al paciente los medios para poner término a su vida, con la intención de aliviar su sufrimiento. Cabe destacar que las diferencias con la eutanasia, en este caso, son pocas. De hecho, la gran diferencia consiste en el sujeto que realiza el acto de poner término a la vida del paciente. Aquí es el paciente mismo, con la ayuda de algún miembro del equipo de salud. La responsabilidad del médico, en esta situación, es distinta al caso de la eutanasia: aquí coopera con el suicidio, mientras que, en el caso de la eutanasia, es el sujeto principal de la acción. La coope-

---

128 Las personas con trastornos de personalidad pueden vivir sentimientos de vacío y aislamiento social en la mayor parte de su vida y tener dificultades para establecer una historia personal plena o superar circunstancias difíciles.

129 Al respecto recomiendo revisar el Programa Nacional de Prevención del Suicidio, citado al comienzo.

ración del médico y de las demás personas que intervienen en el proceso es, en todo caso, próxima e inmediata, por lo que recibe la misma valoración moral que la acción principal.

Estados como Suiza han cobrado fama por la proliferación de «clínicas» o instituciones en las que se practica el suicidio asistido (piénsese en Exit, Dignitas o Eternal Spirit), y en las que se acoge a pacientes de todo el mundo (sobre todo, de Europa): a ellas cabe atribuir la responsabilidad del llamado «turismo de la muerte», tan estremecedor como lucrativo (se habla de entre 5.500 y 9.500 euros por cada suicidio)[130].

Un punto interesante, con referencia al suicidio asistido, es la moralidad del suicidio mismo, que se refiere a la disponibilidad de nuestras vidas. ¿Podemos disponer libremente de nuestra vida? Si esta pregunta se refiere a una posibilidad de facto, sí podemos, es decir, es un fin que podemos alcanzar sin problemas. La pregunta entonces está más bien dirigida a la moralidad de una acción como esa, que clausura mi existencia: ¿puedo disponer libremente de mi cuerpo, como si fuera una cosa que no tiene ninguna relación con mi persona? La respuesta a esta pregunta, evidentemente, depende de la idea que tengamos de nuestra vida y de las relaciones con los demás. Si considero que mi vida es sólo algo material, que no tiene ningún sentido o dimensión espiritual, evidentemente el suicidio se configura solamente como un hecho que interrumpe un cierto proceso biológico. Sin embargo, si consideramos que la vida va más allá de la pura materia –y de mí mismo, en cuanto soy un ser relacional–, entonces el suicidio se presenta como una trágica interrupción del proceso de autorrealización y perfeccionamiento que pasa necesariamente por mi cuerpo. El suicidio sería, así, una «interrupción del sentido», porque mi vida ya no tiene ningún sentido.

---

130 Christine Bartsch *et al.*, «Assisted Suicide in Switzerland: An Analysis of Death Records from Swiss Institutes of Forensic Medicine», Deutsches Arzteblatt international, 116(33-34) (2019): 545-552.

90. ¿ES CORRECTO AYUDAR A MORIR A ALGUIEN QUE LO PIDE Y EXIMIR DE CULPA A QUIEN LO HACE?

JORGE MARTÍNEZ
DOCTOR EN FILOSOFÍA

«Ayudar a morir» es un eufemismo que exige una explicación detenida del término «ayudar». Si bien es cierto que la primera acepción de este verbo alude al hecho de prestar colaboración en alguna tarea independientemente de cuál sea esta[131], el uso habitual del verbo «ayudar» remite a un fin que se asocia más bien con algo bueno. Sin embargo, matar a una persona inocente no es un fin bueno en ninguna circunstancia.

En el ámbito de los razonamientos morales existen ciertos principios que no admiten excepciones en ningún caso, pues al hecho de que no admiten excepción en términos absolutos se agrega el riesgo de la pendiente resbaladiza en caso de su quebrantamiento[132]. Esto se ve claramente en aquellos países donde el aborto ha sido permitido. Se comienza despenalizando y se concluye con la autorización general sin necesidad de invocar causales, como ha podido comprobarse en España. Como consecuencia esperable de esto, la pendiente resbaladiza lleva a referirse a los problemas al final de la vida, con la previsible conclusión de que es moralmente correcto acabar con la vida de un enfermo terminal. Sin embargo, el respeto incondicional por esos imperativos morales es incluso una salvaguarda de los mismos derechos humanos, el primero de los cuales es el de la vida biológica, fundamento de

---

131 Diccionario de la Lengua Española, «ayudar», Real Academia Española https://dle.rae.es/ayudar

132 Los argumentos del tipo «pendiente resbaladiza», también llamados de «efecto dominó», son argumentos que presuponen que, si se da el hecho A, necesariamente se dará el B. Aunque en teoría este tipo de argumentos no parecen tener un sólido sustento lógico, en los hechos concretos sí parecen darse.

todos los otros[133]. Arrancada la solidez de este principio, ninguno de los otros puede ya sostenerse coherentemente.

La colaboración con la muerte de una persona inocente cuando esto implica, por ejemplo, administrarle un fármaco que acabe con su vida no disminuye su gravedad porque el receptor de la acción lo haya pedido. Si la persona que «ayuda» a morir ejecuta su acto por pedido de quien desea morir, la acción no deja de ser moralmente ilícita, ya que se quebranta el principio de no matar ni colaborar con la muerte de una persona inocente. Y esto sin mencionar que se trata de un homicidio doloso si quien presta esa «ayuda» lo hace con toda libertad, discernimiento y propósito explícito de dar muerte. «Ayudar» a morir puede entenderse también como un suicidio médicamente asistido, y este nunca puede ser considerado una «cura» o un «tratamiento», sino una contradicción en los términos. Un médico no puede acceder a pedidos contrarios a los fines de la medicina, así como no puede acceder, por ejemplo, a pedidos de mutilación de un órgano sano sin justificación terapéutica[134].

Dicho esto, no puede haber nada que destituya a la vida de su condición de fundamento de todos los demás bienes, pero también de los males. Así como consideraríamos irracional atentar contra la propia vida invocando que somos demasiado felices o que nos ha ido muy bien, también lo es invocar razones de fracaso o de dolor para acabar con ella. Es decir, lo bueno o lo malo de la vida no se confunden con la vida misma, sino que son accidentes de ella. Así como la vida no es la causa de la felicidad, tampoco lo es de los sufrimientos. Sí lo son los dolores (psicológicos o físicos), y en ellos debe centrarse la atención terapéutica o paliativa. Ser testigos de un hecho horrible, por ejemplo, no es razón para solicitar que se nos extirpen los ojos.

---

133 Ver Alfonso Gómez-Lobo, *Los bienes humanos. Ética de la ley natural* (Santiago: Mediterráneo, 2006), 29-33.

134 Ver Alfonso Gómez-Lobo y John Keown, *Bioética y los bienes humanos* (Santiago: Ediciones Universidad Católica de Chile, 2018), 128-134.

91. ¿EXISTEN UN DOLOR FÍSICO Y UN DOLOR PSÍQUICO?

BEATRIZ SHAND
MÉDICO NEURÓLOGA Y MAGÍSTER EN BIOÉTICA Y FILOSOFÍA

Existen numerosas definiciones de dolor. Según la Asociación Internacional para el Estudio del Dolor (IASP), se define como «una experiencia sensorial y emocional desagradable asociada o similar a la asociada con daño tisular real o potencial»[135]. El dolor es entonces, primariamente, una experiencia sensitiva.

Desde un punto de vista clínico, se han propuesto distintas formas de clasificación del dolor de acuerdo con el origen del mismo, con la respuesta a los medicamentos, con la duración en el tiempo, etc.

El dolor siempre tiene un correlato en la conciencia y un significado alarmante. Está presente en todos los animales para orientar la conducta en un sentido opuesto al del estímulo que lo provoca. En el ser humano, dada la complejidad de los fenómenos mentales, la relación estímulo-dolor-conducta evitativa no es siempre unidireccional. La interpretación psicológica que hacemos del dolor y la presencia o ausencia de atenuantes pueden modular significativamente la respuesta humana al mismo. El dolor físico es una de las causas de lo que podría llamarse dolor psíquico o sufrimiento.

El sufrimiento corresponde a una expresión emocional negativa frente a una condición dolorosa. Puede expresarse exteriormente como tristeza, inquietud, impaciencia, desvelo, falta de interés en la vida, etc.

Aun cuando el dolor físico puede provocar sufrimiento, en el ser humano existen muchas causas distintas: la experiencia de abandono, traición, entre otras experiencias humanas, provocan

---

135 Srinivasa N. Raja *et al.*, «The revised International Association for the Study of Pain definition of pain: concepts, challenges, and compromises», *Pain 161*(9) (2020):1976-1982.

sufrimiento no mediado por la presencia de un estímulo noci-ceptivo[136]. En algunos pacientes, especialmente al final de la vida, puede presentarse una sumatoria de causas de dolor psíquico que incluyen el dolor físico, además de otros factores causantes de dicho padecimiento tales como experimentar la pérdida de capacidades y el deterioro de roles o vínculos y la experiencia de pérdida de sentido de la propia existencia. A este último esce-nario Cicely Saunders lo denomina «dolor total». Hoy constituye una de las grandes tareas de la medicina paliativa.

Los profesionales de la salud deben tener la sensibilidad su-ficiente para hacer sentir a cada paciente «único, importante como ser, con una enfermedad específica pero con diferentes pero válidas formas de reacción»[137] y muchas veces pueden eri-girse ellos mismos en atenuante de la experiencia dolorosa: será así cuando pongan al servicio del paciente no sólo la pericia téc-nica, sino también una actitud humana y empática frente a la persona sufriente.

De esta manera, la medicina paliativa ofrece el reconoci-miento del valor de la persona en toda circunstancia, inclusive en aquellas precarias y dolorosas o cuando la muerte es próxima. Aun cuando la misma persona es incapaz de reconocer su propio valor, la medicina debe ofrecer herramientas para que logre re-cuperar la percepción de este. Este concepto ha sido desarrolla-do por algunos autores como «terapia de la dignidad»[138].

---

136 Es decir, estímulo capaz de producir activación de las vías neurológicas de dolor.

137 Pablo Amenabar, «Reflexiones sobre el dolor y sufrimiento humano». *Ars Médica, Revista de Ciencias Médicas* 15(2) (2016): 215-220.

138 Cristián Santamaria *et al.*, «Sentido de la dignidad al final de la vida: una aproximación empírica», Med Paliat 21(4) (2014):141-152.

92. ¿EXISTEN DOLORES INTRATABLES?

ALEJANDRA FLORENZANO
MÉDICO INTERNISTA Y MAGÍSTER EN FILOSOFÍA

Algunos pacientes en cuidados paliativos pueden presentar síntomas particularmente difíciles de tratar, que exigen un esfuerzo adicional y una evaluación especializada para identificar la terapia que logre mitigarlos dentro de un plazo razonable, constituyendo un desafío para el equipo de salud. Estos han sido llamados «síntomas difíciles». Son «síntomas refractarios», por su parte, aquellos que no pueden ser controlados adecuadamente a pesar de los esfuerzos de terapia sucesivos[139]. Entre los síntomas más frecuentemente reportados como «refractarios» en pacientes al final de su vida, están el *delirium* (confusión mental), la falta de aire, el dolor y algunos otros[140].

Muchos reportes médicos muestran los «síntomas refractarios o intratables» como algo frecuente, entre otras cosas, por incluir pacientes con síntomas intensos o difíciles, sin mediar un adecuado tratamiento por equipos especializados. Pero especialistas de centros de referencia en cuidados paliativos, como el Centro MD Anderson en Texas (USA) reportan que, con manejo experto, el dolor se comporta rara vez como síntoma refractario; con lo cual el «dolor intratable» sería un problema clínico muy raro[141].

Ahora bien, en el caso excepcional de síntomas que persistan como refractarios, a pesar de este manejo especializado, la medicina paliativa cuenta aún con un recurso para aliviar al paciente: la «sedación paliativa».

---

139 Nathan I. Cherny *et al.*, «European Association for Palliative Care (EAPC) recommended framework for the use of sedation in palliative care», *Palliat Med* 23(7) (2009): 581-593.

140 Marco Maltoni *et al.*, «Palliative sedation in end-of-life care and survival: a systematic review», *J Clin Oncol.* Apr 20;30(12) (2012):1378-1383.

141 Paul W. Walker, «Clinical Aspects of Palliative Sedation for Refractory Symptoms», en *Sedation at the End of Life: An Interdisciplinary Approach. Philosophy and Medicine* ed. Paulina Taboada (Dordrecht, the Netherlands: Springer, 2015).

Para finalizar, hay que señalar que el «dolor intratable» se ha propuesto, inadecuadamente, como una condición que justifica la eutanasia en países extranjeros. Es alarmante ver que en países donde la eutanasia es legal, los síntomas intratables se reportan como muy frecuentes, en contraste con la rara ocurrencia informada por centros expertos, según se mencionó. En Holanda, por ejemplo, reportes posteriores a la legalización de la eutanasia (informe de la Comisión Remmelick, 1991) mostraron que el 47% de los pacientes que solicitaron eutanasia alegaron dolor intratable. En la opinión de los médicos que acogieron la solicitud de eutanasia de dichos pacientes, un 17% de las solicitudes ocurrió existiendo terapia para el dolor aún disponible[142]. Es decir, no constituían verdaderos casos de «dolor intratable», sino, simplemente, de dolor «no tratado». Estos datos muestran cómo la legalización de la eutanasia ha conducido a un subtratamiento del paciente en estado de salud terminal. Lo que podría explicarse por el cambio de foco provocado por la aceptación de la eutanasia, desde «cómo aliviar el sufrimiento del paciente mientras vive» hasta «en qué caso acabar con la vida del paciente terminal que sufre».

93. ¿QUÉ SIGNIFICA EL CONCEPTO DE «DOLOR TOTAL»?[143]

ALEJANDRA FLORENZANO
MÉDICO INTERNISTA Y MAGÍSTER EN FILOSOFÍA

Si bien el alivio del dolor es uno de los fines propios de la medicina desde sus orígenes, en las últimas décadas han surgido nuevos recursos para aliviar a los pacientes que presenten dolores difíciles de tratar y especialidades médicas dirigidas a su alivio,

---

142 Paulina Taboada R., «El derecho a morir con dignidad», *Acta bioeth.* [online] 6(1) (2000): 89-101.

143 Traducido desde el original en inglés, en: Nicolas Schönfeld, «Palliative care in thoracic oncology», *Breathe* (9) (2012): 124-131.

como la medicina del dolor y, especialmente, la medicina paliativa. Estas han permitido, por un lado, hacer más efectivo el alivio del dolor, protocolizando su manejo con analgésicos (fármacos para tratar el dolor) o acudiendo a otras medidas excepcionales que permiten controlar síntomas difíciles. Pero, sobre todo, los cuidados paliativos han recuperado para la medicina moderna la comprensión del dolor como multidimensional, en la noción de «dolor total», acuñada por Cicely Saunders.

El dolor total del paciente con una enfermedad seria está compuesto por aspectos físicos, psicológicos, espirituales y sociales que interactúan unos con otros. Todos desatan sufrimiento y, al quedar desatendidos, o bien dificultan el alivio de su dolor físico, o bien llevan a una sobremedicación de este.

Por ejemplo, la pérdida de esperanza (ámbito psicológico, espiritual) puede hacer que un paciente perciba con mayor intensidad el dolor físico por el significado personal que él le atribuye, volviéndolo además irritable y reacio a recibir visitas. Una adecuada atención a su dolor se dirigirá a cada una de dichas dimensiones y nunca se traducirá en un simple aumento de analgésicos.

La atención a cada dominio del dolor total es realizada de mejor modo por equipos multidisciplinarios con formación especializada. En la gran mayoría de los casos, estas estrategias permiten controlar los síntomas inicialmente considerados difíciles, lo que evidencia que el éxito en el control de un síntoma no depende sólo de su severidad, sino de la calidad de la atención y tratamiento que se le ofrezca al paciente.

94. ¿PUEDE TOMAR UNA DECISIÓN LIBRE UN PACIENTE CON DOLOR?

JORGE MARTÍNEZ
DOCTOR EN FILOSOFÍA

En los casos de un dolor insoportable que sólo cede frente a determinado tipo de medicamentos, el paciente no está en condiciones de decidir libremente debido a su posible estado de sedación. Sin embargo, antes de caer en un estado de inconsciencia inducido por potentes analgésicos, es muy posible que los sufrimientos impidan un razonamiento con toda la lucidez esperable y, por lo tanto, existe el riesgo de que el paciente no actúe con toda su libertad:

> Cabe sospechar que una persona que está enferma y sufriendo es mucho menos capaz de tomar decisiones autónomas que una persona que goza de buena salud. De allí que quienes favorecen la eutanasia voluntaria deban asumir el peso de enumerar una lista de salvaguardias para asegurarse de que la decisión fue efectivamente autónoma. Entre ellas figuran, por ejemplo, que haya una estrecha relación médico-paciente, que se exploren alternativas, que el paciente exprese en forma constante e inalterable su deseo de morir, que el paciente considere intolerable su sufrimiento, etc. Un análisis crítico debería determinar si estas medidas efectivamente garantizan autonomía o si es posible que, pese a todo, el paciente actúe bajo presión psicológica o social[144].

Ciertamente, esta circunstancia del dolor extremo es un eximente de responsabilidad ya previsto en los cuerpos jurídicos y para la cual no es necesario crear una nueva figura legal. En esta

---

144 Alfonso Gómez-Lobo, «Eutanasia y bienes humanos. Una contribución al debate actual», en *Bioética desde los bienes humanos básicos. Homenaje a Alfonso Gómez-Lobo*, ed. *Francisco León Correa* (Santiago de Chile: Fundación Interamericana Ciencia y Vida, Universidad Central, 2015), 240.

situación interviene en gran medida la responsabilidad del médico. El problema se plantea en la antesala del dolor insoportable y previamente a la posibilidad de una sedación paliativa. Frente a la perspectiva de un sufrimiento insoportable, es posible que el enfermo imagine que lo mejor es acabar con su vida. Sabemos, sin embargo, que el temor mayor de las personas en esta condición es la soledad y sentirse una carga. Sobre este asunto se trata en otro lugar de este libro. Aquí sólo cabe reiterar la existencia de abundante bibliografía documental acerca de los motivos por los cuales alguien solicita la eutanasia, y que podrían sorprender a los defensores de esta práctica.

Los defensores de la eutanasia, no obstante, suelen argumentar que en los casos de grandes sufrimientos es necesario ofrecer al paciente la posibilidad de anticipar su muerte como una solución «rápida» al problema. Sin embargo, cabe preguntarse si esto no constituye una presión sobre el enfermo en la medida en que no se han evaluado honesta y seriamente otras alternativas.

95. ¿CÓMO SE RELACIONA EL PRINCIPIO DEL DOBLE EFECTO CON LA EUTANASIA?

ALEJANDRO MIRANDA
DOCTOR EN DERECHO

El principio del doble efecto permite distinguir la eutanasia de otras acciones físicamente parecidas a ella, pero esencialmente diferentes desde el punto de vista moral y jurídico. La eutanasia, también el suicidio asistido, se caracterizan por ser acciones acometidas con intención de matar a la persona enferma. En ambas, la muerte es procurada como un medio para aliviar el sufrimiento. Por esta razón, ninguna de estas acciones puede justificarse a la luz del principio del doble efecto: aunque en ambas se produce un efecto bueno –el alivio del sufrimiento–, el efecto malo es elegido precisamente como un medio para el logro del bueno. De hecho, los protocolos de eutanasia exigen el uso de fármacos que garanticen el efecto letal.

Muy distinto es el caso de los tratamientos paliativos que incidentalmente pueden acelerar la muerte. Si bien estos tratamientos pueden tener cierta semejanza exterior con la eutanasia activa, difieren de ella en un aspecto fundamental. En estos tratamientos no se actúa con intención de matar al enfermo, pues la aceleración de la muerte no es un medio para el alivio del dolor, sino únicamente un efecto colateral de la acción de los fármacos que permiten aliviar el dolor. Así, por ejemplo, la morfina –un opiáceo con virtudes analgésicas– puede producir también una depresión respiratoria en el paciente, lo que acelerará el proceso de muerte. Pero si el dolor no puede evitarse de ninguna manera menos perjudicial, es lícito administrar la morfina a pesar de su efecto secundario, pues es razonable, en estas muy particulares circunstancias, vivir menos tiempo sin padecer dolor antes que vivir un poco más pero con un dolor insoportable.

Del mismo modo, el principio del doble efecto permite distinguir entre, por una parte, la eutanasia pasiva y, por otra, la decisión de no iniciar o de interrumpir un tratamiento médico que, en relación con las circunstancias del paciente, puede juzgarse como desproporcionado. La similitud se debe a que todas esas conductas se realizan por medio de omisiones (por cierto, cuando la suspensión del tratamiento se lleva a cabo por medio de una acción positiva –p. ej., apagar un ventilador mecánico–, la semejanza es mayor con la eutanasia activa). Sin embargo, a diferencia de lo que sucede con la eutanasia pasiva –que consiste en provocar intencionalmente la muerte del paciente por medio de omisiones–, en las otras situaciones no se omite el tratamiento con la intención de que el enfermo muera, sino con la intención de evitar la carga desproporcionada que dicho tratamiento implica. Un tratamiento es desproporcionado cuando, consideradas todas las cosas, produce más perjuicio que beneficio. Por eso, a pesar de que algunos de estos tratamientos puedan prolongar en algo la vida, es lícito, y en algunos casos hasta obligatorio, omitirlos.

96. ¿SE PUEDE FORZAR A PERMANECER CON VIDA A UN PACIENTE CON DOLORES INTOLERABLES?
JOAQUÍN GARCÍA-HUIDOBRO
DOCTOR EN FILOSOFÍA Y EN DERECHO

Hace muchos años, el filósofo alemán Robert Spaemann pronosticó que «las nuevas formas de prolongación forzosa de la vida tendrían como inevitable consecuencia los llamamientos a favor de la eutanasia», atendidos los costos que la tecnología impone sobre los sistemas de salud y los pacientes, y el peso psicológico que significaba pasar el periodo final de la vida rodeado de máquinas y lejos de los seres queridos. Es el llamado «encarnizamiento terapéutico», que con razón nos provoca un fuerte rechazo. De ahí la importancia de hacer una clara distinción entre permitir que una persona muera y matarla. Muchos pedidos de eutanasia en realidad no son tales. En efecto, renunciar a tratamientos que son desproporcionados a la condición clínica del paciente es simplemente reconocer que somos mortales. Cosa distinta es procurar intencionalmente la muerte, por ejemplo, mediante la administración de una inyección letal, o porque no se le proporcionan algunos cuidados ordinarios, como darle de beber si la persona no puede hacerlo por sí misma. En el primer caso, la persona muere, ya sea por un cáncer o por otra enfermedad; en el otro, alguien la mata. De ahí la importancia de distinguir entre matar y dejar morir. Sugiero reservar el uso de la palabra «eutanasia» sólo al caso en que se elige como fin o como medio la muerte de alguien que sufre. A veces, sin embargo, se llama «eutanasia activa» a la muerte directa del paciente y «eutanasia pasiva» al hecho de dejar que muera.

¿Significa eso que, como no podemos darles muerte, vamos a dejar solas con su dolor a las personas que sufren una grave enfermedad y padecen angustia y fuertes dolores? Sería aberrante. Aquí entran en juego los cuidados paliativos. Muchas veces la medicina ya no puede curar, pero sí puede hacer mucho para ayudar a que las personas recorran esa última etapa de su vida de manera digna. En realidad, estos cuidados no son patrimonio del médico, sino que tienen un enfoque multidisciplinario en el diagnóstico y tratamiento que mejora la calidad de vida de los pacientes y sus familias en las etapas terminales. Su lógica es exactamente opuesta a la que domina en el caso de la eutanasia, que representa, en realidad, un fracaso de la medicina.

En una declaración de la Sociedad Médica de Cuidados Paliativos de Chile, a propósito de la discusión sobre eutanasia, se explica que la suya es una tarea mucho más integral, donde «se entrega acompañamiento espiritual y psicológico tanto al paciente como a la familia». En ningún caso, entonces, se trata al cuerpo humano del que sufre como un objeto. Por eso, concluyen, la «buena calidad de la muerte […] no es sólo exclusiva de la eutanasia o el suicidio asistido. Es como atender a un paciente que está con intento de suicidio por depresión y no ofrecerle medicamentos para tratar la patología»[145].

Ciertamente la solución de la eutanasia es más barata que los cuidados paliativos, pero eso no significa que sea mejor, ni mucho menos más humana.

Para algunos, la prohibición de la eutanasia significa imponer a un individuo que sufre padecimientos indecibles una concepción de la vida que para el enfermo carece ya de todo sentido. Pero cuando se prohíbe la eutanasia no estamos en presencia de una indebida imposición estatal. En efecto, nadie impone algo a una persona si no está facultado para darle lo que ella solicita (en este

---

145 Sociedad Médica de Cuidado Paliativos de Chile, Declaración del 18 de diciembre de 2020, *El Mercurio*, disponible en: https://digital.elmercurio.com/2020/12/21/A/GC3T6LM6/light?gt=050001

caso, la muerte). Y eso es precisamente lo que está en discusión: si existe la facultad legítima de corresponder a un pedido de este tipo, de modo que no cabe darlo por probado. Lo que se dice respecto del Estado vale también para el médico: cuando no accede a una petición de eutanasia no está forzando a vivir a nadie, simplemente se niega a algo que es incompatible con el fundamento mismo de su profesión. En efecto, si hay bienes que no están sujetos a disposición, como es el caso de la vida humana, entonces nadie tiene la facultad de decidir sobre ellos. Plantear las cosas de otro modo significa, por así decirlo, alterar la carga de la prueba. En este sentido, no es casual que la Ley Fundamental alemana, el texto constitucional que se redactó después de la catástrofe que significó el nacionalsocialismo, comience precisamente por la declaración de que «la dignidad humana es intocable»[146]. Se trata de una suerte de tabú que está en la base de una sociedad genuinamente humana. Además, si se trata de un derecho garantizado, el Estado deberá administrar las medidas para su provisión y obligar a que se acometa lo necesario para asegurar el cumplimiento efectivo de ese supuesto derecho. De este modo, una ley semejante no evita, sino que promueve el intervencionismo estatal.

97. ¿TIENE SENTIDO UNA VIDA MARCADA POR EL DOLOR Y EL SUFRIMIENTO?

FELIPE WIDOW
DOCTOR EN FILOSOFÍA Y DERECHO

En la historia del pensamiento y la cultura podemos encontrar una gran variedad de respuestas a la pregunta por el sentido de la vida. Sin embargo, esas respuestas se dividen en dos grandes

---

146 Ley Fundamental de Bonn, Art. 1.1, disponible en: http://www.ub.edu/ciudadania/hipertexto/evolucion/textos/ca1946.htm#:~:text=1.,la%20justicia%20en%20el%20mundo

conjuntos: hay quienes vinculan el sentido de la vida con la naturaleza espiritual de la persona, y entienden que sólo puede hallarse en esa dimensión, de racionalidad y libertad, por la que el hombre puede trascenderse a sí mismo; y hay, también, teorías y teóricos que encierran la vida humana en el ámbito puramente material, y niegan, con ello, que exista esa dimensión espiritual y trascendente.

Hoy vivimos en una sociedad dominada por el materialismo, que tiene dos consecuencias muy relevantes en el modo en que se entiende el sentido de la vida y, con él, el sentido del dolor y el sufrimiento. En primer lugar, si no somos más que materia, entes biológicos más o menos complejos, pero en los que nada excede esa biología, entonces resulta que el único bien es el placer y el único mal el dolor. En segundo término, si no hay bien inteligible o espiritual, entonces el bien humano no puede ser común: cada uno se tiene a sí mismo y nada más. De aquí resulta que el único sentido posible de la vida humana es el esfuerzo individual por maximizar el placer y evitar el dolor. Este es el núcleo de la moral utilitarista –hoy dominante– y, por supuesto, en tales claves no tiene ningún sentido soportar un dolor, propio o ajeno, que no está asociado a una promesa de placer futuro o, al menos, que no tiene alguna fecha de caducidad. Consecuentemente, una vida marcada por un dolor insuperable, y más aún si se halla en un momento terminal, aparece como una vida carente de todo sentido, a la que es mejor ponerle fin discretamente, no sólo para que cese el sufrimiento del individuo que padece, sino también para evitarle al entorno, a la familia y a la misma sociedad la triste y pesada carga de esa agonía.

Pero la persona es algo más que un trozo de materia complejamente organizada, y el bien humano es más alto que el mero placer y no es el dolor el mayor de los males. Por ello, el valor y sentido de una vida no se identifica con el bienestar material que conlleve. Somos racionales y libres: capaces de conocer la naturaleza y elevarnos a Dios mediante la inteligencia, podemos querer el bien de otro y descubrir el amor de amistad, y todo ello nos exige reconocer que la vida personal es, en sí misma, un bien muy superior al bien material o sensible. Hemos sido hechos para la amistad, la justicia, la sabiduría, el don de sí. Esto es un hecho irrefutable que no puede ser transformado por ninguna autonomía individual, ni tampoco por la dificultad de una vida, a pesar de todo el dolor y el sufrimiento que lleve encima.

Al contrario, ese mismo dolor es el que permite, muchas veces, que se exprese de un modo incomparable el valor de la vida personal: es que ya no hay utilidad que confunda, y así el don, el cuidado, la amorosa atención al que sufre, la paciencia de este, la amistad desinteresada que une a los que están en medio del dolor revelan que aquí hay algo más. Es que hay mucho más: hay una vida personal, que es el mayor bien que encontramos en la naturaleza, llena de dignidad y sentido aún en las más terribles circunstancias. ¿Es que no eran dignas, acaso, ni tenían sentido y valor las vidas de los prisioneros de Auschwitz? Decirle a alguien que es mejor la muerte que el dolor es confirmar el supuesto de que es posible despojar a una vida de todo sentido.

98. ¿PUEDE LA EUTANASIA LLEGAR A SER UN REMEDIO PARA EL DOLOR O LA DESESPERANZA?

FELIPE WIDOW
DOCTOR EN FILOSOFÍA Y DERECHO

La progresiva promoción cultural y legislativa de la eutanasia encierra una paradoja: no hay otra sociedad que haya vivido más de espaldas a la muerte que la nuestra. La muerte es una palabra innombrable y una realidad que hay que ocultar; su mención es motivo de pánico y angustia (la pandemia del COVID-19 da buena prueba de ello); parece que todos los avances de la medicina deben dirigirse a derrotarla o, al menos, a retrasarla tanto cuanto sea posible... Y es esta misma sociedad, sin embargo, la que impulsa la mal llamada «buena muerte».

¿Cuáles son los motivos subyacentes de esta paradoja? La verdad es que la eutanasia no aparece en nuestra sociedad como una respuesta compasiva ante el dolor ajeno, sino exactamente como lo contrario: es la incapacidad de enfrentar el dolor lo que lleva a la decisión de cortarlo en su raíz; puesto que sólo sufre el que vive, suprimiendo esta condición haremos desaparecer de nuestra vista el insoportable dolor. Es una consecuencia práctica semejante a aquella por la que, en las sociedades más «exitosas», casi han desaparecido las personas con síndrome de Down, Edwards (trisomía 18) y otras discapacidades congénitas. ¿Es que los avances médicos y el gran desarrollo económico de esas sociedades les ha permitido encontrar curas a tan terribles males? No, es que sencillamente la presencia de personas con esas deficiencias es un contraste insoportable para la cómoda vida que ofrece el progreso material. Una vida que no puede aspirar a esa comodidad no sólo carece de sentido en sí misma, sino que amenaza con quebrantar el sentido que hemos dado a nuestras propias vidas. Por esto es necesario cortar de raíz esas enfermedades antes de que evidencien la contradicción con nuestro progreso y comodidad. De aquí que estas sociedades padecen un auténtico genocidio eugenésico.

Con la eutanasia sucede algo semejante: cuanto menos expuesto se halla el sufrimiento en nuestra cultura, cuanto más progresamos en nuestro bienestar material, cuanto más exitosa resulta la medicina para alejar de nosotros la enfermedad, entonces menos preparados estamos para hacernos cargo de esos momentos –la vejez, la enfermedad terminal– en que emerge la vida humana en toda su fragilidad. ¿Es la eutanasia el remedio que esta sociedad ha encontrado para el dolor y la desesperanza asociados a esa fragilidad? Llamarle remedio tiene tanto sentido como afirmar que el aborto eugenésico es el remedio de aquellos síndromes y discapacidades. Es un eufemismo trágico y, hay que decirlo, criminal. Por supuesto que no se trata de negar la posibilidad de que alguien esté subjetivamente movido por la compasión, pero es una falsa compasión. Es una compasión artificial construida por una sociedad reacia a «padecer con». Porque de esto se trata la compasión: de hacer propio el sufrimiento del otro, de asumir su carga tanto cuanto nos sea posible, de acompañarlo y darle sentido en su dolor, de revelarle el valor de su vida sin importar las circunstancias difíciles por las que atraviese. Este es el único remedio real, no ya al dolor, sino a la desesperanza de una vida agotada por la vejez o la enfermedad. Y lo es porque la causa de esa desesperanza no se halla en la propia vejez o enfermedad, sino en el hecho de haberles despojado de sentido. La eutanasia, en cambio, no hace más que confirmar ese despojo: «Puesto que para ti no hay esperanza, es mejor acabar de una vez».

99. ¿PUEDEN EL SUICIDIO O LA EUTANASIA JUSTIFICARSE COMO UNA FUENTE DE SENTIDO DE LA VIDA, POR MOTIVOS ÉTICOS O RELIGIOSOS?

BEATRIZ SHAND
MÉDICO NEURÓLOGA Y MAGÍSTER EN BIOÉTICA Y FILOSOFÍA

Víctor Frankl planteaba que el sentido de la existencia humana se construye en la búsqueda concreta de valores creativos, experienciales o actitudinales. Según esta perspectiva, todos necesitamos darle sentido a nuestra existencia, de manera más o menos consciente, a través de la búsqueda cotidiana de estos valores.

Los valores creativos tienen que ver con nuestro quehacer (desde cocinar una cena deliciosa hasta construir una gran obra de arte o realizar nuestro trabajo bien hecho); los valores experienciales están relacionados con la capacidad de contemplar la belleza en diferentes circunstancias (Víctor Frankl la ejemplifica en la contemplación de un atardecer en los campos de concentración); y, por último, los valores actitudinales se relacionan con la forma en que enfrentamos nuestra propia existencia, con las virtudes y con el ejercicio más alto de la libertad humana: elegir quién quiero ser, dadas las circunstancias concretas de mi vida.

Al final de la vida o en contextos de enfermedades graves o dolorosas muchas veces aparecen, en el propio paciente o en sus familiares cercanos, ideas de muerte. La mayor parte de las veces estas ideas corresponden a síntomas de la esfera anímica (ansiedad o depresión), en el contexto del gran estrés físico y psicológico al que están sometidos (y que muchas veces no cuenta con una estructura de soporte o acompañamiento por parte del sistema de salud).

¿Puede en algunos casos la muerte, el suicidio o la eutanasia erigirse en un «valor actitudinal» y darle sentido a la existencia de la persona sufriente? Sin duda que sí. Esto es fácil de reconocer en los testimonios de personas que, en el contexto de su enfermedad, establecen verdaderas cruzadas para buscar apoyo a su causa.

Aunque este mecanismo psicológico es perfectamente comprensible en el contexto del dolor y el sufrimiento al final de la vida, no valida en sí mismo la causa que persigue. Los valores –tal como la palabra lo sugiere– deberían apuntar a la excelencia humana y no a la destrucción o autodestrucción del ser humano. Podríamos decir que el suicidio es un falso valor, tal como podría serlo la venganza o el deseo de destrucción de otras personas en el contexto de las guerras religiosas. Ninguna guerra religiosa que aspire a la destrucción de otros seres humanos puede validarse –por noble y profunda que sea la causa que la motive– desde una antropología que reconozca el valor insustituible de cada persona humana. Tal vez la única excepción a esta norma es el martirio, es decir, el ofrecimiento de la propia existencia por motivos religiosos. En este punto debe aclararse que el martirio se produce no por una elección directa y deliberada de la muerte, sino por su acogida como único camino para no negar los valores religiosos y espirituales de la persona, que usualmente confía en que su existencia continuará en una dimensión superior. Es decir, el martirio podría considerarse aceptable como una experiencia de búsqueda de una vida superior a la actual en caso de que las circunstancias lo exijan. Reconociendo los admirables testimonios de martirio que se han producido a lo largo de la historia en diferentes contextos, es del todo deseable que la tolerancia de la sociedad a las distintas visiones religiosas y la erradicación de la violencia propicien la inexistencia de mártires por motivos religiosos (ni por ninguna otra causa).

100. ¿QUÉ ES LA PROPORCIONALIDAD TERAPÉUTICA?

PAULINA TABOADA
MÉDICO INTERNISTA Y DOCTORA EN FILOSOFÍA

La proporcionalidad terapéutica es el criterio ético que permite abordar racionalmente las decisiones clínicas acerca de la conveniencia de implementar o no implementar (es decir, omitir o suspender) ciertas intervenciones médicas. La decisión de no implementar o retirar intervenciones juzgadas como «desproporcionadas» (extraordinarias o inadecuadas) corresponde a la llamada «adecuación del esfuerzo terapéutico». En cambio, la omisión voluntaria de intervenciones consideradas «proporcionadas», «ordinarias» o adecuadas, según lo indican las buenas prácticas clínicas (*lex artis*), representa una falta ética al cuidado debido a sí mismo o a las personas que nos han sido encomendadas.

Este criterio ético para distinguir entre intervenciones médicas obligatorias y no-obligatorias se conoce hoy como principio de proporcionalidad terapéutica[147] y establece la existencia de

---

147 Maurizio Calipari, *Curarse y hacerse curar. Entre el abandono del paciente y el encarnizamiento terapéutico* (Buenos Aires: Educa, 2007).

una obligación moral de implementar las intervenciones médicas en las que los medios empleados y los resultados esperables guarden una debida proporción[148]. Las intervenciones que no ofrecen un beneficio real se consideran «desproporcionadas» y no existe obligación ética de implementarlas. Pueden llegar a ser incluso ilícitas cuando sólo causan sufrimiento innecesario al paciente. Cabe destacar que, en el contexto de la atención sanitaria, el concepto de beneficio debe referirse siempre al logro de los objetivos propios de la medicina, es decir, al cuidado de la salud y la vida. Por tanto, la utilidad o inutilidad de una intervención no se refiere sólo a sus posibles efectos fisiológicos, sino a su capacidad de impactar positivamente la evolución global del paciente.

La elaboración de este criterio ético estuvo relacionada con los avances de la medicina, que obligaron a los estudiosos de la ética a preguntarse por los límites del deber moral de cuidar la salud y la vida. Apoyándose en la clásica distinción entre deberes morales «positivos» y «negativos»[149], se propuso una distinción entre «medios ordinarios» y «extraordinarios» para la conservación de la salud y la vida[150]. Esta enseñanza tradicional afirma que el deber moral «negativo» de «no matar» obliga siempre y en cualquier circunstancia, mientras que el deber moral «positivo» de conservar la salud y la vida admite ciertos límites: exigiendo recurrir a los «medios ordinarios», pero no a los «extraordinarios».

Se consideran «ordinarias» aquellas intervenciones médicas que ofrecen una razonable esperanza de beneficio (en términos de probabilidad de preservar la salud y la vida) y cuya implementación no suponga una imposibilidad física o moral para el

---

148 Maurizio Calipari, «The principle of proportionality in therapy: foundations and applications criteria», *NeuroRehabilitation 19* (4) (2004): 391-397.

149 Santo Tomás de Aquino: *Summa Theologiae,* II- II, q. 64, a. 5.

150 Daniel Cronin, «Conserving human life», en *Conserving human life* ed. Russell Smith (Massachusetts, Pope John XXIII Medical-Moral Research and Educational Center, 1989), 1-145.

individuo[151]. Ambas condiciones deben cumplirse simultáneamente para que una intervención médica se considere «ordinaria» y, por tanto, moralmente obligatoria. Cuando una de estas dos condiciones no se cumple, la intervención se considera «extraordinaria» y su uso no es moralmente obligatorio. En suma, la relevancia moral del criterio de la proporcionalidad terapéutica estriba en la posibilidad de distinguir si el uso de una determinada intervención médica es obligatorio, facultativo (opcional) éticamente ilegítimo en una situación clínica particular.

101. ¿EXISTEN MEDIOS QUE SEAN SIEMPRE OBLIGATORIOS PARA CONSERVAR LA VIDA?

PAULINA TABOADA
MÉDICO INTERNISTA Y DOCTORA EN FILOSOFÍA

La tradición moral afirma que existe la obligación de implementar los «medios ordinarios» para conservar la salud y la vida. Se entiende por «medios ordinarios» aquellos que ofrecen una razonable esperanza de beneficiar la salud y la vida del paciente, siempre y cuando no exista una imposibilidad física o moral para aplicarlos. También se les ha llamado medios «proporcionados» o adecuados a la condición clínica del paciente. Dicha «adecuación» está definida por lo que indican las buenas prácticas clínicas (*lex artis*).

Conviene precisar aquí que la distinción entre «medios ordinarios» y «extraordinarios» no se refiere primariamente al «medio» (considerado en sí mismo), sino al carácter moral que tiene el «uso del medio» en un caso particular. La distinción está centrada en la persona del enfermo y en la obligación moral de

---

151 Francisco de Vitoria, *Relecciones teológicas* (trad. del latín por Jaime Torrubiano) (Buenos Aires: Ed. Enero, 1946).

cuidar su salud y su vida[152]. Por tanto, lo que se evalúa no es la intervención médica (aisladamente), sino la obligatoriedad moral de intervenir en un contexto determinado. Por consiguiente, no puede decirse que existan «medios» que son siempre obligatorios, mientras que otros no. No existe algo así como un listado a priori de intervenciones médicas que sean siempre moralmente obligatorias. La evaluación moral recae en el «uso del medio» en una circunstancia particular (aquí y ahora).

No obstante, la complejidad de la medicina contemporánea ha hecho necesario categorizar las distintas maneras de cuidar a las personas enfermas. Se han identificado así algunos cuidados considerados como «básicos», en contraposición con intervenciones más complejas. Las medidas incluidas bajo el concepto de «cuidado básico» tienen algunas cosas en común: son medidas simples, orientadas a la comodidad de la persona e imprescindibles para la conservación de la vida de todo ser humano (sano o enfermo). En esta categoría se suelen incluir aspectos relacionados con la higiene y el cuidado de la piel, la preservación de la temperatura, la oxigenación, la nutrición e hidratación (con o sin asistencia médica). También hay quienes incluyen entre los «cuidados básicos» la analgesia y la sedación paliativa.

Una primera interpretación del concepto de «cuidado básico» lo asimila al concepto de «medida natural», que alude a la existencia de necesidades comunes a todos los seres humanos, en cuanto organismos biológicos. Una segunda manera de interpretar el concepto de cuidado básico es a través de la referencia a las necesidades básicas de todo ser humano, en cuanto unidad biopsicosocial-espiritual. Desde esta perspectiva, los cuidados básicos serían aquellos que responden a necesidades que normalmente son cubiertas por el mismo individuo (adulto y autovalente) y que deberían ser «subsidiadas» en la medida en que el paciente no

---

152 Maurizio Calipari, *Curarse y hacerse curar. Entre el abandono del paciente y el encarnizamiento terapéutico* (Buenos Aires: Educa, 2007), 166-167.

tenga las capacidades, ya sea porque aún no las ha desarrollado o porque las ha perdido. Esta manera de interpretar el concepto de cuidado básico incluye no sólo las necesidades biológicas del ser humano, sino también sus necesidades psico-sociales y espirituales.

Para los cuidados básicos se reconoce un cierto grado de obligatoriedad moral: se afirma que los pacientes tendrían derecho a recibirlos siempre, independientemente de su condición clínica. De hecho, el reconocimiento del derecho a recibir cuidados básicos ha ido adquiriendo cada vez más relevancia, particularmente en el cuidado de pacientes crónicos e irreversibles, en pacientes terminales o añosos. Se trata, entonces, del reconocimiento de un deber moral «positivo» de solidaridad entre todos los miembros de la familia humana y del deber moral «negativo» de no abandonar a una persona cuyo cuidado nos ha sido encomendado.

102. ¿ES OBLIGATORIO UTILIZAR MEDIOS EXTRAORDINARIOS PARA CONSERVAR LA VIDA?

PAULINA TABOADA
MÉDICO INTERNISTA Y DOCTORA EN FILOSOFÍA

El deber de cuidar y conservar la vida no es absoluto, sino que admite límites circunstanciales (como todos los deberes «positivos»). Existe la obligación moral de recurrir a los medios «ordinarios» o «proporcionados» de conservación de la vida.

Por el contrario, no existe obligación moral de utilizar medios «extraordinarios» o «desproporcionados». Su implementación podría ser incluso éticamente ilícita cuando no reportan ningún beneficio real al paciente y sólo retrasan una muerte inevitable, provocando sufrimientos innecesarios. Este curso de acción configura el denominado «ensañamiento terapéutico», que es una conducta reñida con la ética.

No obstante, existen circunstancias en las que un paciente puede recurrir lícitamente al uso de medios extraordinarios para conservar la vida, aunque de forma opcional (no obligatoria). Este podría ser el caso de pacientes que optan por recurrir a determinadas terapias que, aunque no tengan una eficacia clínica comprobada, podrían eventualmente reportarles algún beneficio en su caso particular (ej. la quimioterapia en cierto de tipo de cánceres muy agresivos, aunque no se pueda garantizar una respuesta completa al tratamiento).

También podría ocurrir que el uso de medios extraordinarios para conservar la vida se convierta en la conducta moralmente obligatoria, no en sí misma, sino sólo accidentalmente. Esto podría suceder cuando su uso represente la única manera de que el paciente pueda cumplir con otras obligaciones morales importantes, como los deberes de piedad, caridad o justicia hacia Dios, la familia, la sociedad, etcétera[153]. Por ejemplo, mantener conectada a ventilación mecánica a una madre embarazada en «muerte cerebral», para posibilitar que el hijo en gestación alcance el inminente grado de madurez que le permitiría sobrevivir. Dada la importancia del valor que está en juego –la vida del hijo en gestación– sería lícito realizar un esfuerzo extraordinario para cuidarla y sostenerla, aunque no se pueda garantizar que efectivamente se logrará.

En este contexto, cabe recordar que el objetivo de la distinción entre medios ordinarios y extraordinarios es guiar las decisiones y conductas de los individuos en un campo tan delicado como es el cuidado de la salud y la vida. Pero el cuidado de la salud y la vida se orientan hacia el logro del bien auténtico e integral de la persona humana, que trasciende la vida física[154].

---

153 Maurizio Calipari, *Curarse y hacerse curar. Entre el abandono del paciente y el encarnizamiento terapéutico* (Buenos Aires: Educa, 2007), 83.

154 Ídem.

103. ¿QUÉ ES EL ENCARNIZAMIENTO TERAPÉUTICO?

PAULINA TABOADA
MÉDICO INTERNISTA Y DOCTORA EN FILOSOFÍA

El encarnizamiento terapéutico –también llamado ensañamiento u obstinación terapéutica– consiste en intervenciones médicas que no ofrecen un beneficio real al paciente (en términos de preservar la salud y la vida) y que, además, le causan sufrimientos innecesarios. Se trata de conductas reñidas con la ética, pues no respetan el deber médico fundamental de no dañar («lo primero, no dañar»). En situaciones como esa, la conducta éticamente correcta sería suspender, retirar o abstenerse de implementar aquellas intervenciones, sin abandonar por ello al paciente (deber de no-abandono)[155].

Hipócrates planteó que la primera obligación de un médico es no dañar. Este deber fundamental de la profesión médica está contenido explícitamente en el juramento hipocrático. En la actualidad se conoce como principio de «no maleficencia» y obliga a eximir a un paciente de procedimientos e intervenciones inútiles que sólo retardan el momento de la muerte natural y causan muchas veces sufrimientos innecesarios. Desde el punto de vista ético, lo correcto es la «adecuación del esfuerzo terapéutico», que supone mantener sólo aquellas intervenciones que guarden la debida proporción entre el esfuerzo que exige su implementación y el resultado previsible («proporcionalidad terapéutica»). Las medidas «desproporcionadas» o inadecuadas para la condición clínica del paciente son éticamente ilícitas cuando sólo causan sufrimientos innecesarios y no ofrecen un beneficio real. Por tanto, no deberían implementarse o deberían retirarse.

---

155 Paulina Taboada, «Decisiones al final de la vida», en *Manual de Medicina Intensiva*, ed. Max Andersen (Mediterráneo: Santiago de Chile, 2019), 457-465.

El cuidado de la salud y la vida son los dos fines primarios de la medicina. Pero eso no significa que se deba mantener la vida a costa de esfuerzos y sufrimientos desmedidos. Eso sería «empecinamiento terapéutico». El cuidado y respeto por la vida física también implica respetar la finitud de la vida humana y los límites de la medicina, aceptando la muerte como parte de la vida. Por tanto, en situaciones en que la condición clínica conduce irreversiblemente a la muerte próxima, la respuesta más adecuada son los cuidados paliativos, que evitan medidas inútiles o incluso dañinas para el paciente. El respeto por la dignidad de la persona implica buscar siempre el bien integral de cada paciente y adecuar los objetivos terapéuticos a su condición clínica.

104. ¿CÓMO REALIZAR UN JUICIO DE PROPORCIONALIDAD TERAPÉUTICA EN PACIENTES CON ENFERMEDADES NEUROLÓGICAS?

BEATRIZ SHAND
MÉDICO NEURÓLOGA Y MAGÍSTER EN BIOÉTICA Y FILOSOFÍA

Con gran frecuencia surgen problemas éticos en medicina. Esta situación es particularmente relevante en el cuidado de pacientes neurológicos, en torno a los cuales muchos de los grandes debates bioéticos actuales han tenido su punto de partida. Las enfermedades neurológicas reúnen ciertas características que hacen más probable la aparición de problemas éticos: con frecuencia tienen riesgo vital, un curso progresivo, algunas son incurables, pueden afectar la esfera cognitiva y comprometer la capacidad de la persona de autogobernarse y tomar sus propias decisiones, o producir una discapacidad física importante, provocando la dependencia de terceros en el cuidado.

El manejo del paciente neurológico muchas veces exige la correcta aplicación del principio de proporcionalidad de tratamiento. Este principio bioético establece la obligatoriedad moral de aplicar los tratamientos o medidas proporcionadas a la condición del paciente, y la licitud de renunciar a tratamientos desproporcionados. Los tratamientos proporcionados son aquellos en los cuales existe una relación adecuada entre los medios empleados y los resultados esperables, considerando las condiciones físicas, psicológicas y morales del enfermo. Este principio se aplica mediante un juicio prudencial que debe valorar la eficacia y la utilidad de una medida con respecto a la onerosidad de la misma, y que incluye tanto la perspectiva del médico como la del paciente o sus representantes[156].

Con frecuencia, los pacientes con secuelas neurológicas graves, sean estas cognitivas (tales como la enfermedad de Alzheimer[157]) o motoras (como el caso del paciente tetrapléjico post traumatismo raquimedular[158] o con esclerosis lateral amiotrófica[159]), plantean a sus tratantes y familias problemas de proporcionalidad de los métodos diagnósticos y terapéuticos asociados a su enfermedad y a las complicaciones relacionadas a la misma. En estos escenarios, muchas veces el análisis se centra en el grado de compromiso neurológico y las probabilidades de recuperación del paciente.

---

156 En los casos en que el proceso de deliberación del juicio de proporcionalidad no alcance un consenso representativo de ambas partes, puede solicitarse el apoyo del Comité de Ética de la institución correspondiente. Cfr. Paulina Taboada, «El principio de proporcionalidad terapéutica en las decisiones de limitar tratamientos», *Boletín de la Escuela de Medicina* PUC, Vol. 27,1 (1998): 17-23.

157 Demencia senil progresiva y crónica.

158 Paciente con una parálisis que afecta a las cuatro extremidades producto de lesiones traumáticas que afectan diferentes estructuras de la columna vertebral.

159 Enfermedad progresiva de las neuronas que controlan el movimiento de los músculos voluntarios. Se desgastan o mueren y ya no pueden enviar mensajes a los músculos. Con el tiempo, se genera debilitamiento muscular, espasmos e incapacidad para mover el cuerpo. Cuando los músculos en la zona torácica dejan de trabajar, se vuelve difícil o imposible respirar.

Si recordamos que eutanasia es la muerte provocada por un tercero a un paciente que sufre una enfermedad incurable y con gran dolor físico o moral, con el pretendido objeto de aliviar su dolor o sufrimiento, podemos comprender que muchas enfermedades neurológicas se plantean como justificación para la misma.

Aun reconociendo que existen situaciones donde, por causa de un daño neurológico extenso, la vida se torna en muchos aspectos precaria y dolorosa, debe evitarse el riesgo de caer en un proporcionalismo, en el cual el juicio de proporcionalidad se reduce a un análisis de costo/beneficio o de costo/utilidad que termina estableciendo el juicio de calidad de vida del paciente como norma final de lo que es éticamente correcto. El análisis de la proporcionalidad reducido de esta manera se aleja del principio que lo sustenta, olvidando la obligación moral de proteger la vida y la salud, tanto propia como de quienes están a nuestro cuidado. Bajo una interpretación de la calidad de vida entendida simplemente bajo criterios de utilidad, se puede llegar a justificar –equivocadamente– la eutanasia de pacientes con daño neurológico.

Aun cuando es evidente que existe una relación entre la magnitud de un déficit neurológico y la calidad de vida, esta relación debe ser cuidadosa y prudentemente valorada. Estudios de calidad de vida, tales como los realizados en pacientes con síndrome del cautiverio –aquellos que se comunican con movimientos oculares solamente–, muestran resultados que pueden ser impactantes: la percepción de los pacientes de su calidad de vida es mucho mejor que la esperada, y las solicitudes de eutanasia muy infrecuentes[160]. Esto nos muestra la variabilidad que puede tener este concepto. Elementos tales como el soporte de cuidados paliativos o la presencia de un soporte emocional pueden modificar significativamente la forma en que se vive una enfermedad y sus secuelas y deben ser considerados siempre en los casos en que se realiza un juicio de proporcionalidad.

---

160 Steven Laureys *et al.*, «The locked-in syndrome: what is it like to be conscious but paralyzed and voiceless?», *Progress in Brain Research*, 150 (2005): 495-511.

105. ¿QUÉ ES LA MEDICINA PALIATIVA?

ALEJANDRA FLORENZANO
MÉDICO INTERNISTA Y MAGÍSTER EN FILOSOFÍA

Los cuidados paliativos son la asistencia activa y global (holística) de personas de todas las edades con sufrimiento grave relacionado con la salud debido a una enfermedad severa, y especialmente de quienes están cerca del final de la vida. Su objetivo es mejorar la calidad de vida de los pacientes, sus familias y sus cuidadores[161].

La medicina paliativa toma su nombre del latín *pallium* (manto o cubierta), porque se dirige a «aliviar» o «cubrir» el dolor y el sufrimiento causados por enfermedades serias. Si bien esto corresponde a un fin central de la medicina desde sus orígenes, fue impulsada formalmente por la Dra. Cicely Saunders (Inglaterra) desde 1950.

La Organización Mundial de la Salud estipula que los cuidados paliativos pertenecen al derecho humano a la salud, incluyendo la identificación temprana, la evaluación impecable y el tratamiento del dolor y otros problemas, sean estos de orden físico, psicosocial o espiritual[162].

Son brindados por un equipo de salud multidisciplinario y centrado en la persona que apoya al paciente y su familia desde el momento del diagnóstico hasta el final de la vida y durante el duelo, con los siguientes propósitos[163]:

- aliviar el dolor y otros síntomas angustiosos;

- afirmar la vida y considerar la muerte como un proceso normal;

---

161 Definición consensuada de ciudadanos paliativos, Asociación Latinoamericana de Cuidados Paliativos, https://cuidadospaliativos.org/definicion-consensuada-de-cuidados-paliativos/

162 World Health Organization, «National cancer control programmes: policies and managerial guidelines», World Health Organization (2002). https://apps.who.int/iris/handle/10665/42494

163 Cuidados paliativos, Organización Mundial de la Salud, https://www.who.int/es/news-room/fact-sheets/detail/palliative-care

- no intentar acelerar ni retrasar la muerte;

- integrar los aspectos psicológicos y espirituales del cuidado del paciente;

- ofrecer un sistema de apoyo para ayudar a los pacientes a vivir tan activamente como sea posible hasta la muerte;

- ofrecer un sistema de apoyo para ayudar a la familia a adaptarse durante la enfermedad del paciente y en su propio duelo;

- utilizar un enfoque de equipo para responder a las necesidades de los pacientes y sus familias, incluido el apoyo emocional en el duelo, cuando esté indicado;

- mejorar la calidad de vida, y eventualmente influir positivamente en el curso de la enfermedad.

Los cuidados paliativos no excluyen los tratamientos con intención curativa; de hecho, lo ideal es ofrecerlos en una fase inicial de la enfermedad, de modo complementario a estos tratamientos que buscan prolongar la vida, como la quimioterapia o la radioterapia.

106. ¿CUÁLES SON LOS DESAFÍOS DE LOS CUIDADOS PALIATIVOS?

ALEJANDRA FLORENZANO
MÉDICO INTERNISTA Y MAGÍSTER EN FILOSOFÍA

Una amplia gama de enfermedades requiere cuidados paliativos[164]. La mayoría de los adultos que los necesitan padecen enfermedades crónicas tales como enfermedades cardiovasculares (38,5%), cáncer (34%), enfermedades respiratorias crónicas

---

164 Cuidados paliativos, Organización Mundial de la Salud, https://www.who.int/es/news-room/fact-sheets/detail/palliative-care

(10,3%), VIH en etapa sida (5,7%) y diabetes (4,6%), entre otras. También los niños con enfermedades crónicas o serias los requieren, así como sus familias.

Según la OMS, se estima que anualmente 40 millones de personas necesitan cuidados paliativos; el 78% de ellas vive en países de ingreso bajo o mediano. Globalmente, la OMS estima que sólo el 14% de los pacientes que requieren cuidados paliativos los reciben, por lo que el acceso universal a los cuidados paliativos ha sido establecido entre las prioridades sanitarias (OMS, 2014)[165]. Se prevé que dicha necesidad crezca como consecuencia del aumento de las enfermedades no transmisibles[166] y del proceso de envejecimiento de la población.

Sin embargo, aún faltan conciencia social sobre esta necesidad y políticas públicas dirigidas a responder a ella, destinando recursos y formando profesionales de salud. Algunas de las barreras que explican esto, entre autoridades, profesionales de la salud y la población, son:

- Desconocimiento del concepto de asistencia paliativa y de los beneficios de instaurarla oportunamente.

- Negación de la realidad de la muerte (por barreras culturales o sociales).

- Confusión entre el uso correcto de medicamentos para el dolor (opiáceos) y dependencia de fármacos.

- Confusión entre los cuidados paliativos y la eutanasia.

En este último punto, es relevante precisar que los cuidados paliativos buscan aliviar el sufrimiento de la persona en situa-

---

165 OMS, «Fortalecimiento de los cuidados paliativos como parte del tratamiento integral a lo largo de la vida», 67.ª Asamblea Mundial de la Salud (2014), http://apps.who.int/gb/ebwha/pdf_files/WHA67/A67_31-sp.pdf

166 La Organización Mundial de la Salud (2016) define enfermedades no transmisibles (ENT) o crónicas como afecciones de larga duración con una progresión generalmente lenta.

ción terminal[167], acudiendo a medios válidos y éticos. La eutanasia, en cambio, busca provocar la muerte del paciente en situación terminal, para aliviar su sufrimiento.

Pero provocar la muerte de un paciente contradice completamente la ética médica, que manda aliviar el sufrimiento, sin atentar contra la vida del sufriente. Por lo demás, existiendo cuidados y tratamientos eficaces para aliviar el sufrimiento, lo que corresponde es ponerlos a disposición de la población. Abrir la discusión pública a legalizar la eutanasia, en vez de garantizar los cuidados paliativos para toda la población, parece una salida fácil ante el desafío de aliviar el sufrimiento producido por enfermedades serias de tantos compatriotas.

107. ¿SON EFECTIVOS LOS CUIDADOS PALIATIVOS?

CAROLINA AGUILERA
MÉDICO DE URGENCIAS

ALEJANDRA FLORENZANO
MÉDICO INTERNISTA Y MAGÍSTER EN FILOSOFÍA

Los cuidados paliativos son efectivos en muchos aspectos. Alivian el sufrimiento grave relacionado con enfermedades serias, pues proveen de cuidado físico, psicosocial y espiritual a los pacientes y sus familias. Alivian el «dolor total»[168] de los pacientes mediante

---

167 Paciente en estado de salud terminal: es aquel portador de una enfermedad o condición patológica grave, que haya sido diagnosticada en forma precisa por un médico, de carácter progresivo e irreversible, con pronóstico fatal próximo o en un plazo relativamente breve. No es susceptible de un tratamiento conocido y de eficacia comprobada que permita modificar el pronóstico de muerte próxima; o bien, los recursos terapéuticos utilizados han dejado de ser eficaces. Grupo de Estudios de Ética Clínica de la Sociedad Médica de Santiago, «El enfermo terminal», *Rev Med Chile* 128(5) (2000): 547-52.

168 Dolor total: concepto que comprende el dolor del paciente en el final de su vida como multidimensional, incluyendo elementos físicos, psicológicos, sociales, emocionales

un tránsito del modelo médico moderno, excesivamente técnico, hacia un modelo de cuidado holístico centrado en la persona. De este modo, mejoran la calidad de vida de los pacientes y de sus familias cuando afrontan problemas de orden físico, psicológico, social o espiritual inherentes a una enfermedad potencialmente mortal[169]. También mejoran la calidad de vida de los cuidadores. Favorecen que el paciente tenga una comprensión más precisa de su enfermedad y pronóstico y, en consecuencia, tome mejores decisiones sobre sus cuidados.

Hoy en día sabemos que la efectividad de los cuidados paliativos depende de un inicio temprano, ya que los pacientes que reciben cuidados paliativos al comienzo de enfermedades que amenazan la vida reportan mejor calidad de vida y ánimo, e incluso algunos estudios muestran que mejora la sobrevida, aunque reciban tratamientos menos complejos[170].

Esto ha llevado a comprender los cuidados paliativos como complementarios a los tratamientos con intención curativa, y no excluyente con estos, en el modelo llamado «cuidados paliativos simultáneos». Se ha visto también que una asistencia paliativa temprana reduce las hospitalizaciones innecesarias y el uso de los servicios de salud, de lo que se desprende un impacto positivo desde el punto de vista económico[171]. Los cuidados paliativos ofrecen una alternativa efectiva y segura también para aquellos escenarios clínicos en los cuales los pacientes tienen síntomas severos[172].

---

y espirituales. Fue acuñado por la Dra. Cicely Saunders, fundadora de los cuidados paliativos. Ver más en: BMJ, «Dame Cicely Saunders», BMJ 2005;331:238 (2005).

169 Camila Zimmermann *el al.*, «Early palliative care for patients with advanced cancer: a cluster-randomised controlled trial», *Lancet.* May 17;383(9930) (2014): 1721-1730.

170 Jennifer S. Temel *et al.* «Early palliative care for patients with metastatic non-small-cell lung cancer». N Engl J Med. Aug 19;363(8) (2010): 733-742.

171 Sean Morrison *et al.*, «Cost savings associated with US hospital palliative care consultation programs», Arch Intern Med. Sep 8;168(16) (2008): 1783-1790.

172 Tatsuya Morita, «Efficacy and safety of palliative sedation therapy: a multicenter, prospective, observational study conducted on specialized palliative care units in Japan», J Pain Symptom Manage Oct; 30(4) (2005): 320-328.

108. ¿CUÁL ES LA SITUACIÓN DE LOS CUIDADOS PALIATIVOS EN ESPAÑA?

ÁLVARO GÁNDARA

COORDINADOR MÉDICO DE LA UNIDAD DE CUIDADOS PALIATIVOS DEL HOSPITAL UNIVERSITARIO FUNDACIÓN JIMÉNEZ DÍAZ. VOCAL DEL COMITÉ DE BIOÉTICA DE ESPAÑA

Los cuidados paliativos son una disciplina relativamente nueva; nacieron en los años 60 del pasado siglo en Gran Bretaña, gracias al impulso de Cecily Saunders, que comenzó a establecer las normas y protocolos que deberían guiar el cuidado de las personas al final de la vida. En España, las primeras iniciativas empezaron en la década de los 80, de la mano de un grupo de profesionales que acudió a formarse en Inglaterra.

Las primeras unidades de cuidados paliativos en nuestro país empezaron con el patrocinio de la AECC en el ámbito de la asistencia domiciliaria, y en el caso de las unidades hospitalarias fueron las órdenes religiosas, como la de San Juan de Dios, las que crearon unidades específicas y avanzadas dentro de los muchos centros con los que contaba a lo largo de toda la geografía española. También la Cruz Roja, Camilos, ONG o Fundaciones como CUDECA (Málaga) fueron la llama que propició un lento pero imparable desarrollo de los cuidados paliativos.

Existen otros hitos fundamentales: el principal de ellos fue la publicación de la Estrategia Nacional en Cuidados Paliativos del Sistema Nacional de Salud, en el año 2007. Con esta estrategia, se definieron los estándares mínimos necesarios en todo el territorio nacional para garantizar la prestación sanitaria de cuidados paliativos, con criterios de calidad y equidad; hemos de considerar que, para esos años, todas las comunidades autónomas tenían ya transferida la sanidad, y existía el peligro de que cada comunidad adoptara un modelo distinto de prestación. Tras años de intenso trabajo en los que participaron todos los estamentos implicados –comunidades autónomas, expertos profesionales, sociedades científicas, asociaciones de pacientes, etc.– se logró esta guía con un gran consenso que debería servir para que los cuidados paliativos llegasen a todos los pacientes que así los requirieran, y prestados por los mejores profesionales y de acuerdo con unos criterios basados en la experiencia internacional.

Pero este objetivo por desgracia no ha llegado a cumplirse tras casi 20 años de desarrollo heterogéneo de los cuidados paliativos en los distintos servicios de salud de cada autonomía. Como explicaremos a continuación, podemos asegurar que el derecho reconocido en la cartera de servicios común a todos los ciudadanos, tanto en el ámbito de atención primaria como hospitalaria, no se cumple. En España, ese derecho puede verse cumplido dependiendo del distrito postal en el que vivas, o si es rural o urbano el lugar de residencia. Esta inequidad tiene que ver con distintos factores:

- Los cuidados paliativos son una disciplina joven que todavía no es reconocida como especialidad sanitaria (medicina, enfermería y psicología), por la vía MIR, o a través de las áreas de capacitación específica (similar a una subespecialidad). Si esto existiese, como en la mayoría de los países de nuestro entorno (la excepción son Bélgica, Holanda y España), se garantizaría la formación de los profesionales acreditada y homogénea, así como su experiencia clínica. Los mejores profesionales ocuparían los puestos de nueva creación en la sanidad pública y privada

- La formación en el grado de los cuidados paliativos es muy deficitaria; solamente existen asignaturas en pocas facultades de medicina, enfermería y psicología. Hay dos cátedras, y apenas una docena de profesores acreditados. El conocimiento y estudio de los cuidados paliativos en el grado permite conocer mejor la importancia del cuidado de las personas en situación de final de vida.

- Hay un total desinterés de las autoridades sanitarias y políticos legisladores por dotar de presupuestos finalistas para crear los recursos necesarios para atender a todos los ciudadanos que requieran cuidados paliativos. La Sociedad Española de Cuidados Paliativos (SECPAL) ha reiterado que cada año en España mueren 70.000 pacientes con sufrimiento evitable, sin poder acceder al derecho de atención paliativa al final de la vida. La cobertura no llega al 50%.

- Los recursos sociales y sociosanitarios son absolutamente limitados. En 2019 (antes de la pandemia), 1.400.000 personas tenían reconocida la condición de dependiente. En tramitación estaban 160.000; la ley prevé 6 meses para tramitarla y la media ese año fue de 14 meses. 31.000 pacientes fallecieron sin recibir ninguna ayuda; más de ¡85 pacientes cada día! No existe un trámite urgente para nuestros pacientes que movilice los recursos necesarios y que lleguen a tiempo. No es exagerado decir que el Estado abandona a los frágiles y enfermos al final de la vida.

En resumen, queda mucho por hacer. Los cuidados paliativos ahorran dinero al sistema de salud, facilita la muerte en casa y permite que los moribundos y sus familias sean atendidos y cuidados de forma humanizada y excelente.

109. ¿CÓMO SE PUEDE ALIVIAR EL DOLOR EN PACIENTES QUE RECIBEN CUIDADOS PALIATIVOS?

ALEJANDRA FLORENZANO
MÉDICO INTERNISTA Y MAGÍSTER EN FILOSOFÍA

El dolor ha sido definido por la Asociación Internacional para el Estudio del Dolor (IASP) como «una experiencia sensorial y emocional desagradable que se asocia a una lesión actual o potencial de los tejidos, o que se describe en función de dicha lesión». Incluye una sensación corpórea desagradable y una experiencia emocional, por lo cual es siempre subjetivo y su intensidad debe ser reportada mediante instrumentos subjetivos, como la Escala Visual Análoga, (EVA) en la que el paciente señala la intensidad de su dolor del 1 al 10. El dolor experimentado por los pacientes al final de la vida es multidimensional, incluyendo elementos físicos, psicológicos, sociales y espirituales en el llamado «dolor total».

Ahora bien, el dolor es uno de los síntomas más frecuentes y graves experimentados por los pacientes que necesitan cuidados paliativos. Según la Organización Mundial de la Salud (OMS), el 80% de los pacientes con sida o cáncer y el 67% de los pacientes con enfermedades cardiovasculares experimentarán dolor entre moderado e intenso al final de sus vidas[173].

El alivio del dolor corresponde a uno de los fines de la medicina desde sus orígenes. Para su alivio adecuado, la OMS propone una escala de manejo del dolor progresiva, que incorpora analgésicos[174] de potencia creciente, en respuesta a la intensidad del dolor (ver figura 2[175]).

Paso 1	Paso 2	Paso 3
No opioides +/- Adyuvantes	Opioides débiles (Codeína) +/- No opioides +/- Adyuvantes	Opioides potentes (Morfina) +/- No opioides +/- Adyuvantes
+/- Terapia intervencional (Implantes para infusión de drogas, morfina espinal, bloqueos, neurolisis, quimio-radioterapia)		

FIGURA 2

---

173 Cuidados paliativos, Organización Mundial de la Salud, https://www.who.int/es/news-room/fact-sheets/detail/palliative-care

174 Analgésico: que calma o disminuye el dolor (RAE).

175 Tomado de: *Manual de Medicina Paliativa,* Facultad de Medicina, Pontificia Universidad Católica de Chile, Santiago de Chile, Repositorio UDG Virtual https://biblioteca.udgvirtual.udg.mx/jspui/bitstream/123456789/935/3/Manual_Medicina_Paliativa_PUC.pdf

A grandes rasgos, existen fármacos analgésicos para tratar dolores leves (paracetamol, antiinflamatorios y otros) y otros más potentes, recomendados por la OMS para tratar dolores moderados a severos: los opioides[176]. Entre estos, hay diversos tipos con características y potencias diversas, encontrándose la morfina entre los más fuertes.

Ahora bien, en el caso del dolor de pacientes terminales, este suele ser intenso. Su manejo debe ser personalizado, multidimensional, y habitualmente requiere de analgésicos opiáceos. Dichos fármacos son a su vez muy efectivos para controlar otras molestias físicas frecuentes al final de la vida, como la dificultad para respirar. La OMS afirma que controlar esos síntomas en una etapa temprana es una obligación ética acorde al fin de la medicina de aliviar el sufrimiento. Hay consenso internacional en que el alivio del dolor severo en pacientes terminales constituye un imperativo moral, y en los últimos años distintos países trabajan colaborativamente para garantizar el acceso a los cuidados paliativos y a los analgésicos que requieren, incluyendo los opioides y en particular la morfina oral de liberación inmediata, cuya disponibilidad aún es baja[177].

110. ¿ES ÉTICAMENTE CORRECTO EL USO DE MORFINA U OTROS SEDANTES PARA PALIAR EL DOLOR?

ALEJANDRA FLORENZANO
MÉDICO INTERNISTA Y MAGÍSTER EN FILOSOFÍA

Además de sus efectos benéficos de alivio del dolor y de la sensación de ahogo, los opioides –como la morfina– tienen efectos colaterales que deben prevenirse y vigilarse, como son las náuseas, la

---

176 Opioide u opiáceo, derivados del opio.

177 Carlos Centeno *et al.*, «White Paper for Global Palliative Care Advocacy: Recommendations from the PAL-LIFE expert advisory group of the Pontifical Academy for Life», J Palliat Med Oct;21(10) (2018): 1389-1397.

somnolencia, el enlentecimiento del tránsito intestinal, la retención urinaria, entre otros. Por ello las dosis deben ajustarse con cuidado y de forma personalizada para lograr el alivio de los síntomas con el menor grado de efectos secundarios no deseados. El efecto secundario de depresión del centro respiratorio es prácticamente inexistente si se usa en forma crónica y con un adecuado ajuste de dosis, por lo cual no hay razón para descartar su empleo.

Ahora bien, sabiendo que la somnolencia (sedación) es un efecto secundario que ocurre con frecuencia y de modo previsible al administrar opiáceos potentes, surge la pregunta ética: ¿es correcto privar a alguien de su conciencia sólo para aliviar un síntoma? Este punto ha sido abundantemente tratado en la ética médica, que ha concluido que sí lo es. Su justificación ética se basa en el llamado «principio del doble efecto»[178], que describe las condiciones para que sea moralmente aceptable una acción que producirá, previsiblemente, dos efectos: uno bueno y uno malo. En el caso del uso de opiáceos en un paciente terminal, la intención es aliviar el dolor. La acción es administrarle opioides en dosis suficientes para conseguir dicho efecto deseado, la analgesia efectiva, lo cual es en sí mismo una acción buena o neutra. La somnolencia o sedación del paciente sería en este caso un «efecto secundario» malo, no deseado directamente, sino sólo tolerado. El efecto bueno se logra directamente por el uso del fármaco analgésico, y no a través de la sedación (y, de hecho, en lo posible se intenta evitarla). El bien de aliviar el dolor en el final de la vida es proporcionado al eventual daño producido por la sedación. En este último punto, es muy relevante aclarar que esta justificación ética implica involucrar al paciente en la decisión de recibir fármacos analgésicos que le producirán sueño, lo cual puede libremente rechazar. El alivio del dolor es un bien, pero en el escenario de fin de vida hay muchos otros bienes que

---

178 Manual de Medicina Paliativa, Facultad de Medicina, Pontificia Universidad Católica de Chile, Santiago de Chile, Repositorio UDG Virtual https://biblioteca.udgvirtual. udg.mx/jspui/bitstream/123456789/935/3/Manual_Medicina_Paliativa_PUC.pdf

el paciente podría anteponer como, por ejemplo, mantenerse para estar con sus seres queridos, arreglar asuntos pendientes, reconciliarse o participar en ritos religiosos.

111. ¿QUÉ ES LA SEDACIÓN PALIATIVA?

ALEJANDRA FLORENZANO
MÉDICO INTERNISTA Y MAGÍSTER EN FILOSOFÍA

Esta es «la administración intencional de drogas requeridas para reducir la conciencia en un paciente terminal tanto como sea necesario para aliviar adecuadamente uno o más síntomas físicos refractarios»[179]. Se trata de un recurso extraordinario, prescrito por el equipo de especialistas en cuidados paliativos, en aquellos casos en que no se logra el control adecuado de síntomas físicos con toda la terapia disponible.

Hay que diferenciar la «sedación paliativa» de la sedación como efecto secundario del tratamiento del dolor con analgésicos opiáceos. La primera, de uso muy excepcional, se plantea en pacientes terminales que persisten con síntomas refractarios, a pesar del tratamiento por equipos expertos. En esta se administran intencionalmente drogas sedantes (benzodiacepinas, anestésicos y otros) para reducir la conciencia en un paciente terminal tanto como sea necesario para aliviar adecuadamente sus síntomas físicos refractarios. Desde el punto de vista ético, es también una intervención médica aceptable, pero por otra razón. En este caso, se busca directamente la sedación, justificada aquí por el principio de totalidad[180] y proporcionalidad médica,

---

179 Paulina Taboada R., «Sedación paliativa (Parte I): controversias sobre términos, definiciones y aplicaciones clínicas», *Acta Bioethica* 18, no. 2 (2012): 155-162.

180 «Este principio puede formularse como "aquella norma moral, en virtud de la cual las diversas partes componentes de una entidad compleja permanecen subordinadas a la unidad integrada por ellas. Por consiguiente, las partes pueden ser manipuladas y modificadas e incluso, en la unidad sustancial, suprimidas según las exigencias del todo

pues se enfrenta una situación clínica lo suficientemente grave y seria (un síntoma intenso no controlable por otros medios), que convierte la reducción de conciencia, a pesar de ser un mal, en algo proporcionado[181]. Algo parecido a lo que justifica operar a un paciente en riesgo vital, a quien se expone a riesgos considerados proporcionales a su situación.

Finalmente, hay que aclarar que la sedación paliativa es completamente distinta a la eutanasia en su procedimiento, resultado e intención[182]. En la eutanasia se prescriben fármacos en dosis letales para provocar la muerte del paciente terminal con la intención de aliviar su sufrimiento. En cambio, en la sedación paliativa, se administran suficientes fármacos para mitigar un síntoma físico refractario, con la intención de aliviar al paciente mientras viva. Diversos estudios muestran que, cuando la sedación paliativa logra el control de los síntomas, la sobrevida de los pacientes no se ve afectada, lo cual demuestra que la intención de la acción no es acelerar la muerte[183]. Pero, aunque la sobrevida se viera levemente afectada, este sería un efecto secundario no deseado, justificable por el principio de doble efecto. Ahora, lo que es muy controvertido y, en general, no aceptado éticamente es el uso de sedación paliativa, ya no ante síntomas físicos refrac-

---

constituido por ellas". O en otra formulación: la parte existe para el todo y, por tanto, el bien de la parte queda subordinado al bien del todo. Consiguientemente, si una parte crea un mal al todo, puede sacrificarse, si no hay otro medio de evitar el mal que esa parte crea u ocasiona». José María Díaz Moreno. «El principio de totalidad y su aplicación: una notable aportación del P. Fernández Díaz-Nava en defensa de la persona». *Miscelánea Comillas* 68, nº 132 (2010): 57-58.

181 Alejandro Miranda, «The Field of Application of the Principle of the Double Effect and the Problem of Palliative Sedation», en *Sedation at the End of Life: An Interdisciplinary Approach. Philosophy and Medicine* ed. Paulina Taboada (Dordrecht, the Netherlands: Springer, 2015).

182 Lars Johan Materstvedt *et al.*, «Euthanasia and physician-assisted suicide: A view from an European Association for Palliative Care Ethics Task Force (EAPC) Ethics Task Force» Palliat Med 17 (2003): 97-101, 102-179.

183 Marco Maltoni *et al.*, «Palliative sedation in end-of-life care and survival: a systematic review», J Clin Oncol Apr 20;30(12) (2012): 1378-1383.

tarios, sino ante síntomas psicoespirituales o «sufrimiento existencial». En este caso lo indicado es acudir a otras herramientas de la psiquiatría, la psicología y el apoyo espiritual, ofrecidas por equipos expertos en cuidados paliativos[184].

112. ¿LA REGULACIÓN DE LA EUTANASIA SE TRADUCE EN UNA DEVALUACIÓN DE LA VIDA?

LUISA GONZÁLEZ
MÉDICO ESPECIALISTA EN ANESTESIOLOGÍA DEL DOLOR

El ser humano corre detrás de la felicidad como puede, con mayor o menor éxito, sean cuales sean sus circunstancias. La historia, la música, la literatura llevan siglos mostrando que hay una búsqueda de plenitud en el fondo del corazón humano. Sin embargo, los signos de nuestro tiempo señalan una pérdida de la conciencia de esta realidad. La tendencia natural a la verdad, la belleza y el bien parece haberse nublado y el sonido de un desaliento desesperanzador resuena a lo largo y ancho del planeta. Los avances tecnológicos, la modernidad trepidante del *big data* y la omnipotencia de la inteligencia artificial acaparan la escena pública y el deseo de satisfacción y progreso. La investigación científica no alcanza el ritmo supersónico de la conquista digital y sus advertencias sobre los daños neurobiológicos y psicoemocionales llegan muchas veces demasiado tarde a la sociedad. Los chavales van menos al parque y más al hospital, la ansiedad es el nuevo catarro, y el psiquiatra el médico de cabecera. Nuestros ojos pegados a las pantallas han perdido finura para captar la realidad, que es el escenario de la felicidad y lo único que permanece. La percepción supera lo real. Nos falta presencia. Nos

---

184 Eric J. Cassell *et al.*, «Intractable End-of-Life Suffering and the Ethics of Palliative Sedation», Pain Med 11 (2010): 435-438.

faltan espacios de reflexión, abiertos a un debate libre y transformador. Cada día comprobamos en las consultas y pasillos del hospital que se ríe y se comparte menos. Quizá el falso acompañamiento de las redes sociales nos ha conducido sin darnos apenas cuenta a la nueva enfermedad de la soledad. La enciclopedia del mundo nos mantiene demasiado informados y alerta frente a los desastres naturales, las guerras y las agresiones sexuales. Ese internet que llegó para el aprendizaje y la igualdad de oportunidades se ha convertido en una forma de vivir y relacionarnos. Las notificaciones, los *likes*, los mensajes desatendidos, los pendientes, la multitarea, nos hacen estar siempre en otra parte. Esta distracción exterior explica quizá por qué hoy el ser humano dedica menos tiempo a cultivar el mundo interior. El sentido de la vida y su valor inconmensurable pasan desapercibidos. Sin contemplación del mundo, sin aburrimiento creativo, sin tocarnos la piel y mirarnos a los ojos se vuelve imposible percibir el valor de la existencia humana y su cuasi infinito potencial de relación con los demás. En el orden natural todo tiene un origen, la mente humana también, pero la pregunta sobre nosotros mismos no aparece en el cuestionario del siglo XXI. Para amar la vida hay que pararse a apreciarla. La inercia no es buen compañero de viaje para la interioridad y la apertura relacional que caracterizan al ser humano, pero sí es un campo abonado para que crezcan a sus anchas las leyes deshumanizantes que nos pillan aturdidos y desprevenidos. Las palabras talismán del pensamiento único cristalizan en ideas intocables que no dejan ni un hueco para disentir, y si lo haces eres un *hater* y fin de la historia. No obstante, es posible quitarles su peculiar embrujo rompiendo la barrera del silencio. Desde hace 10 días sabemos que la tecnología *boomless cruise* ha permitido al avión XB1 superar la barrera del sonido, de forma silenciosa, una hazaña jamás lograda. Pienso que para que la sociedad alce el vuelo necesita también atravesar el sonido, el ruido de fondo de lo políticamente correcto, de las ideologías acaparadoras de nuestra libertad. Hay que hacer silencio interior para desafiar los silenciadores de la vida pública. Esto nos permitirá escuchar el lenguaje de la naturaleza, de la naturaleza humana, y redescubrir su valor supersónico. El silencio habla al ser humano del ser humano.

Los profesionales de las ciencias de la salud encuentran hoy en su práctica clínica diaria pacientes intensamente condicionados por las leyes impuestas desde ministerios distintos al de sanidad que ejercen una sutil presión que les empuja a pedir terapias que quizá no quieran de verdad. Tenemos que ser capaces de darles una respuesta adecuada. La enfermedad avanzada, incurable, progresiva o terminal atenaza al paciente, que percibe su gran vulnerabilidad. El sufrimiento puede aplastar su esperanza y en un grito de auxilio confundir su deseo de vivir de otra manera con su deseo de morir. La vivencia de la enfermedad es compleja, subjetiva, personal e intransferible. El arte de la medicina está en abordarla con ciencia, conciencia y humanidad, sin dejarse ninguna esfera de la persona. El dolor resuena en las tres dimensiones de la humanidad y no podemos dejar ninguna sin atender. Los cuidados son la respuesta. Deben llegar precoz y continuadamente. El cuidado hace visible el amor invisible. Muchas peticiones de eutanasia en nuestro país acaban en fallecimiento de esas personas antes de que les llegue la inyección letal. En ese periodo podrían recibir cuidados paliativos si en nuestro país hubiese interés por regular un plan de cuidados en lugar de regular la muerte.

La eutanasia aplasta nuestra capacidad de percibir el valor de nuestra existencia como pueblo. Nos conduce a la autodestrucción enmascarada de falsa piedad. Convertir la muerte en derecho es un desprecio frontal al valor de la vida que se cuela por los poros de la sociedad, que poco a poco pierde sus ganas de vivir. Así lo muestran los terribles datos registrados de autolesiones, intentos autolíticos, y suicidios consumados, de forma cruel y novedosa en jóvenes, que han pasado a la primera línea de las causas de mortalidad. Pero también forman parte de este ecosistema *pro-mortem* el incremento de las agresiones sexuales, los abusos a menores, la trata de personas, la violencia grupal y el ciberacoso, todos estos daños al ser humano crecen en el campo abonado de un país que invierte y legisla como terminar con la vida en lugar de en reanimarla.

Hay un germen de vida hasta en el corazón más desdichado que gime ante la gran familia humana pidiendo esperanza y cuidados.

Una nueva ecología humana es posible, pero requiere que personas y gobiernos vuelvan a apostar por la dignidad indeleble de todo viviente, tenga mucha o poca autonomía, pues no está en la autonomía sino en la libertad de elección, basada en la conciencia, nuestra plena realización y esa felicidad que tanto ansiamos.

LECTURAS RECOMENDADAS

1. El *Posicionamiento sobre la asistencia sanitaria al final de la vida* aprobado por unanimidad en las XCIV Jornadas Estatales de Estudiantes de Medicina de la CEEM en marzo de 2023, en el que se pide proporcionar una adecuada formación en cuidados paliativos a los futuros médicos para que posteriormente, en el ejercicio de su profesión, puedan ofrecer una respuesta asistencial apropiada y de calidad ante un proceso de enfermedad avanzada o de final de vida.

1. La resolución *2249 / 2018 de la Asamblea Parlamentaria del Consejo de Europa* sobre la prestación de cuidados paliativos en Europa, que en su punto 7.5.1. recoge la necesidad de «incluir formación básica en cuidados paliativos en las escuelas de medicina y enfermería, y garantizar una educación profesional continua en cuidados paliativos».

1. Y la propia *Estrategia en cuidados paliativos en el Sistema Nacional de Salud* del Ministerio de Sanidad, un compromiso institucional de máximo nivel adoptado por los consejeros de salud de todas las CCAA que, en la segunda

recomendación, que corresponde al objetivo 6.1, insta a «la inclusión de los cuidados paliativos en el currículo de formación de grado de las Ciencias de la Salud».

113. ¿CUÁL HA SIDO EL PROCESO LEGISLATIVO DE LA LEY DE LA EUTANASIA EN ESPAÑA?

PAZ MARÍN CÁNOVAS
INVESTIGADORA DE CEU-CEFAS

España fue el cuarto país del mundo que despenalizó la eutanasia y la reconoció como un derecho y garantía dentro de la sanidad pública española. Hasta 2021, año en que se aprobó la ley, sólo era legal la eutanasia en Bélgica, Canadá y Países Bajos. Aunque el debate sobre la eutanasia había sido planteado a principios de la década por el Partido Socialista Obrero Español (PSOE), y en 2018 registraron una proposición de ley para despenalizarla, no fue hasta el 18 de marzo de 2021 cuando lograron la mayoría en el Pleno del Congreso de los Diputados y la aprobación de la Ley Orgánica 3/2021, que regula la eutanasia. El 24 de junio de ese mismo año, la ley entró en vigor y se reconoció como prestación del Sistema Nacional de Salud, garantizando su acceso gratuito. Esta ley contempla que cualquier persona mayor de edad que sufra una enfermedad grave e incurable o un padecimiento grave, crónico e imposibilitante pueda solicitarla.

Tras su aprobación, el 16 de junio de 2021, cincuenta diputados del grupo parlamentario Vox impugnaron la Ley Orgánica de Regulación de la Eutanasia ante el Tribunal Constitucional, argumentando la vulneración tanto del derecho a la vida como de otros derechos fundamentales, al considerar que la vida es la base de todos ellos. Sin embargo, el fallo del tribunal desestimó el recurso y afirmó que la Constitución ampara este derecho subjetivo, pues reconoce la autodeterminación personal para decidir el modo y el momento de la propia muerte, basándose en la interpretación del derecho fundamental a la integridad física y moral, así como en los principios de dignidad humana y libre desarrollo de la personalidad. La sentencia 19/2023, de 22 de marzo del Tribunal Constitucional, excedió la petición específica del recurso y dio lugar a la creación del derecho a la autodeterminación en contextos eutanásicos. Así, el Tribunal Constitucional justificó el contenido del nuevo derecho como un «derecho de autodeterminación» que «garantiza a la persona inmersa en un contexto de sufrimiento extremo un espacio de autonomía individual para trazar y llevar a término un proyecto de fin de vida acorde con su dignidad, de acuerdo con sus propias concepciones y valoraciones acerca del sentido de su existencia». Esto significa que el Tribunal Constitucional no sólo consideró la ley como una prestación del Sistema Nacional de Salud, sino como un derecho que el Estado debe garantizar. De esta manera, explicó que, al reconocerla como «derecho público subjetivo» y no sólo despenalizarla, la ley la protege y ofrece mayores garantías frente a posibles abusos de terceros.

Otro de los puntos fundamentales en el recurso presentado por el grupo parlamentario Vox se refiere a los cuidados paliativos. Si bien la norma especifica el deber de informar, no contempla explícitamente la plena accesibilidad y universalización de estas prestaciones. El Tribunal Constitucional, convencido de que no se deducía esa conclusión de la norma, desestimó este argumento y afirmó que el reconocimiento del derecho a la autodeterminación en situaciones eutanásicas, lejos de fundamentarse en su condición de último recurso ante la falta de acceso a cuidados paliativos, forma parte del derecho general a la libertad personal, por lo que vincularlo de ese modo constituiría una vulneración del derecho reconocido.

Así, el Tribunal Constitucional declaró constitucional la Ley 3/2021, asegurando que la autodeterminación frente al sufrimiento no violenta el artículo 15 de la Constitución Española, relativo al derecho a la vida y a la integridad física y moral, y afirmando que la norma cumple las garantías exigibles y regula la eutanasia como un derecho sujeto a control médico y administrativo.

Cuatro años después de la aprobación de la Ley Orgánica 3/2021 de regulación de la eutanasia (LORE), comienza a surgir el debate sobre cómo y por qué debería blindarse aún más la ley, especialmente tras la resolución del Tribunal Superior de Justicia de Cataluña, que decidió no aplicar la eutanasia a una joven catalana de 24 años. La joven, que sufre paraplejia tras un intento de suicidio, solicitó la muerte asistida en julio de 2024. Tras la resolución positiva del Juzgado de lo Contencioso Administrativo número 12 de Barcelona, el padre de la joven interpuso un recurso alegando que su hija padecía una enfermedad mental, motivo por el cual había intentado suicidarse en el pasado y quedó parapléjica. La resolución del recurso fue favorable y paralizó la eutanasia de la joven. Sin embargo, al ser este el primer juicio que impide la muerte asistida por intervención de un tercero, en este caso un familiar, comienzan a plantearse cuáles son los límites que deben eliminarse en la aplicación de este derecho.

En este sentido, se plantea el riesgo de una ampliación progresiva de la ley hacia supuestos mucho más controvertidos. Una vez reconocido el derecho a decidir sobre la propia muerte en determinados casos, existe la posibilidad de que este derecho se extienda a personas que no padecen enfermedades graves, irreversibles y dolorosas, sino que lo reclaman por motivos relacionados con la edad, el estado psicológico o incluso siendo menores de edad. Al establecer que la autonomía personal justifica la decisión sobre la propia muerte en situaciones de sufrimiento extremo, se crea un precedente que podría llevar a una ampliación de dicho derecho más allá de los casos excepcionales inicialmente contemplados, tal y como ha sucedido en países como Bélgica y los Países Bajos.

114. ¿CUÁNTAS PERSONAS HAN SOLICITADO LA EUTANASIA EN ESPAÑA?

ALEJANDRO MACARRÓN LARUMBE
RESPONSABLE DE ESTUDIOS Y ANÁLISIS SOCIAL DE CEU-CEFAS.

La Ley Orgánica de Regulación de la Eutanasia (etimológicamente, la *buena* muerte) se promulgó el 24 de marzo de 2021. El Ministerio de Sanidad ha publicado sendos informes estadísticos sobre las eutanasias solicitadas y practicadas en los dos primeros años completos de vigencia de la ley, 2022 y 2023. Su título emplea palabras deliberadamente melifluas –«Informe de Evaluación Anual sobre la Prestación de Ayuda para Morir[185]»– para referirse a la práctica estatal de matar a una persona a petición suya, como si esto fuera una prestación pública del tipo de la de jubilación, desempleo, maternidad, orfandad, etc. Una cosa son los cuidados paliativos para enfermos terminales, y que no haya encarnizamiento terapéutico, y otra que el Estado mate deliberadamente al enfermo porque este así lo desee, terrible hecho que nuestras autoridades edulcoran y tratan de normalizar con el eufemismo «prestación de ayuda para morir».

En 2023 se realizaron 334 eutanasias en España, por 288 en 2022. Es decir, un 16% más. Hubo muchas más eutanasias en relación con la media nacional por cada 1.000 fallecimientos en el País Vasco (2,73 veces), Navarra (2,22), Canarias (1,82), y Cataluña y Baleares (1,80 en ambas). Las CCAA con menor tasa fueron Murcia (0,21 veces), Extremadura (0,23), Andalucía (0,42), Aragón (0,47) y Castilla y León (0,55). En la Comunidad de Madrid, 0,93.

Dentro del descalabro moral que supone esta cuestión, hay algunas noticias cuantitativas y cualitativas menos malas:

---

185 Véase https://www.sanidad.gob.es/eutanasia/docs/InformeAnualEutanasia_2023.pdf para acceder al informe de 2023.

- España (aún) está lejísimos del número de eutanasias de países como Holanda. Allí, con un 63% menos de población, en 2023 aplicaron la eutanasia a 9.068 personas. El 5,35% de todas las muertes en los Países Bajos respondió a esta causa, por 0,08% en España.

- Un 56% de las 766 eutanasias solicitadas no se llegaron a ejecutar, bien porque no fueron aprobadas en alguno de los filtros del proceso, bien porque la persona que solicitó esta letal *prestación* pública falleció antes de resolverse su solicitud o de ejecutarse, bien porque se retractó. En el País Vasco sólo dejaron de ejecutarse el 19% de las solicitudes.

- El crecimiento interanual 2022-2023 del número de eutanasias practicadas, 16%, parece relativamente moderado para algo tan nuevo, y de lo que se lleva hablando en los medios muchos años, si bien, en caso de darse un aumento similar todos los años, en una década el número de 2023 se multiplicaría por 4,4. Mucho peor fue que las eutanasias solicitadas aumentaron en 2023 un 33% (pero como menos porcentaje de ellas terminaron ejecutándose, el crecimiento de estas últimas fue bastante menor).

- La ley española, de aplicación autonómica, es bastante garantista. La persona que pide la eutanasia debe ser mayor de edad, residente en España desde hace al menos un año, padecer una enfermedad grave e incurable y ser plenamente consciente al presentar la solicitud, lo que debe hacer ante un médico que le informará de alternativas como cuidados paliativos. La petición se debe efectuar por duplicado en un intervalo de al menos 15 días, en el proceso de autorización intervienen varios médicos diferentes y el paciente siempre se puede retractar.

En resumen, España está aún muy alejada en lo cuantitativo de otros países pioneros en esta cuestión, y ojalá se distancie más, pero la experiencia internacional no invita al optimismo si no gana terreno en nuestra sociedad la cultura de la vida y de su intangibilidad. En lo cualitativo, el proceso legal es bastante garantista. Son asimismo notables y llamativas las diferencias por Comunidades Autónomas, como en tantas cosas en España.

115. ¿PUEDE EXISTIR UNA REGULACIÓN RESTRICTIVA DE LA EUTANASIA?

FRANCISCA REYES-ARELLANO
ABOGADA Y MAGÍSTER EN BIOÉTICA

Suele afirmarse que la tolerancia judicial y la regulación legal directa de prácticas como la eutanasia conducen a una inevitable relativización de la vida humana en aquellos países donde se establece. Esto porque, no obstante existir lineamientos legales y médicos que gozan de bastante precisión, en la práctica son interpretados de manera bastante extensiva y subjetiva.

El resultado se traduce en una abreviación intencional de la vida del paciente, fundada en el juicio del profesional médico sobre la vida de aquel. Atendida la forma en la cual quedó configurada la regulación jurídica en algunos países, la contravención de la ley no representa mayores dificultades para quienes faciliten el ejercicio de esta conducta.

En los hechos, se trate de una eutanasia realizada sin contar con la voluntad del paciente o de una que no cumple los requisitos estipulados por la norma jurídica, dicho incumplimiento se constatará sólo *ex post*, es decir, una vez que la muerte de la persona ya se ha verificado y, por tanto, el desenlace es irreversible.

Esto ha llevado a que, en el día a día, la toma de decisiones al «final de la vida» en países como Holanda o Bélgica se transforme en un proceso exento de supervisión de facto y, por tanto, propicio a irregularidades como la administración de drogas letales con el explícito propósito de apresurar el fin de la vida del paciente, aún sin contar con el consentimiento expreso de aquel[186].

En efecto, la regulación a posteriori conduce inevitablemente a que toda la actividad fiscalizadora recaiga en órganos de control cuyo acceso a la información es limitado y se sustenta principalmente sobre la base de la confianza depositada en el actuar médico.

En los hechos, dichas comisiones de control padecen serios conflictos de interés con respecto al ejercicio de prácticas que pueden contravenir lo estipulado por la ley. Esto podría verse reflejado en la composición de algunos de estos órganos, pues muchas veces se trata de férreos partidarios de la eutanasia.

Ello se traduce en que varias de las irregularidades constatadas a partir del control posterior no prosperen como denuncias ante órganos persecutores de delitos, como el Ministerio Público.

A este respecto, resulta interesante analizar más detalladamente el caso holandés. En dicho país, pese a que la eutanasia y el suicidio asistido se encontraban formalmente tipificados como un delito en el Código Penal, los paulatinos cambios en la percepción social de este tipo de situaciones desembocaron en un extenso periodo de tolerancia jurisprudencial a partir de los años 70[187], es decir, pese a que las disposiciones legales permanecieran intactas, quienes en la práctica contravenían la ley gozaban de una total impunidad de hecho[188].

No es sino hasta el año 1993 cuando, a propósito de una modificación introducida en la legislación que regulaba los funerales, se comienza a exigir formalmente que el médico complete

---

186 Paul J. van der Maas *et al.*, *Euthanasia and other Medical Decisions Concerning the End of Life*, (Amsterdam: Elsevier, 1992), 5.

187 Etienne Montero, *Cita con la muerte. 10 años de eutanasia legal en Bélgica* (Madrid: Rialp, 2013).

188 Se entenderá por impunidad de hecho la dictación sucesiva de sentencias que condenaban a quienes practicaban la eutanasia o facilitaban su realización, estableciendo «penas simbólicas» (por ejemplo: una semana o un mes sin ejercer la profesión médica), las cuales finalmente quedaban sin ejecución.

un formulario declarando aquellos fallecimientos sobrevenidos a causa de una asistencia médica para morir o de una «interrupción activa de la vida».

Finalmente, y tras una ardua discusión parlamentaria, el año 1998 se presenta una propuesta legislativa que modificaba diferentes cuerpos legales de dicho país. Esta es la ley que posteriormente se aprueba el año 2001 y entra en vigor el año 2002[189].

No es de extrañar que situaciones similares puedan ocurrir en aquellos países que autoricen legalmente alguna forma de eutanasia. Pues, en el fondo, se trata de una relativización del valor de la vida que, como hemos podido vislumbrar, pareciera no conllevar mayores consecuencias para aquellos que no la respetan. Esto se verifica cuando no se siguen o se contravienen los preceptos legales que, en teoría, deberían proteger la vida de las personas vulnerables.

116. ¿ES MALA LA EUTANASIA INCLUSO ESTANDO PERMITIDA POR LA LEY?

LUCÍA VALLEJO RODRÍGUEZ
PROFESORA DE LA UNIVERSIDAD CEU SAN PABLO

A lo largo de este libro se ha explorado cómo las cuestiones relacionadas con el inicio y el final de la vida plantean problemas éticos, legales y sociales que desafían profundamente nuestra comprensión del ser humano. En otras épocas, muchas de estas cuestiones ni siquiera se consideraban debatibles, ya que la vida era entendida como un bien inviolable regido por principios universales y trascendentes. Hoy, sin embargo, estamos inmersos en una cultura donde predomina una visión utilitarista de la

---

189 La ley holandesa que regula la eutanasia se titula: «Ley de comprobación de la terminación de la vida a petición propia y del auxilio al suicidio».

existencia, que reduce la vida a un «cálculo de calidad» basado en una fría ponderación entre placer y dolor. Este enfoque, lejos de ofrecer respuestas satisfactorias, diluye el significado superior de la vida y fomenta la aceptación de prácticas como el suicidio asistido o la eutanasia. Al someter la vida a un escrutinio meramente cuantitativo, se socava su valor inherente y se abre la puerta a un vacío existencial que compromete los pilares éticos y culturales sobre los que se sustenta nuestra civilización.

Si bien la Ley Orgánica de Regulación de la Eutanasia, vigente en España desde 2021, establece un marco jurídico para su práctica, la legitimidad moral de esta legislación sigue siendo controvertida. El análisis de este tema exige una distinción clara entre la ley natural y la ley positiva, y la exploración de cómo una norma jurídica positiva puede, en determinadas circunstancias, contradecir principios fundamentales inscritos en la naturaleza misma del ser humano.

Cicerón, en su obra *De legibus*, describe la ley natural como un orden universal y eterno que emana de la razón y la naturaleza humana. Este corpus de principios, inherente al ser humano, trasciende las fronteras del tiempo y los contextos políticos, y constituye un código inmutable al que todas las leyes positivas deben supeditarse. En contraposición, la ley positiva representa las normas creadas por las comunidades políticas para regular la convivencia, que son susceptibles de adaptación y, en ocasiones, de desviación de su propósito original. En el caso de la eutanasia, la legislación española evidencia esta tensión al legitimar la intervención activa en el fin de una vida humana, algo que contradice el principio de inviolabilidad de la vida establecido por la ley natural.

El valor intrínseco de la vida humana radica en su condición como bien indisponible, que no puede ser objeto de manipulación según criterios subjetivos o utilitaristas. La introducción de la eutanasia como opción legal implica un cambio paradigmático en la comprensión del papel del Estado, que pasa de ser protector del más vulnerable a facilitador de una práctica que puede desdibujar los límites de la moralidad pública. Este giro no sólo redefine la función de las instituciones jurídicas, sino que también socava los fundamentos éticos sobre los que se construye una sociedad basada en la dignidad intrínseca de cada individuo.

En el ámbito médico, la eutanasia plantea un conflicto ético de proporciones singulares. La profesión médica ha estado históricamente guiada por el principio hipocrático de *primun non nocere*: primero, no dañar. Este precepto sitúa al médico como guardián de la vida, encargado de aliviar el sufrimiento sin comprometer la existencia misma del paciente. La legalización de la eutanasia introduce una disonancia fundamental, pues convierte a los profesionales sanitarios en agentes de la muerte, lo que distorsiona la naturaleza de su vocación y debilita la confianza social en la medicina como espacio de cuidado y protección.

A nivel social, la normalización de la eutanasia como respuesta al sufrimiento plantea riesgos sustantivos para los valores de solidaridad y cuidado mutuo. En una sociedad como la española, marcada por desigualdades significativas en el acceso a los cuidados paliativos, la legalización de esta práctica podría fomentar una desinversión en alternativas más humanas y compasivas y una desviación de recursos y atención hacia soluciones rápidas, pero moralmente problemáticas. Esto podría consolidar una cultura de la indiferencia hacia los más vulnerables, donde la opción por la eutanasia se presente no como un acto de autonomía, sino como una elección forzada por las circunstancias sociales y económicas.

Finalmente, la experiencia internacional ofrece lecciones valiosas sobre los riesgos de expandir progresivamente los supuestos de aplicación de la eutanasia. En países como Bélgica y los Países Bajos, los marcos legales que inicialmente se limitaron a enfermos terminales han evolucionado para incluir casos de sufrimiento psíquico, menores de edad e incluso personas con enfermedades neurodegenerativas en fases avanzadas. Este fenómeno, conocido como «pendiente resbaladiza», genera preocupaciones fundadas sobre la capacidad de las sociedades para mantener un equilibrio ético en la regulación de esta práctica y plantea interrogantes sobre las potenciales derivaciones de la legislación española en el futuro.

Así, la eutanasia, aunque amparada por la ley positiva en España, desafía los principios inmutables de la ley natural que subrayan la dignidad intrínseca y la inviolabilidad de la vida humana. Siguiendo las reflexiones de Cicerón, consideramos que el verdadero progreso no reside en adaptar las leyes al capricho de las circunstancias o a los intereses particulares del momento, sino en conformarlas a los dictados universales de la naturaleza y la razón. Frente a los dilemas que plantea la eutanasia, se impone la necesidad de fortalecer los sistemas de cuidado paliativo y acompañamiento, promoviendo una cultura del cuidado que afirme la dignidad de cada persona hasta el final de sus días.

DILEMAS COMPARTIDOS SOBRE ABORTO Y EUTANASIA

117. ¿SON LA EUTANASIA O EL ABORTO UN ACTO DE AUTONOMÍA DEL SUJETO LIBRE?

JORGE MARTÍNEZ
DOCTOR EN FILOSOFÍA

Más allá de lo que algunos formadores de opinión pública puedan pensar acerca del significado de la autonomía, se trata de un concepto merecedor de un análisis exhaustivo[190]. Generalmente se asocia la autonomía con el ejercicio de la libertad, pero con el concepto de libertad también encontramos algunas dificultades a poco de profundizar el análisis.

Es posible identificar dos grandes grupos de significaciones. Uno de ellos, el que podríamos llamar «vulgar», entiende la autonomía como un derecho inalienable y soberano de la propia voluntad.

---

190 Gerald Dworkin ha identificado 12 significados distintos de «autonomía»: Gerald Dworkin, *The Theory and Practice of Autonomy* (Cambridge: C.U.P., 1988), 6. Otros, como Ruth Faden y Thomas Beauchamp, asocian este concepto al «consentimiento informado»: Ruth Faden & Thomas Beauchamp, *A History and Theory of Informed Consent* (New York: O.U.P., 1986). Es bien conocida la importancia del concepto de «autonomía» en la filosofía moral kantiana, pero como señala Thomas E. Hill, *Dignity and Practical Reason in Kant's Moral Theory* (New York: Cornell University Press, 1992), 76 «lo único seguro sobre la autonomía en estos contextos contemporáneos es que significa cosas distintas para los diferentes autores». En todo caso, la observación de Dworkin es interesante: «Las únicas características que se mantienen constantes entre un autor y otro son que la autonomía es algo que pertenece a las personas y que es una cualidad que estaría bien poseer». Ver: Onora O'Neill, *Autonomy and Trust in Bioethics* (New York: C.U.P., 2005), 21-22; John Keown, *Euthanasia, Ethics and Public Policy* (New York: C.U.P., 2005), cap. 5. También: John Keown (compilador), *La eutanasia examinada. Perspectivas éticas, clínicas y legales* (México: FCE, 2004).

Y la libertad es entendida, en este grupo de significación, como una facultad de obrar sin impedimentos que debiera hallarse jurídicamente protegida y con el solo límite de las libertades de los demás. Esta última significación procede de los intelectuales políticos de la modernidad, singularmente del padre teórico del Estado, Thomas Hobbes (1588-1679), quien la define, en su obra maestra *Leviatán*, como «ausencia de impedimentos externos, impedimentos que a menudo pueden arrebatar a un hombre parte de su poder para hacer lo que le plazca, pero no pueden impedirle usar del poder que le queda, de acuerdo con lo que le dicten su juicio y razón»[191].

En cuanto a la autonomía, hay cierto aire de familia con el concepto clásico de autarquía, empleado por Aristóteles en la *Ética nicomáquea* y en la *Política*. Sin embargo, allí la autarquía no es entendida como una facultad individual de obrar solitariamente en conversación con uno mismo. Por el contrario, la autarquía indica una plenitud sociopolítica indisolublemente asociada a un ideal de perfección moral, sólo asequible en una comunidad política justa y buena[192].

Así pues, ni la autonomía agota su extensión en la soberanía individual de la voluntad, ni la libertad es solamente una ausencia de impedimentos para hacer lo que a uno le plazca. Si la eutanasia y el aborto han de recurrir a la autonomía y a la libertad como sustentos teóricos, es preciso hacerse cargo de que las significaciones vulgares de esos conceptos empobrecen el horizonte de análisis. En conclusión, el hecho de que un individuo tome una decisión en solitario o con la convicción subjetiva de que actúa bien no basta para afirmar que su acción ha sido verdaderamente libre o autónoma. En cualquier caso, es necesario preguntarse si es que basta que una decisión sea libre o autónoma para considerarla justa.

---

191 Thomas Hobbes, *Leviatán*, (Madrid: Editora Nacional, 1979), 228.

192 Sir Ernest Barker, *The Political Thought of Plato and Aristotle* (New York, Dover, s/f), 233; Margueritte Deslauriers & Pierre Destrée (editores), *The Cambridge Companion to Aristotle´s Politics* (New York: C.U.P., 2013), 129-131.

118. ¿BASTA QUE LA DECISIÓN DE ABORTAR O PRACTICAR LA EUTANASIA SEA LIBRE PARA CONSIDERARLA JUSTA?

JORGE MARTÍNEZ
DOCTOR EN FILOSOFÍA

La moralidad de un determinado acto puede ser vista desde dos puntos de vista complementarios. Uno de ellos es el tipo de acto que es considerado moral, en comparación con otros que no podrían ser considerados como tales, sin que ello implique que sean «inmorales». El tipo de actos llamados «morales» son los surgidos de una elección y decisión voluntarias[193]. Elegir una corbata[194], o golpear deliberadamente a un anciano por placer, tienen en común su «moralidad»: son actos elegidos y decididos por un sujeto en plena libertad. Digerir un alimento o volver la cabeza espontáneamente por un ruido no son «actos morales», puesto que no han sido elegidos ni decididos.

Ahora bien, los actos morales pueden dividirse en buenos o malos[195]. Sin entrar en el análisis detallado acerca de qué es un

---

193 Santo Tomás de Aquino distingue entre «actos humanos» y «actos del hombre». Los primeros son los que surgen de una elección y una decisión, y también pueden ser llamados actos morales. Los segundos engloban a todos aquellos actos que no surgen de nuestras elecciones y decisiones, como los actos reflejos o metabólicos del cuerpo. Ver: *Suma de teología*, Ia-IIae, cuestión 1, artículo 1 (Cuerpo del art.).

194 Elegir una corbata es un ejemplo un tanto trivial, pero tiene en común con un acto no trivial que es libre, es un acto fruto de una decisión, y por lo tanto susceptible de ser evaluado moralmente como bueno o como malo una vez que es realizado. Naturalmente, la bondad o maldad no tiene la misma gravedad en los distintos actos. En algunos actos, su bondad o maldad no requiere del auxilio de las circunstancias para determinar si son buenos o malos. En otros, sin el recurso a las circunstancias sería imposible saber si son buenos o malos. La nota siguiente aclara esto.

195 Hay ciertos actos que elegimos ejecutar y que a pesar de ello no podrían ser considerados ni buenos ni malos, sino indiferentes. Dar un paseo por un parque, por ejemplo. Sin embargo, desde el momento en que tales actos se ejecutan, ello requiere que dicha ejecución se haga bajo determinadas circunstancias, y cuando ellas intervienen, el acto ya no es indiferente. En sí mismo, pasear por un parque es moralmente indiferente, pero si yo paseo en el momento indebido, o en una compañía inapropiada, o por lugares vedados, el paseo deja de ser moralmente indiferente y se transforma en un

acto justo, asumiremos aquí que un acto justo es un acto moralmente bueno. Hay cierto tipo de actos morales, es decir, surgidos de una libre decisión humana, cuya moralidad se desprende exclusivamente de ellos mismos, sin que sea necesario recurrir a las circunstancias en que tales actos se ejecuten. Entre esos actos cuya bondad o maldad no requiere de la consideración de las circunstancias se encuentran la práctica del aborto y la eutanasia. Ambos tienen la suficiente entidad práctica como para ser analizados en abstracto, independientemente de las circunstancias en que se dan. Vemos aquí una diferencia con otros actos que, aun siendo fruto de una elección y una decisión, es más difícil ver en ellos mismos la fuente de su bondad o maldad.

Por ejemplo: la elección de una vestimenta, dar un paseo u otros semejantes de baja densidad práctica. Es evidente que en este último tipo de actos no basta referirse sólo a ellos para determinar su bondad o maldad, sino que precisamos el concurso de las circunstancias en que se ejecutan para determinar su especie como buenos o malos. Sin embargo, desde el momento en que el aborto y la eutanasia implican la intención deliberada de dar muerte a un individuo humano inocente, son moralmente malas, y ninguna circunstancia podría hacer de ellas acciones moralmente aceptables, casi del mismo modo en que ninguna circunstancia podría hacer moralmente válida una acción de pedofilia o terrorismo. Por eso no se puede decir que el aborto o la eutanasia sean buenos porque son libres. Precisamente porque son libres, son llamados actos de tipo moral y, por lo tanto, es posible calificarlos como buenos o malos. Así, la maldad o bondad del aborto y la eutanasia pueden determinarse de distinto modo en que determinamos la bondad o maldad de dar un paseo, por ejemplo. En este último caso, necesitamos recurrir a las circunstancias. En el primer caso, eso no es necesario, ya que ninguna circunstancia justifica dar muerte a una persona inocente.

---

acto malo. Por el contrario, si las circunstancias son las apropiadas, el acto es bueno. Ver para esto el magistral análisis de Tomás de Aquino, *Suma de teología*, Ia-IIae, cuestión 18: «Bondad y malicia de los actos humanos en general».

119. ¿SON LA EUTANASIA O EL ABORTO UN ACTO DE COMPASIÓN?

JORGE MARTÍNEZ
DOCTOR EN FILOSOFÍA

La literatura sobre la compasión es copiosísima y muy variada. Encontramos ya un testimonio de reflexión filosófica acerca de la compasión en la *Retórica* de Aristóteles[196], en la *Suma de teología* de Tomás de Aquino[197] y, ya más cercanos a nosotros en el tiempo, en los trabajos de Martha C. Nussbaum[198] y André Comte-Sponville[199], por citar algunos de los más conocidos[200]. Las definiciones incluso pueden ser contradictorias, aunque para nuestros fines es suficiente con referirnos a lo que ellas puedan tener en común. El rasgo que la mayoría de los autores comparte es que la compasión es un sentimiento que nace al percibir el mal ajeno. No cualquier mal produce ese sentimiento, y sobre esto comienzan las divergencias entre los estudiosos.

Incluso considerar la compasión como una virtud es un asunto que también tiene sus dificultades. A modo de ejemplo, señalemos que para Aristóteles la compasión se justifica cuando el mal por el cual nos compadecemos es «grave y penoso», en «quien no lo merece», y nos causa temor si podemos «esperar padecerlo uno mismo o alguno de nuestros allegados». Ciertamente, esos males «graves y penosos» son, según Aristóteles, «las muertes y ultrajes corporales,

---

196 Aristóteles, *Retórica*. Edición del texto con aparato crítico, traducción, prólogo y notas de Antonio Tovar (Madrid: Centro de Estudios Constitucionales, 1985), II, 8, 1385b 11-1386b 8.

197 Tomás de Aquino, *Suma de teología*, IIa-IIae, q.30, aa. 1-4.

198 Martha C. Nussbaum, *Upheavals of Thought. The Intelligence of Emotions* (New York: C.U.P., 2003), cap. 6.

199 André Comte-Sponville, *Pequeño tratado de las grandes virtudes* (Santiago de Chile: Editorial Andrés Bello, 1996), cap. 8.

200 También es de mucho provecho el libro de Miguel García-Baró y Alicia Villar (coordinadores), *Pensar la compasión* (Madrid: Publicaciones de la Universidad Pontificia Comillas, 2008).

los malos tratos, la vejez, las enfermedades y la falta de alimento». Aunque también merecen compasión «el ser arrancado de los amigos y compañeros, la fealdad (sic), la debilidad y la mutilación». Las discusiones en torno a estos motivos de compasión llegan hasta el día de hoy. Lo que parece estar fuera de dudas es que, por sí sola, la compasión no es una virtud. Ella, como cualquier otro sentimiento, debe estar ajustada por la razón para poder ser considerada una virtud. Esto no significa cultivar una indiferencia ante el mal ajeno. Elevar la compasión a virtud es particularmente dificultoso para el personal encargado de la salud, ya se trate de médicos o auxiliares, ya se trate de la salud física o psicológica, pues una compasión librada a su suerte directamente impediría el ejercicio de la profesión. Se requiere, pues, el ejercicio de una compasión prudencial. Esta podría definirse como un término medio entre la indiferencia y el desconsuelo paralizante. Sostener esto equivale a introducir una consideración racional en el sentimiento de compasión para moldearlo en el camino de la verdadera virtud. Esta consideración de la razón nos permite ver que invocar la compasión para justificar un acto de eutanasia (o un aborto) remite a una compasión en estado puro, sin el «filtro» prudencial.

De este modo, tanto la eutanasia como el aborto practicados por compasión se asemejan más a una ejecución que a un cuidado, a una reacción instintiva o pasional antes que racional. Incluso podríamos entender esos actos como una auténtica crueldad. Y en lo relativo al personal sanitario, debemos recordar que la relación médico-paciente se organiza en torno de un objetivo: el médico –en tanto tal– obra por el beneficio del enfermo, y el beneficio que necesita el enfermo es la salud, no la muerte. Este fin innegociable, que es nada menos que el fin de la medicina, se vuelve más problemático en la enfermedad terminal, pero aun así nada justifica su derogación por una compasión mal entendida[201].

---

201 Leon Kass, «Neither for Love nor Money: Why Doctors Must not Kill», *The Public Interest*, 94 (1989): 39. Ver también Leon Kass, «Regarding the End of Medicine and the Pursuit of Health», The Public Interest, 40 (1975): 11-42.

120. ¿SON LA EUTANASIA Y EL ABORTO ACTOS MALOS? ¿SIEMPRE?

FELIPE WIDOW
DOCTOR EN FILOSOFÍA Y DERECHO

Para responder esta pregunta, es necesario partir de algo tan elemental como definir el alcance de los nombres «eutanasia» y «aborto» (una de las más graves dificultades de las discusiones morales contemporáneas es la superficial ambigüedad con que se emplea el lenguaje, especialmente en el debate público). Y lo primero que hay que hacer es advertir que estos nombres no se refieren, simplemente, a la descripción de un resultado: el aborto no es sólo una acción de la que resulta la muerte de un niño no nacido, ni la eutanasia es meramente aquella de la que resulta la muerte de un enfermo o un anciano. Hay acciones que pueden tener este resultado y que no son, en sentido estricto, ni aborto ni eutanasia (como se verá, por ejemplo, cuando en este mismo libro se aborde la cuestión del principio de doble efecto).

¿Y cuál es, entonces, ese sentido estricto del aborto y la eutanasia? Como se dice en otra pregunta, los elementos que deben considerarse al determinar la rectitud moral de un acto humano son tres: la intención (el fin buscado en la acción), el objeto moral (la acción elegida) y las circunstancias. Pues bien, lo que los nombres «aborto» y «eutanasia» significan, cuando se los usa con precisión, son dos objetos morales, es decir, dos acciones elegidas que por sí mismas se orientan a la realización de un determinado efecto. Lo que hay que mirar, entonces, es si estos objetos morales son coherentes con el bien humano integral, que, como se ha dicho, es la medida última de la rectitud o malicia de un acto humano.

El aborto, como objeto moral, es aquella acción que se elige porque es eficaz para producir la muerte del niño no nacido. Y la eutanasia, como objeto moral, es la acción que se elige por su eficacia para producir la muerte del enfermo o anciano que sufre.

Podemos rodear estas acciones de circunstancias conmovedoras (¿puede alguien dudar de los dramas humanos que siempre acompañan un aborto o una eutanasia?) y motivarlas con fines llenos de humanidad (nadie negaría la bondad de la intención de aliviar el dolor ajeno), pero la pregunta relevante siempre será otra: ¿es lícito elegir una acción que por sí misma se dirige a producir la muerte de un inocente? Si respondemos afirmativamente, concedemos que la dignidad de la persona es un valor transable, sujeto a un cálculo que permite medir qué vidas valen la pena y cuáles no, y que hay especies de homicidio que se justifican con buenas intenciones y circunstancias dramáticas. Pero entonces admitimos que el fin justifica los medios y, con ello, negamos que el bien humano integral es la medida última de la rectitud moral.

En otras palabras, la prohibición absoluta del aborto o la eutanasia (como objetos morales) es una exigencia ineludible de la afirmación de la igual dignidad de toda vida personal. Siempre es malo matar al inocente. Si alguna vez lo justificamos, es que hemos erigido el bienestar, la ausencia de dolor, la autonomía individual o lo que sea en un bien mayor que la propia persona. Pero si la persona no tiene valor por sí, ¿por qué habría de tenerlo su bienestar o su autonomía?

121. DESDE EL PUNTO DE VISTA DE LA ÉTICA MÉDICA, ¿ESTÁ EL MÉDICO SIEMPRE OBLIGADO A HACER LO QUE LE SOLICITA SU PACIENTE?

IVÁN PÉREZ
MÉDICO INTERNISTA Y MAGÍSTER EN BIOÉTICA

No está siempre obligado. Existen, al menos, tres razones que fundamentan esta respuesta. La primera de ellas se refiere a la naturaleza de la relación médico-paciente, entendida como el encuentro de dos personas, poseedoras de la misma dignidad y derechos, y que demanda un respeto recíproco. En la antigüedad predominó el paternalismo, en el cual el médico imponía su voluntad al paciente; hoy el modelo prevalente de relación clínica es el de alianza terapéutica, en el cual el médico propone un plan diagnóstico-terapéutico que considera las necesidades y expectativas del enfermo, quien puede aceptar o rechazar la proposición. Algunos consideran que la relación clínica debería evolucionar a una modalidad en que el médico sea un técnico experto y acceda a cualquier solicitud de su paciente, sólo resguardando que se cumpla el consentimiento informado. Esta visión del quehacer médico no considera la posibilidad de una objeción profesional o de conciencia para acceder a dicha petición[202], lo que nos lleva al segundo fundamento.

La profesión médica, como otras actividades humanas, sólo se entiende por relación a sus fines, que son el cuidado de la vida y la salud de las personas. Las metas de la medicina incluyen la prevención, curación y alivio de las enfermedades; también el acompañamiento integral de aquellos que no se pueden curar y enfrentan la muerte (cuidados paliativos, acompañar al buen morir)[203]. El médico, así como otros profesionales de la salud, se compromete públicamente a no hacer actos que violenten los fines y metas de ella, aun cuando le fueran solicitados. En esto radica la confianza que la sociedad deposita en sus agentes sanitarios, a la manera de un contrato tácito. ¿Qué pasaría si los mismos que se han comprometido a cuidar de la salud y la vida atentaran contra ellas? Podría llegarse a una situación en que pacientes gravemente enfermos o en condición terminal rechazasen hospitalizarse por temor a que no se les administraran los cuidados necesarios o se les aplicase eutanasia sin su consentimiento.

---

202 Colegio Médico de Chile AG. Código de Ética 2019, Art 20. Disponible en http://www.colegiomedico.cl/wp-content/uploads/2019/12/codigo-de-etica_FINAL.pdf, consultado el 14 de marzo de 2021.

203 Hastings Center, «The Goals of Medicine, Setting New Priorities». *The Hastings Center Report*, 26(6) (1996): S1-S27.

Finalmente, está la cuestión de la agencia moral y la responsabilidad. En todo acto humano libre, iluminado por la razón e imperado por la voluntad, es posible identificar un agente en quien recae la responsabilidad ética de lo realizado; para reconocerlo basta preguntarse «¿quién hizo esto?»[204]. En el caso de las acciones diagnósticas y terapéuticas, el médico es el único agente moral. Es así como, en una relación fundada en la confianza y de tipo colaborativo, el médico propone al paciente la terapia más conveniente y este último, luego de aclarar sus dudas, puede aceptarla o rechazarla. Cuando se trata de intervenciones invasivas y/o de mayor riesgo, existe el documento de consentimiento informado, que consigna la participación del paciente en la decisión; no obstante, cuando el paciente (o quien lo represente) firma aceptando el tratamiento, no asume la responsabilidad por los resultados. Esta siempre le pertenece al médico y es indelegable.

122. DESDE EL PUNTO DE VISTA JURÍDICO, ¿ESTÁ EL MÉDICO SIEMPRE OBLIGADO A HACER LO QUE LE SOLICITA SU PACIENTE?

JOAQUÍN GARCÍA-HUIDOBRO
DOCTOR EN FILOSOFÍA Y EN DERECHO

La respuesta está en el juramento hipocrático, que ha constituido la base del quehacer médico desde el siglo v a. C. hasta nuestros días: «No suministraré medicina mortal alguna a nadie, aunque me lo pidan, ni sugeriré tal consejo»[205]. El médico no es un mero ejecutor de órdenes ajenas, sino un profesional que está obligado por las reglas que definen su arte.

---

204 Alfonso Gómez-Lobo A. *Los bienes humanos. Ética de la ley natural* (Santiago de Chile: Mediterráneo, 2006), 71-81.

205 En: Juan Jaramillo Antillón, *Historia y filosofía de la medicina* (San José: Editorial Universidad de Costa Rica, 2005), 34.

Hoy no faltan quienes buscan alterar este estado de cosas. Entre las razones, que son diversas, debemos señalar la aplicación a todos los aspectos de la sociedad de los criterios que son válidos sólo para el mercado. Es necesario entender que el paciente no es un simple cliente que «siempre tiene la razón». No niego la importancia del mercado en el ámbito del intercambio de bienes transables; pero si su lógica se absolutiza y se pretende aplicarla a toda la realidad, lo que tendremos no será una economía de mercado, que está muy bien, sino una sociedad de mercado, que es algo completamente inhumano, porque en ella todos los bienes pasan a ser transables, mientras que es propio del mundo humano el que existan cosas que no están sujetas a cálculos de utilidad. El médico, naturalmente, ha de prestar especial atención a lo que expresa el paciente, pero de allí no se deriva que pueda realizar acciones que son injustas y atentan en contra del sentido mismo de su profesión sólo en virtud de que alguien se lo ha pedido.

En ocasiones, se produce la situación contraria a la descrita por la pregunta y no es el paciente quien pide una intervención del médico. Por ejemplo, a veces ocurre que la eutanasia se le aplica sin su voluntad e incluso contra su voluntad. En efecto, en estos casos, la alteración de la lógica que está presente en el juramento hipocrático lleva a que el médico quede como titular de una facultad muy singular, la de determinar qué vidas son valiosas y cuáles, en cambio, no merecen ser vividas.

123. ¿TIENE DERECHO A OBJETAR DE CONCIENCIA EL MÉDICO PARA NO REALIZAR UN ABORTO O UNA EUTANASIA?

PAULINA RAMOS
ABOGADA Y DOCTORA EN DERECHO

CONSTANZA RICHARDS
ABOGADA Y MAGÍSTER EN CIENCIAS JURÍDICAS

La objeción de conciencia del personal de salud para excusarse de realizar actos que, en el ejercicio de sus funciones profesionales, vulneren sus más íntimas convicciones sobre sí mismo y la realidad que lo rodea está garantizada por la mayoría de las legislaciones sobre aborto en el mundo.

También se ha discutido nuevamente el sentido y el alcance de la objeción de conciencia en los proyectos de ley que autorizan la eutanasia, como la aprobada en España en 2021. La objeción de conciencia constituiría una garantía de la libertad de conciencia, aunque otros van más lejos y la califican como derecho autónomo.

La libertad de conciencia es un derecho fundamental que cada persona tiene por el solo hecho de serlo. Ha sido identificada como la primera de todas las libertades, puesto que inhibir a un ser humano de actuar conforme a ella es atentar, en definitiva, contra una de las manifestaciones más esenciales de la dignidad humana. Esta libertad es el fundamento de la objeción de conciencia, que debe estar garantizada en toda actividad.

El objetor, atendiendo a su fuero interno, se opone a cumplir un mandato legal. No se trata de un incumplimiento justificado en intereses personales o preferencias arbitrarias, tampoco en una oposición entre el orden moral o religioso, por un lado, y el jurídico, por el otro, sino que el aparente conflicto se daría en el orden jurídico: entre una norma legal, la que impone una obligación, y otra norma legal, la que tutela la conciencia individual. No es un conflicto real. El derecho contempla la solución al anteponer la conciencia y, por ello, ampara esta aparente desobediencia al mandato normativo.

La objeción de conciencia se diferencia de la objeción profesional en cuanto esta última se funda en los fines de la profesión, y no solamente en un imperativo moral o religioso. Así, es deseable que el personal de salud no perpetre abortos o eutanasias en cuanto dichas prácticas son contrarias a los fines de la propia profesión. El médico objetor declara la contradicción entre la *lex artis* médica, que comprende los fines propios de la medicina, y el mandato legal, puesto que tanto el aborto como la eutanasia corresponden a acciones que se encuentran fuera de ellos[206]. El médico no puede tornarse en simple auxiliar de la voluntad ajena[207].

Además, el valor intrínseco de la vida humana supone que existe un viviente (más allá de la cuestión metafísica, ética o jurídica de su estatus de persona). Dejar entregado a la libertad de conciencia individual la decisión sobre la valoración de dicho viviente, lo convierte en una mera cuestión privada, sin trascendencia para lo público.

---

206 Al respecto, resulta ilustrativa la observación del filósofo alemán, Hans Jonas: «Hay que constatar que en un extremo del espectro la antaño estricta definición de los objetivos médicos se ha relajado mucho, y hoy en día incluye servicios (especialmente quirúrgicos, pero también farmacéuticos) que no están "médicamente indicados", como la contracepción, el aborto, la esterilización por motivos no médicos o el cambio de sexo, por no hablar de la cirugía plástica al servicio de la vanidad o las ventajas profesionales. Aquí el "servicio a la vida" se ha extendido, más allá de las viejas tareas de curar y aliviar, al papel de un "técnico de cabecera" general para variados fines de elección social o personal. Sin existir un estado patológico, hoy es suficiente para el médico que el cliente (=paciente) exija los servicios correspondientes y la ley los permita». Hans Jonas, *Técnica, medicina y ética* (Barcelona: Paidós, 1997), 173.

207 El *ethos* médico «encarna como ningún otro colectivo profesional el valor incondicional y la indisponibilidad de la vida humana en la conciencia social». Hans Thomas, «Von Hippokrates zu Kevorkian: Wohin treibt das Arztethos en Imago Hominis», Quartalschrift des Instituts für Medizinische Anthropologie und Bioethik. Wien, Vol. VII/Nr. 1, (2000): 49-58. Trad. José María Barrio Maestre.

«Yo no daré a nadie veneno, si se me pide, ni tomaré la iniciativa de una sugerencia semejante» (juramento hipocrático). De allí que el acto médico compasivo esté orientado a aliviar el sufrimiento, nunca a terminar directa y deliberadamente con la vida del paciente. La gran discrepancia entre los fines de la medicina y la obligatoriedad de prestaciones que no son propiamente parte de su ejercicio, que experimentan los profesionales de la salud –no sólo médicos–, lleva a preguntarse si la objeción de conciencia, en realidad, no debería ser ejercida más bien por quienes practican el aborto y la eutanasia, a pesar de lo que indica la *lex artis* de su oficio.

124. ¿TIENE DERECHO UNA INSTITUCIÓN DE SALUD A UNA «LIBERTAD DE IDEARIO» QUE LE PERMITA OPONERSE A REALIZAR ABORTOS O A PRACTICAR LA EUTANASIA?

PAULINA RAMOS
ABOGADA Y DOCTORA EN DERECHO

CONSTANZA RICHARDS
ABOGADA Y MAGÍSTER EN CIENCIAS JURÍDICAS

En los Estados democráticos, se reconoce a toda persona el derecho de asociarse con otros en torno a fines comunes que determinen libremente conforme a su conciencia. Para ello se garantiza la autonomía de los cuerpos intermedios de la sociedad, los cuales pueden manifestarse y actuar en distintos ámbitos de la vida. Es decir, los ciudadanos tienen la libertad para crear organizaciones, y así lograr objetivos que no es posible alcanzar de forma individual. Así es como existen, por ejemplo, asociaciones gremiales, partidos políticos, clubes deportivos, hospitales privados, juntas de vecinos, iglesias, entre otros. Para alcanzar estos fines, el ordenamiento jurídico les reconoce nombre, rol único tributario, domicilio, nacionalidad, patrimonio, misión, e incluso en algunos casos responsabilidad penal. Se entiende, en todo caso, que no tienen conciencia, comprendida como facultad propia del ser humano.

Si bien es común reconocer la objeción de conciencia, en el caso de las instituciones y establecimientos de salud conviene usar mejor el término «libertad de ideario».

El derecho de asociación, en el caso de los establecimientos sanitarios particulares –con o sin ideario–, les permite establecer sus objetivos, decidir sus propios actos y con ello ofrecer las prestaciones sanitarias que consideren pertinentes en la consecución de sus fines propios. Aquellos que poseen un ideario deben actuar según sus valores institucionales, pues, de otro modo, la asociación misma carecería de valor para la sociedad por no perseguir los fines para los cuales fue establecida.

De ahí que en Chile a los establecimientos sanitarios privados, incluso sin ideario, les asista el derecho de realizar las acciones que estimen convenientes. Les basta abstenerse de ofrecer otras que no responden a sus objetivos y valoraciones, sin que ello signifique intervenir en las atenciones de salud que ofrezcan otras instituciones.

La libertad de ideario institucional es el recurso que tiene una institución en el supuesto de que el Estado le imponga realizar determinadas prestaciones contrarias a los propósitos institucionales. No constituye una licencia para desobedecer la ley, antes bien, reconoce la libertad de conciencia que permite a la persona alcanzar objetivos que trascienden su individualidad y la sociabilidad humana como herramienta fundamental para alcanzarlos.

En el caso de los establecimientos sanitarios con ideario, o sea, erigidos en torno a valores que les dan identidad, obligarlos por la autoridad del Estado a realizar actos o prácticas contrarias a su ideario institucional, como el aborto o la eutanasia, sería además atentar contra los fundamentos de su existencia.

En tal sentido, la verdadera discusión recae, por una parte, en si el aborto y la eutanasia corresponden a una prestación de salud en términos estrictos y, por otra parte, en si la delegación de la función pública puede constituir un atentado contra la autonomía de los cuerpos intermedios.

125. ¿SON EL ABORTO Y LA EUTANASIA PROBLEMAS PRINCIPALMENTE RELIGIOSOS?

JOSÉ FRANCISCO LAGOS
ABOGADO Y MAGÍSTER EN ESTUDIOS POLÍTICOS

Los dilemas éticos y morales pueden tener relación con un análisis normativo de qué cosas son aceptadas o no por la sociedad. Sin embargo, en último término la moralidad de los actos se fundamenta más en la naturaleza del hombre más que en las reglas que acuerde una sociedad particular. Por otro lado, un conocido adagio dice que la ley o el Estado no deben promover todos los bienes ni prohibir todos los males, porque fácilmente se podría transformar en un Estado policial o incluso totalitario.

Sin embargo, a pesar de lo anterior, la sociedad constantemente define ciertos comportamientos o actos como deseables o indeseables, como morales o inmorales. Esto muchas veces influye directamente en las convicciones más profundas de las personas, porque están relacionadas con hábitos, ideas, costumbres e historias de vida.

Es precisamente por eso que, en este tipo de dilemas, que tienen relación con la esencia misma de las personas, las religiones tienen algo que decir. La persona humana tiene una inclinación natural a la espiritualidad, a partir de la cual conforma sus valores o principios trascendentales. Estos se traducen en diversos comportamientos normativos, que en ocasiones contradicen los que el Estado decide promover o prohibir.

Ocurre que el aborto y la eutanasia están directamente relacionados con una visión integral o no materialista de la persona humana, en el sentido que se refieren a la existencia misma de ellas: el inicio y término de su vida. Definir los límites y las consecuencias de aquello es relevante, pues se trata de un asunto de máxima gravedad. Si se yerra en determinar el momento exacto del comienzo o fin de la vida, estaremos arbitrariamente disponiendo de la vida de individuos racionales y, por tanto, dotados de dignidad. Conocer desde cuándo y hasta cuándo ese ser existe es crucial para determinar los límites éticos de los terceros frente a ellos.

Entendiendo que a las religiones les importan mucho estos temas, no es correcto afirmar que sólo se puede argumentar desde el punto de vista religioso. Por supuesto que esta clase de premisas serán muy relevantes para aquellos que compartan esa fe determinada; sin embargo, la discusión contemporánea no puede basarse únicamente en un conocimiento revelado. Más que un asunto de fe, se trata de una evaluación racional que se funda en la naturaleza humana, la cual es común a todas las personas –conocimiento al que todos pueden acceder mediante la razón– y que permite dar sustento a los derechos reconocidos por el Estado.

Por otro lado, una discusión distinta es si los argumentos religiosos son válidos en el debate público. Ese punto vale la pena considerarlo y merece un desarrollo adicional, bastante bien abordado por algunos autores[208]. Entre los argumentos señalados destaca la libertad religiosa, que incorpora entre sus posibilidades la facultad de emprender actividades destinadas a difundir sus ideales y convicciones. Ello siempre conforme con la dignidad de la persona y respetando especialmente la libertad de quienes no comparten lo que se expone.

---

208 Paolo Tejada, «El fundamento de la libertad religiosa», en *Problemas de derecho natural*, ed. Alejandro Miranda y Sebastián Contreras (Santiago de Chile: Thomson Reuters, 2015), 593-611.

Un problema importante de la sociedad actual es asumir que toda alusión a un comportamiento normativo, basada en la ética o la moral, equivale a una opinión o visión religiosa. Aquello constituye una de las mayores simplificaciones del debate que impiden una discusión a la altura de la materia que se discute.

El Estado y la sociedad establecen un comportamiento normativo –sobre lo que se debe o no se debe hacer– todos los días y en prácticamente todas las políticas públicas. Desde las decisiones más simples hasta las más complejas. Esto provoca que las personas que tienen fe recurran a ella como fuente de información frente a la posible colisión entre las decisiones del gobierno de turno y las directrices normativas de su fe.

Es por lo anterior que las religiones también tienen mucho interés en difundir sus ideas en la sociedad, porque hay una constante tensión entre lo normativo y lo contingente que puede llevar a confusión a muchos de sus feligreses.

126. ¿DEBERÍAN LOS CREYENTES IMPONER SUS CONVICCIONES A LOS NO CREYENTES EN ESTAS MATERIAS?

JOSÉ FRANCISCO LAGOS
ABOGADO Y MAGÍSTER EN ESTUDIOS POLÍTICOS

Un primer aspecto importante que considerar es que la cuestión de la oposición al aborto y a la eutanasia no son materias exclusivamente religiosas, sino que es una discusión principalmente política y social sobre la valoración que la sociedad hace de los derechos de las personas.

Otro elemento importante es que aquellas personas que profesan una religión pueden participar de la discusión pública como lo estimen conveniente, tal como lo hace cualquier otra, porque una exclusión *a priori* sería una discriminación arbitraria. Es comprensible que muchas de las posiciones políticas que exponemos en el foro público estén nutridas por algunas de nuestras convicciones más profundas.

La deliberación pública relativa a la vida en común atañe a diversas materias que afectan a la sociedad. De aquello resulta el establecimiento de reglas y exigencias que condicionan nuestro comportamiento en ella, así como el respeto de los derechos de las demás personas que conviven en el mismo territorio.

Estas reglas y exigencias no se remiten exclusivamente a nuestras conductas en el contexto de la vida pública, pues algunos de nuestros comportamientos en la esfera privada también podrían tener un interés público en la medida que afectan a terceras personas.

En consecuencia, la sociedad impone constantemente normas para que podamos vivir en conjunto. Desde las cosas más nimias y esencialmente contingentes –como, por ejemplo, las reglas del tránsito– hasta otras mucho más relevantes como la prohibición de circulación en una cuarentena sanitaria. Comprendemos entonces que pueden existir restricciones a nuestra libertad, en algunas circunstancias razonables, para proteger la adecuada armonía de la sociedad y el bien común. Este rol del Estado deviene especialmente relevante cuando se trata de proteger los derechos fundamentales de las personas, como el derecho a la vida.

Bajo el argumento de que los creyentes no pueden imponer sus convicciones a los demás, se esconden, al menos, dos trampas dialécticas que conducen a errores de razonamiento.

En primer lugar, se asume precipitadamente que los creyentes tienen la facultad de imponer sus convicciones morales a los no creyentes. Esto no es cierto, en principio por dos razones. Por un lado, en las sociedades democráticas, las convicciones de todas las personas confluyen en las entidades representativas (poder legislativo y ejecutivo) a través de los diferentes procesos deliberativos, en los que existe la especial oportunidad de que las más diversas preferencias personales deban llegar a un consenso y construir mayorías que permitan dar forma a las obligaciones que como ciudadanos debemos cumplir.

Por otra parte, la razón más importante para desmentir que existe una supuesta coerción de un grupo religioso sobre el resto es considerar que la protección de la vida de todo ser humano inocente no puede quedar sujeta a la mera decisión de una mayoría circunstancial, porque son derechos que emanan de la naturaleza humana y no de los acuerdos políticos. Por esto, si el resultado de una convención democrática conduce a leyes de aborto o eutanasia, lejos de resolver el falso dilema de la imposición de convicciones de un sector sobre otro, se instala en la sociedad una contradicción sustancial en torno al rol del Estado, cuyo deber primario es proteger los derechos de aquellos miembros más vulnerables de la comunidad.

Una segunda trampa consiste en asumir que sólo quienes profesan una determinada fe poseen consigo una visión moral propia, es decir, tienen ciertas nociones sobre la bondad o maldad de algunas conductas (como el aborto y la eutanasia). Esto supone pensar que el resto actúa de manera «moralmente neutra», es decir, creer que sus acciones son indiferentes en cuanto estarían exentas de un juicio moral (como podría estarlo la elección del sabor de un helado o el color de una corbata). Lo que aquí no se reconoce es que tras esta posición se incurre en un error doble: por definición, al actuar moralmente no puede existir neutralidad y, si se pretende promover una aparente «neutralidad» como algo deseable, ello es –en el fondo– una convicción moral.

127. ¿PUEDEN ESTAR PROHIBIDOS EL ABORTO Y LA EUTANASIA EN UNA SOCIEDAD VERDADERAMENTE PLURALISTA?

JOSÉ FRANCISCO LAGOS
ABOGADO Y MAGÍSTER EN ESTUDIOS POLÍTICOS

Lo primero es dilucidar de qué se habla cuando decimos que una sociedad es verdaderamente pluralista, entendida como aquella donde pueden coexistir diversas tendencias políticas, económicas, culturales, espirituales, entre otras. Si bien la definición es clara, las características o condiciones que debe cumplir una sociedad para ser catalogada como tal están en constante disputa. En lo que parece haber acuerdo es que el concepto de pluralismo es considerado como un bien para la sociedad, porque otorga diversidad a la vida en común y promueve el entendimiento entre personas que piensan distinto. Sin embargo, el pluralismo mal entendido puede ser utilizado en contra del bien común, incluso como un instrumento de censura. Tal es el caso de aquellas disposiciones que, al alero del pluralismo, prohíben algunas manifestaciones religiosas en la vía pública, como sucede en Francia o Italia.

Ahora bien, las distintas sociedades imponen límites a ese pluralismo, porque también se ponderan otros bienes que merecen protección y promoción, como la vida, la libertad y la dignidad de todo ser humano. Por su especial entidad estos bienes no pueden verse amenazados por disposiciones cuya existencia se justifica meramente en la ampliación de la diversidad de una comunidad. Lo que podría suceder si se transgreden estos límites es que, por ser pluralista, una sociedad democrática incorpore o empiece a tolerar a personas que promuevan un pensamiento nacionalsocialista o xenófobo, u otras que quieran validar la violencia política (por ejemplo, a través de las armas o el terrorismo) en el espacio público. Aquello amparado en que el pluralismo debe incorporarlos a todos.

He aquí la cuestión de fondo. Tal como dijimos antes, consideramos que es bueno que exista pluralismo, pero enmarcado en los límites que constituyen los derechos y dignidad de las personas. Entonces, cuando entendemos como una limitación al pluralismo las disposiciones que prohíben el aborto o la eutanasia, en realidad nos hallamos ante un falso dilema. Esto porque son discusiones que tienen que ver con los derechos más esenciales de las personas y, por tanto, exigen que establezcamos algunas protecciones necesarias para que no sean vulnerados, lo que quedaría fuera del ámbito de acción del pluralismo.

Es por esto que una sociedad verdaderamente pluralista es la que valora la diversidad de opiniones y de acciones, pero que también valora otros bienes esenciales, como los derechos y la dignidad de las personas. Se sigue de lo anterior que perfectamente se puedan establecer limitaciones a esta diversidad con el fin de proteger un objetivo más importante, como es el derecho a la vida.

128. ¿SON EL ABORTO O LA EUTANASIA DERECHOS HUMANOS?

FRANCISCA REYES-ARELLANO
ABOGADA Y MAGÍSTER EN BIOÉTICA

Si atendemos al sentido primario u original del concepto de derecho humano, este debe ser comprendido como una pretensión o facultad que posee un individuo, la cual es inherente a su propia naturaleza y ha sido reconocida por diferentes cuerpos normativos (constitución, leyes o tratados) con el objeto de facilitar su protección legal.

De esta forma, los derechos nacen como un recurso para proteger a los ciudadanos, especialmente a los más débiles, quienes no tendrían más herramientas que refugiarse al alero del derecho.

Es por esta razón que los fundamentos de los derechos deben ser cualidades de máxima evidencia y entidad para la realidad humana. En otras palabras, los derechos deben estar fundados en aquello que nos parece evidente que –como sociedad– debemos proteger. Por ejemplo, la vida o la dignidad no son en realidad derechos, sino realidades prejurídicas. Es decir, existen aun cuando un ordenamiento jurídico no los consagre como derechos. Como diría Pereira Menault, esto «no porque sean menos que los derechos, sino porque son más»[209]. No sería lo mismo afirmar que tenemos un derecho humano a la dignidad, la vida

---

209 Carlos Pereira Menault, *Teoría constitucional*, (Santiago: Editorial Jurídica ConoSur Ltda., 1998).

o la libertad que afirmar que somos libres, dignos o que tenemos una vida, la cual debe ser respetada por los demás.

Siguiendo esta lógica, menos aún podríamos consignar como derechos humanos a aquellas pretensiones que atenten precisamente contra las realidades antes descritas (como el aborto y la eutanasia), pues ello sería dejarlos a disposición de los diferentes ordenamientos jurídicos, en este caso, internacionales. Delegaríamos la facultad de decidir sobre realidades como la vida o la dignidad en quienes ejerzan circunstancialmente el poder legislativo o gubernamental.

No podemos denominar «derechos» a todas nuestras pretensiones, pues no todo aquello que deseamos puede ser objetivado como tal. Dado que la vida es una realidad prejurídica, no puede pertenecer al ámbito de la competencia de los derechos. Se trata de un atributo que da cuenta de la existencia del ser humano, independiente de lo que una convención pueda determinar. Es más, sin necesidad de consagrar expresamente un «derecho humano a la vida», podemos constatar que es inherente a los demás la obligación de respetar esta realidad. Podríamos ilustrar esto con el caso del homicidio. De la inexistencia de normas que sancionasen el homicidio no se deduciría la posibilidad de disponer de la vida de los demás.

Al sostener que la vida no es propiamente un derecho, podría pensarse que actos como el aborto o la eutanasia son lícitos. No obstante, esta conclusión no tendría en cuenta lo antes expuesto, es decir, vale decir que los fundamentos de los derechos son superiores a los derechos mismos. En conclusión, la vida se constituiría como un bien superior y a la vez, anterior a los derechos, razón por la cual no estaría sujeta a disposiciones normativas, todavía menos si se trata de pretensiones que buscan promover o exigir conductas orientadas a la eliminación de la vida misma. Ello sería absolutamente contraproducente.

Ahora bien, que la vida no pueda ser un mero derecho, y por ello no se pueda afirmar en consecuencia que existen derechos humanos destinados a acabar con ella, no quiere decir que no existan derechos que deriven de la realidad prejurídica que significa la vida, vale decir, derechos tendientes a proteger esta realidad biológica, con independencia de la forma en que cada ordenamiento jurídico pueda posteriormente configurar el derecho a la vida como tal. Estos están orientados principalmente a la protección de este bien y de todo lo que en él se encuentra inmerso (integridad física y psíquica).

Esto explica que se consagren derechos tendientes a prohibir o desincentivar, a través de sanciones, todos aquellos actos que amenacen o conculquen directamente la vida o la integridad psíquica o emocional de una persona. De ellos proceden las penas y sanciones contempladas para delitos como el homicidio, las lesiones e incluso, el daño a la honra.

129. DESDE LA PERSPECTIVA DEL DERECHO INTERNACIONAL DE LOS DERECHOS HUMANOS, ¿EXISTE UNA OBLIGACIÓN DE LOS ESTADOS PARA GARANTIZAR EL ABORTO O LA EUTANASIA?

FRANCISCA REYES-ARELLANO
ABOGADA Y MAGÍSTER EN BIOÉTICA

Si nos remitimos a algunos de los instrumentos internacionales más relevantes en materia de derechos humanos, podremos constatar que no existe ningún instrumento, declaración o jurisprudencia de la Corte Interamericana de Derechos Humanos que sea vinculante en el sentido de prever la existencia de un derecho al aborto o la eutanasia. Asimismo, no existe una disposición internacional que obligue a los Estados a despenalizar estas conductas.

Por el contrario, sí existen declaraciones, y con ellas un compromiso expreso de los Estados, de prevenir las vulneraciones al derecho a la vida, considerado desde la concepción. El rol de los organismos internacionales es velar por una correcta proporción y armonía en el ejercicio de los derechos.

Despenalizar o legalizar conductas como el aborto o la eutanasia podría llevar a los Estados a incurrir en desproporciones en relación con la protección de los derechos humanos y fundamentales.

Al hacer un breve recorrido por algunos de los instrumentos más emblemáticos en materia de derechos humanos, podemos constatar que, tempranamente, existe un reconocimiento a la dignidad intrínseca de todos los miembros de la familia humana como fundamento de los derechos[210]. Todavía más, en varios de estos documentos se consagra expresamente el derecho a la vida[211] y la necesidad de su protección legal por parte de los Estados. En el caso concreto de la Convención Americana de Derechos Humanos, también conocida como Pacto de San José de Costa Rica (1969), este derecho se entiende protegido desde la concepción (artículo 4º).

Por otro lado, se fueron incorporando derechos que antes no se encontraban explícitos. Por ejemplo, inicialmente se reconocieron políticas demográficas y de control o planificación de la natalidad –centradas en el rol estatal, más que en el derecho personal– que luego se adoptaron como sustento para lo que se conoce como los «derechos sexuales y reproductivos».

A partir de 1984, con la celebración de la Conferencia Internacional de Población de México, se reconoce la planificación familiar como un derecho humano básico. Posteriormente, en 1993, durante la Conferencia Internacional de Derechos Humanos, celebrada en Viena, se incorpora la expresa protección de los derechos humanos de la mujer y la niña. Por otro lado, en 1995, tras celebrarse la 4ª Conferencia Mundial sobre la Mujer, en Pekín, se

---

210 Lo expresa de esta manera la Declaración Universal de Derechos Humanos (1948), el Pacto Internacional de Derechos Civiles y Políticos (1966) y el Pacto Internacional de Derechos Económicos, Sociales y Culturales (1966). Todos ellos consagran en sus preámbulos, el reconocimiento de la dignidad inherente a todos los seres humanos, así como sus derechos iguales e inalienables.

211 Declaración Universal de Derechos Humanos (1948), artículo 3º; Pacto Internacional de Derechos Civiles y Políticos (1966), artículo 6º N.º 1; Convención sobre los Derechos del Niño (1989), artículo 6º.

determinó que los derechos humanos de la mujer incluyen el derecho a tener control sobre su sexualidad.

De ahí en más, el concepto de derechos sexuales y reproductivos ha alcanzado gran popularidad y una expansión cada vez mayor. Pese a la progresiva incorporación de estos «derechos», en ellos no ha sido contemplado el aborto. Probablemente porque ello supondría una evidente contradicción con las disposiciones que sostienen que «nadie podrá ser privado de la vida arbitrariamente»[212] o que el ejercicio de los derechos encuentra su límite en el respeto a los derechos de terceros. En la práctica, en la actualidad no existen instrumentos internacionales que consagren expresamente el derecho al aborto.

La eutanasia, por su parte, no ha tenido el mismo desarrollo jurídico e institucional que el aborto. Su aparición en los cuerpos normativos de los países que han decidido regularla no ha gozado de uniformidad, y aún no existe ningún instrumento internacional que consagre el derecho a la muerte digna como una garantía de carácter legal. En este sentido, hay quienes la han categorizado como un «derecho humano emergente»[213], es decir, uno de aquellos derechos que están más allá de los consagrados en los ordenamientos jurídicos nacionales o internacionales.

Hoy en día, existe gran activismo jurídico y social que tiene por objeto impulsar iniciativas en relación con la legalización de la eutanasia[214], no obstante, elevar a la categoría de derecho humano el término de la propia vida, aunque pudiese ampararse al alero de la autonomía, resultaría enormemente contradictorio, pues los mismos tratados y declaraciones que consagran el respeto por la vida y la libertad estarían disponiendo las condiciones para acabar con el fundamento de ellas.

---

212 Véase, por ejemplo: Pacto Internacional de Derechos Civiles y Políticos, artículo 6º N.º1, Pacto de San José de Costa Rica, artículo 4º.

213 Lucas Correa Montoya, «Muerte digna. Lugar constitucional y núcleo esencial de un derecho humano emergente», *Opinión Jurídica* 20, n.º41 (2021): 127-54.

214 Véase por ejemplo la iniciativa «Derecho a morir», disponible en: https://derechoa-morir.org/

130. ¿ES LO MISMO DESPENALIZAR EL ABORTO O LA EUTANASIA QUE LEGALIZARLOS?

JAIME ARANCIBIA Y GONZALO GARCÍA
ABOGADOS Y DOCTORES EN DERECHO

No es lo mismo. Cuando se utiliza el concepto «despenalizar» se alude a la decisión de eliminar una conducta como delito o crimen que merece un castigo penal, ya sea porque la sociedad concibe que la infracción no alcanza la gravedad para merecer y necesitar una pena o porque, mereciéndola, la pena no es la herramienta adecuada o eficiente para alcanzar una debida prevención de la conducta. En consecuencia, cualquiera sea la razón para despenalizar, lo cierto es que la conducta despenalizada continúa siendo injusta para la sociedad, sólo que son preferibles otros medios para evitarla.

En cambio, cuando se habla de legalizar el aborto o la eutanasia, se alude a la introducción de una norma que considera que la conducta no es injusta, sino permitida por el derecho de modo libre o cumpliendo ciertos requisitos. En conclusión, no es lo mismo despenalizar que legalizar.

131. ¿SON EL ABORTO O LA EUTANASIA UN HOMICIDIO?

PAULINA RAMOS
ABOGADA Y DOCTORA EN DERECHO

CONSTANZA RICHARDS
ABOGADA Y MAGÍSTER EN CIENCIAS JURÍDICAS

En palabras del bioquímico Erwin Chargaff, «la vida es la continua irrupción de lo impredecible»[215], representa un misterio insondable que la ciencia humana sólo puede explicar en sus

---

215 Erwin Chargaff, *Heraclitean fire: Sketches from a life before nature* (New York: Warner Books, 1980), referenciado en idioma castellano en Javier Novo, *Evolución. Para creyentes y escépticos* (Madrid: Rialp, 2018), 52.

procesos, quizás replicarlos, pero no puede crear ningún fenómeno que iguale la vida. De ahí que la actitud de reverencia ante la sacralidad de la vida no admita excepciones, puesto que, si se admitiesen en cualquier etapa del ciclo vital, se desconocería su carácter indisponible.

A diferencia de lo que consideran algunos autores[216], la prohibición del homicidio no admite excepciones, sólo acepta la condición humana como un ser incapaz de controlarlo todo. Por lo tanto, en ciertos casos se verá enfrentado a tolerar consecuencias indeseadas, como la muerte del atacante en el caso de la legítima defensa. Lo importante es que nunca se desestima el valor de una vida humana por el sólo hecho de existir; la dignidad de la persona viene dada justamente por su capacidad de adecuar su comportamiento y elecciones a fines superiores.

Ahora bien, desde el punto de vista jurídico–penal, la formulación de la pregunta exige hacer una distinción. El homicidio es el delito tipificado en el artículo 391 del Código Penal que castiga a todo «el que mate a otro». De allí que, si entendemos la eutanasia como el acto por el cual un médico, por una supuesta compasión, pone fin a la vida de un paciente a solicitud de este, aquella conducta estaría comprendida en el tipo penal de homicidio.

De modo similar, el Código Penal, en su artículo 342, tipifica el delito de aborto como la «acción que provoca en forma directa la muerte del *nasciturus*», considerando como situaciones excepcionales las contempladas en la ley 21.030 de 2017. Por esta misma excepcionalidad puede concluirse que, para el ordenamiento jurídico penal, si bien el aborto protege otros bienes jurídicos, además de la vida, también se subsume en la definición general de la conducta del tipo de homicidio, toda vez que el *nasciturus* también es un «otro».

---

216 Véase: Peter Singer, *Ética práctica*, 2a ed. (Cambridge: Cambridge University Press, 1995).

132. (1). ¿CÓMO PROMOVER UNA CULTURA DE LA VIDA?

PABLO SIEGRIST RIDRUEJO
VICEPRESIDENTE DE LA FEDERACIÓN EUROPEA ONE OF US
Y DIRECTOR DE LA FUNDACIÓN JÉROME LEJEUNE

¿Cómo promover una cultura de la vida? Si queremos construir el bien común, esta cuestión puede (y debe) abordarse desde muchas perspectivas: la social, la cultural, la política, la personal... Y esta última es probablemente la que debe plantearse de manera más rigurosa, pues la manera más sencilla de desligarse de un problema es lanzarlo a la esfera más lejana al ámbito personal de responsabilidad. Cada uno de nosotros tiene un entorno en el que impacta su actuación, del que es responsable en mayor o menor medida, y en el que puede influir de manera, normalmente, decisiva. Por tanto, es importante que empecemos por ese entorno si queremos responder a este interrogante de manera seria y comprometida, como la urgencia de nuestra situación merece.

La realidad es que los ataques contra la vida humana más vulnerable en nuestra sociedad parecen cada vez crecientes y más institucionalizados. Las normativas que desprotegen en alguna medida la vida humana en sus estados más delicados, sorprendentemente, aumentan y abarcan más etapas vitales. Choca la recurrencia con la que estas cuestiones son planteadas a nivel internacional, como la consideración del aborto como un derecho, y ni siquiera como una mala solución para un problema[217]; o la insistencia en promover la ayuda a suicidarse, y no impedir un acto así a toda costa, como se ha hecho tradicionalmente en nuestras sociedades; o incluso el empeño en financiar e impulsar la investigación con embriones obtenidos mediante técni-

---

217 Uno de los textos más representativos de esta insistencia es, probablemente, la Resolución del Parlamento Europeo, de 11 de abril de 2024, sobre la inclusión del derecho al aborto en la Carta de los Derechos Fundamentales de la Unión Europea (2024/2655(RSP)).

cas de producción *in vitro*, a pesar de su ineficacia para obtener resultados óptimos en la investigación clínica[218]. El entusiasmo con que enunciaba esta pretensión el presidente Macron en su discurso ante el Parlamento Europeo con ocasión de la presidencia francesa de la UE es especialmente ilustrativo de lo que se está viviendo a nivel global: «Quiero que consolidemos nuestros valores como europeos, que son nuestra unidad, nuestro orgullo y nuestra fuerza. 20 años después de la proclamación de nuestra Carta de Derechos Fundamentales, espero que podamos actualizarla para ser más explícitos sobre la protección del medio ambiente o el reconocimiento del *derecho al aborto*»[219].

Pero lo más sorprendente es que la sociedad no parece despertar ante los dramas personales que suelen esconder estas presiones, que vienen a menudo de organizaciones supranacionales alejadas de la realidad que vive el ciudadano de a pie. De ahí la importancia de recuperar la responsabilidad personal cuando se trata de la defensa de la vida humana más vulnerable. Desde estas líneas, quiero reclamar el valor de la palabra «enhorabuena» cuando una pareja espera un hijo. Era la palabra que usaban nuestros padres y abuelos en esas circunstancias y, desgraciadamente, es una palabra que rara vez escucha una madre (porque a menudo, sorprendentemente, desaparece el padre) cuando se enfrenta a un embarazo en una situación complicada o con ciertos riesgos. De hecho, el estudio desarrollado por la Cátedra de Bioética Jérôme Lejeune sobre la comunicación del diagnóstico

---

218 Como ejemplo, basta un vistazo a la web www.clinicaltrials.gov en la que el Gobierno de los Estados Unidos reúne los ensayos clínicos en desarrollo a nivel mundial que han obtenido financiación en convocatorias competitivas, para comprobar la poca eficiencia de la investigación con células troncales embrionarias (*embryonic stem cells*) frente a la de las células troncales adultas (*adult stem cells*). El día 27 de enero de 2025, esta proporción era de 153 frente a 2.520, lo que supone que la investigación con células embrionarias no alcanza ni el 6% de la investigación total.

219 Emmanuel Macron, presidente de la República Francesa, discurso programático ante el Parlamento Europeo en el inicio de la presidencia francesa de la Unión Europea, el 19 de enero de 2022.

del Síndrome de Down durante el embarazo ha demostrado que, con frecuencia, esta comunicación se realiza de manera desproporcionada e injusta, sin atender a la realidad de los efectos de la trisomía 21 en la vida del hijo y provocando el aborto de numerosos embriones con esta patología[220].

Es urgente que cada uno de nosotros recupere con valentía el valor positivo de la vida en la comunicación diaria. La realidad es que los europeos valoramos, en general, la vida humana en situación vulnerable. De hecho, en numerosas ocasiones ha sido la defensa del no nacido la reivindicación que ha obtenido un mayor apoyo social en Europa. Basta recordar que la iniciativa ciudadana europea One of Us, que reclamaba de la Comisión Europea el cese de la financiación de acciones que suponen la destrucción de embriones humanos, ha sido, hasta la fecha, la que más firmas ha recogido entre ciudadanos de la Unión[221]. Más recientemente, el Parlamento Europeo ha publicado un informe sobre los temas que más han interesado a los ciudadanos de la UE en 2024: a la cabeza figuraba la petición de 59.000 ciudadanos europeos que solicitaban que la Unión no incluyera el aborto en la Carta de los Derechos Fundamentales[222].

Para promover una nueva cultura defensora de la vida más vulnerable hay que votar y exigir a nuestros representantes políticos, pero eso sólo no basta: reconquistemos el lenguaje. Expresemos el valor de la vida humana en cada una de nuestras conversaciones y encuentros. Sólo así podremos provocar un verdadero cambio social.

---

220 Vargas, T., Martin, J. L., Conty, R. M. y Fernández, C., «Comunicación del diagnóstico de Síndrome de Down: relatos de las madres», en *Cuadernos de Bioética*. 2018; 29(96): pp. 147-158.

221 Véase al respecto: https://citizens-initiative-forum.europa.eu/sites/default/files/2021-03/One%20of%20Us%20ES.pdf

222 https://epthinktank.eu/2025/01/20/ask-the-european-parliament-2024-you-asked-we-answered/

132. (2). ¿CÓMO PROMOVER UNA CULTURA DE LA VIDA?

ANA DEL PINO
COORDINADORA TERRITORIAL Y DE PROYECTOS DE FUNDACIÓN NEOS

La promoción de una cultura por la vida es un imperativo moral, ético y social que trasciende fronteras y contextos. En un mundo donde las crisis humanitarias, la violencia y la deshumanización parecen ser la norma, es crucial fomentar un entorno que valore y respete la dignidad de cada ser humano. Este apartado explora las estrategias para promover una cultura para y por la vida, subrayando la importancia de las alianzas estratégicas entre organizaciones y la necesidad de una acción continuada.

Una cultura por la vida no se limita a la defensa de la vida en su sentido más literal; abarca un enfoque integral que promueve el bienestar, los derechos humanos y la dignidad. Este concepto implica reconocer que cada individuo tiene un valor intrínseco y que la vida debe ser defendida en todas sus formas. Desde la protección de los más vulnerables hasta la promoción de políticas que favorezcan la igualdad y la justicia, la cultura por la vida se convierte en un pilar fundamental para el desarrollo de una sociedad justa y solidaria.

ALIANZAS ESTRATÉGICAS ENTRE ORGANIZACIONES

Para promover una cultura por la vida, es esencial establecer alianzas estratégicas entre diversas organizaciones. Estas colaboraciones pueden incluir ONGs, instituciones educativas, sector sanitario, grupos religiosos y sectores gubernamentales. Al unir fuerzas, estas entidades pueden crear un frente común que amplifique sus voces y recursos, permitiendo un impacto más significativo en la sociedad.

- **Colaboración entre ONGs y Gobiernos:** Las ONGs pueden trabajar junto a gobiernos para desarrollar políticas públicas que protejan los derechos humanos. Por ejemplo, iniciativas conjuntas en áreas como la salud, la educación y la protección social pueden provocar cambios importantes en la vida de las personas.

- **Redes de apoyo comunitario:** Las organizaciones locales pueden formar redes que ofrezcan apoyo integral a mujeres y familias en situaciones de vulnerabilidad. Estas redes pueden proporcionar desde asistencia material hasta programas de educación y capacitación laboral.

- **Iniciativas interreligiosas:** Las alianzas entre diferentes comunidades religiosas pueden ser poderosas. Al enfocarse en valores compartidos, estas colaboraciones pueden fomentar el respeto y la comprensión, promoviendo una cultura que celebre la vida en todas sus manifestaciones.

ACCIÓN CONTINUADA

La promoción de una cultura por la vida no es un esfuerzo puntual; requiere una acción continuada y sostenida. Esto implica una serie de estrategias a largo plazo:

ESTRATEGIAS DE ACCIÓN

1. **Educación y conciencia:** la educación es una herramienta poderosa para cambiar percepciones y actitudes. Programas educativos que enfoquen en la importancia de la vida, los derechos humanos y la dignidad pueden transformar la mentalidad de las nuevas generaciones.

2. **Campañas de sensibilización:** las campañas de sensibilización pueden ser efectivas para movilizar a la comunidad. El uso de medios de comunicación, redes sociales y eventos comunitarios puede ayudar a difundir el mensaje sobre la importancia de la vida y los derechos humanos.

3. **Defensa de políticas públicas:** es fundamental abogar por políticas que promuevan la vida y la dignidad humana. Esto incluye la defensa de leyes que protejan a los más vulnerables y la promoción de programas sociales que garanticen el acceso a servicios básicos.

4. **Testimonios y narrativas:** compartir historias personales y testimonios de aquellos que han enfrentado dificultades puede humanizar la causa y suscitar empatía. Estas narrativas pueden ser herramientas poderosas para inspirar a otros a unirse a la causa.

PERSEVERANCIA EN LA DEFENSA DE LA VIDA

Perseverar en la defensa de la vida es garantizar derechos y proteger la dignidad de cada ser humano. En un contexto donde las injusticias son comunes, es vital no rendirse. Cada esfuerzo cuenta, y cada voz tiene el potencial de generar un cambio significativo.

La resistencia, ante una legislación cada vez más volcada en la promoción del aborto y la eutanasia, es un valor fundamental en la lucha por la vida. Las organizaciones y las personas debemos estar preparadas para arrostrar obstáculos y desafíos. La clave está en mantener la visión a largo plazo y recordar que cada pequeño paso hacia adelante es un avance hacia un futuro más respetuoso con la protección del no nacido, en el caso del aborto, o del anciano o el enfermo, en el caso de la eutanasia

Promover una cultura por la vida es un desafío que requiere la colaboración de todos los sectores de la sociedad. A través de alianzas estratégicas, una acción continuada y la perseverancia en esa defensa de la vida, podemos construir un mundo donde cada ser humano sea valorado y respetado. La dignidad humana no es sólo un ideal, sino un derecho que debemos defender con firmeza y pasión. En este camino, todos y cada uno tenemos un papel que desempeñar, y juntos podemos lograr un cambio real en una civilización que respeta la dignidad de cada ser humano, como uno de nosotros.

132. (3). ¿CÓMO PROMOVER UNA CULTURA DE LA VIDA?

JESÚS POVEDA
MÉDICO PSIQUIATRA

Soy médico desde el año 1983. Profesor en el departamento de Psiquiatría en la UAM desde 1995. He estado treinta veces en el calabozo por oponerme pacífica y pasivamente al aborto. Sencillamente por sentarme a unos metros de la puerta de un establecimiento donde practican abortos. Trabajo en el movimiento Provida desde finales de los años setenta, pues la amenaza del aborto en España empezó con la triste e intencionada confusión, de la ceremonia de la mentira, promocionando «progresismo y aborto» orquestada por organismos internacionales, Planned Parenthood, como consecuencia del Informe Kissinger. Control de la natalidad y para eso vale todo.

Desde el día 5 de julio del año 85, cuando se aprobó la primera ley del aborto, se han practicado más de tres millones de abortos al amparo y, con la legitimación que da la ley, lo legal devino en bueno, como manifestó Julián Marías en la «Aceptación social del aborto» lo peor que ha pasado en la sociedad Española del siglo xx.

¿Cómo revertirlo? Mi opinión es trabajando en tres ámbitos:

1. **Asistencia:** realizando desde la sociedad civil, el papel que el estado tendría que haber asumido de SUBSIDIARIE-DAD. Renunció a él desde el 5 de julio del 85. Gobiernos del PSOE y del Partido Popular que han gobernado este país nunca han asumido el papel subsidiario de ayudar donde la mujer no puede... llegándose a la situación actual donde no quiere ser ayudada.

2. **Formación e información:** la ceremonia de la confusión desde comienzos de los ochenta con cifras falaces como, los «trescientos mil abortos clandestinos» a eslóganes como «mi cuerpo es mío y hago lo que quiero» o «nosotras parimos nosotras decidimos» No dejaron ver ecografías, evidencias médicas y científicas. El Dr. Nathanson, «el rey del aborto americano» dejó de practicarlos al ver y escuchar el movimiento y el latido fetal. En España, en los establecimientos abortistas... incluidos consejos de ministros, televisiones y radios del Estado ha estado incluso perseguido, mostrar y escuchar. La formación y la información es clave para la que vuelva la cultura de la vida sobre la cultura de la muerte.

3. **Denuncia:** para corregir el mal no sólo hay que hacer el bien; hay que denunciar el mal. Los campos de exterminios nunca se han cerrado con una ONG en la puerta. Junto a campos de Concentración como el de Mauthausen existieron puestos de Cruz Roja Internacional... pero sólo se cerraron al abrir sus puertas y denunciar sus horrores. El movimiento provida en España cuenta con logros importantes, aunque insuficientes. Se ha ayudado a más de 100.000 mujeres. No se ha generalizado el aborto en la red pública, manteniéndose en la «fragilidad de las privadas», de ahí su vulnerabilidad y su interés en sacar el aborto a

la red pública. Se sigue considerando el aborto como un fracaso personal, social y político. Y como tal fracaso se reconoce. Quizás, y sin caer en un tópico, el aborto en España alcanza la cifra escalofriante de 100.000 abortos al año uno de cada cuatro embarazos, por el afán de lucro de unos pocos y la pasividad de muchos. El que no aporta soluciones forma parte del problema.